胡大一 主编
北京大学人民医院心血管研究所所长
主任医师、心脏中心主任、博士生导师

李宁 副主编
北京协和医院营养科副主任医师

不得并发症

胡大一：高血压

掌握用量

你喜欢吃什么，就教你怎么吃

吃对方法

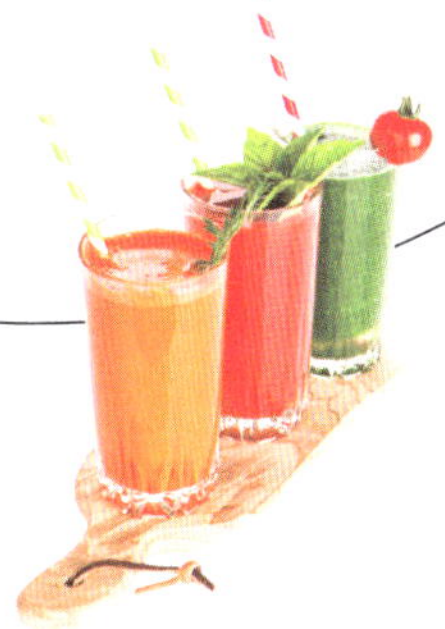

中国轻工业出版社 | 科学技术文献出版社
SCIENTIFIC AND TECHNICAL DOCUMENTATION PRESS

图书在版编目（CIP）数据

胡大一：高血压：你喜欢吃什么，就教你怎么吃 / 胡大一主编．— 北京：中国轻工业出版社，2015.11
ISBN 978-7-5184-0615-9

Ⅰ．①胡… Ⅱ．①胡… Ⅲ．①高血压－食物疗法 Ⅳ．①R247.1

中国版本图书馆 CIP 数据核字（2015）第 243761 号

责任编辑：付　佳　王芙洁
策划编辑：翟　燕　　　责任终审：李　洁　　　封面设计：王超男
版式设计：悦然文化　　　责任监印：马金路
出版发行：中国轻工业出版社（北京东长安街 6 号，邮编：100740）
　　　　　科学技术文献出版社（北京市复兴路 15 号，邮编：100038）
印　　刷：北京博海升彩色印刷有限公司
经　　销：各地新华书店
版　　次：2015 年 11 月第 1 版第 1 次印刷
开　　本：889×1194　1/20　印张：11
字　　数：260 千字
书　　号：ISBN 978-7-5184-0615-9　定价：39.90 元
邮购电话：010-65241695　传真：65128352
发行电话：010-85119835　85119793　传真：85113293
网　　址：http://www.chlip.com.cn
Email：club@chlip.com.cn
如发现图书残缺请直接与我社邮购联系调换
KG817-150062

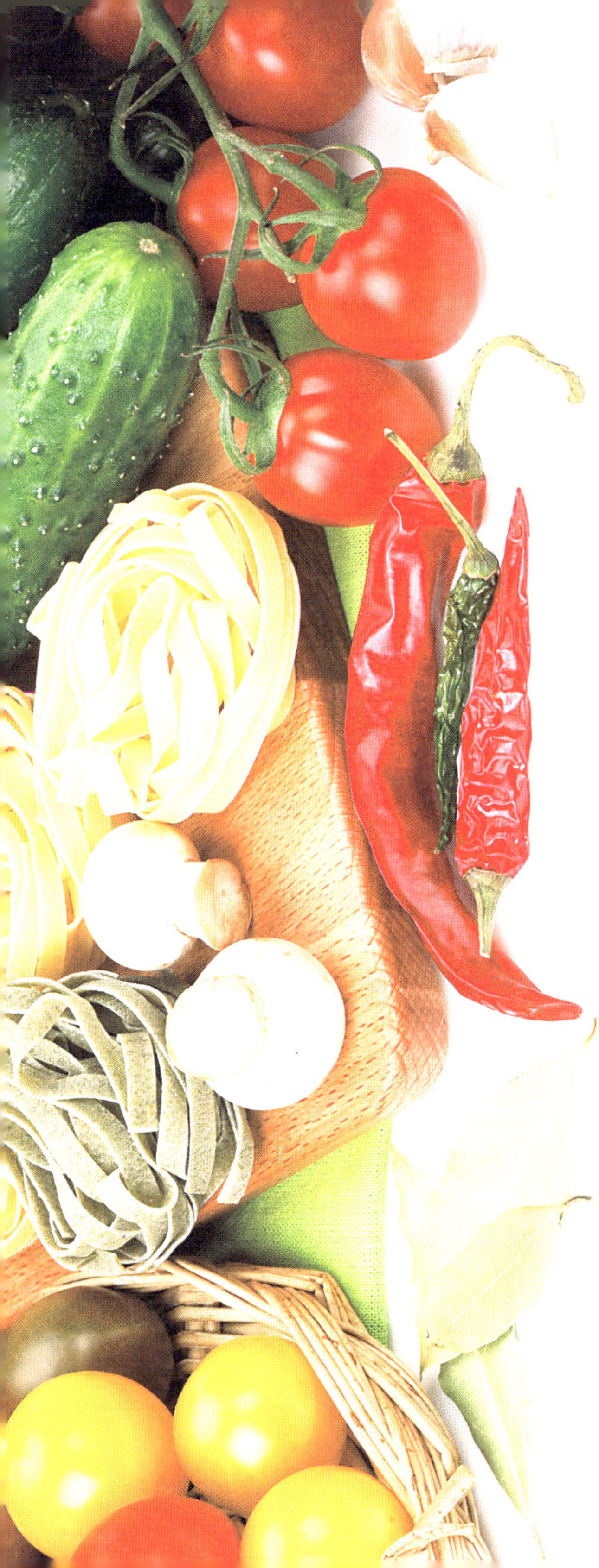

Preface

提起高血压，人人都不陌生。作为一种危险的心血管疾病，除了先天原因，最主要的还是后天因素，而要达到预防和治疗的目的，饮食调理是至关重要的。只要掌握了科学的饮食方法，高血压其实并没有那么可怕，如低盐饮食、控制热量的摄入、多吃新鲜的水果蔬菜等，都可以有效预防血压升高。

本书从四个部分谈了如何通过饮食来控制血压。

第一部分主要是认识高血压，了解高血压是怎样产生的，以及高血压控制的盲点、高血压的三级预防、高血压的并发症等。第二部分从不同的饮食结构推荐了有助于降压的食材，包括主食、副食、零食等方面，介绍了食材的降压原理、对并发症的好处、降压吃法等。第三部分推荐了四周的降压计划，帮助高血压患者在实践中稳定血压。最后一部分对高血压并发症的饮食要点做了介绍。

高血压是一种慢性病，日常的饮食调理很重要，那到底该如何吃、吃什么，才能既防止血压升高，又能满足一个人的日常需求，享受健康、美味的生活呢？本书将一一为你解答。

Contents

PART 1

扫除高血压的认识盲点

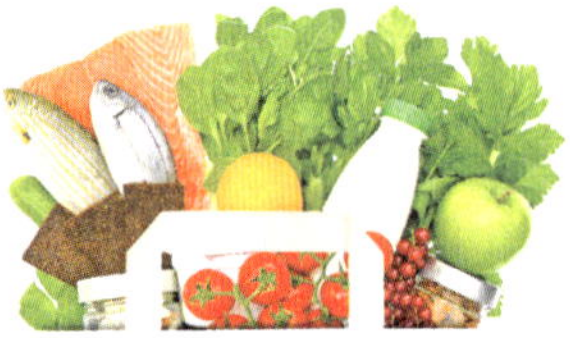

PART 2

吃对吃好，吃出疗效

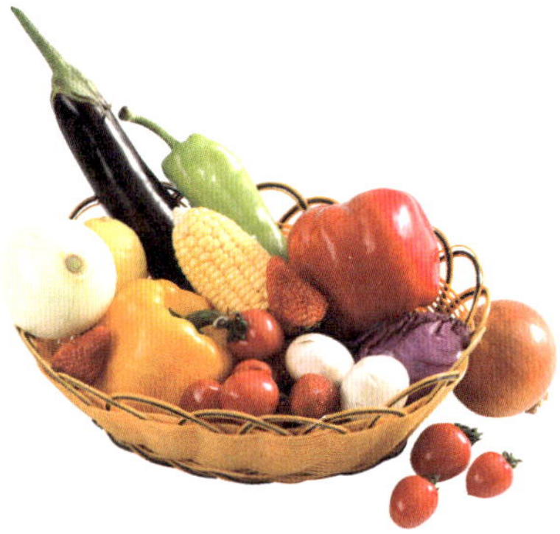

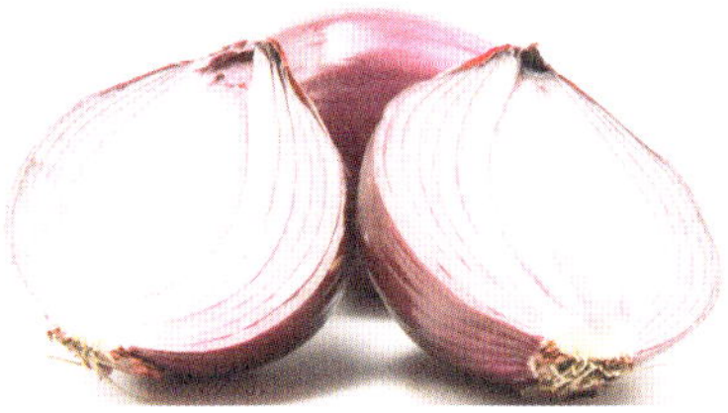

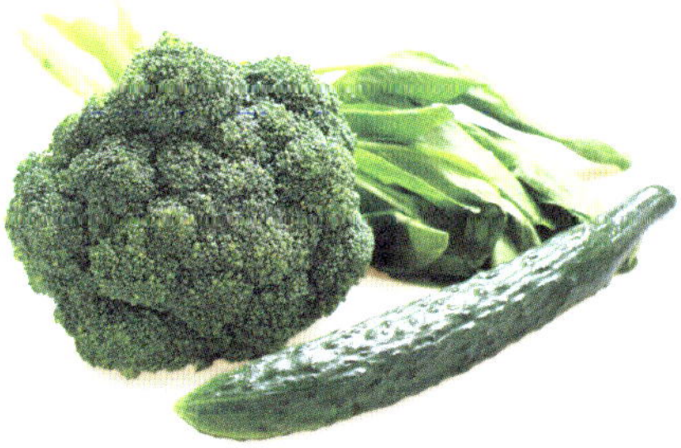

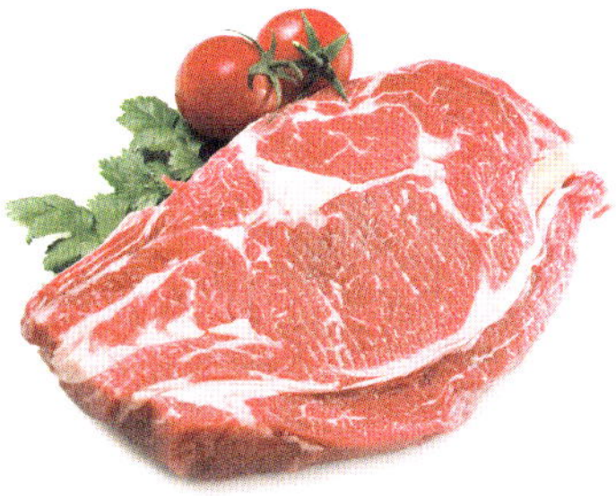

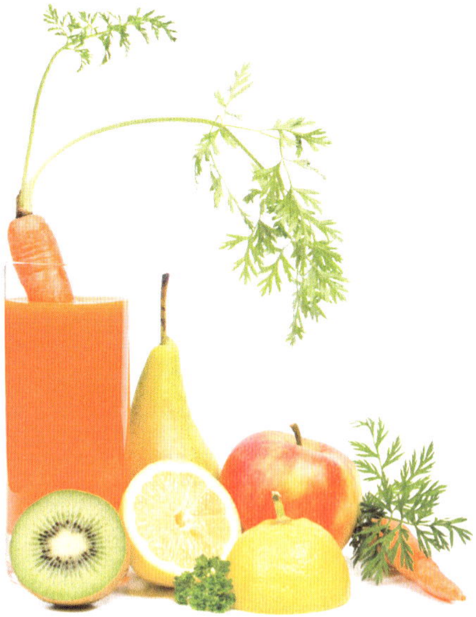

PART 3

4 周降压饮食调节

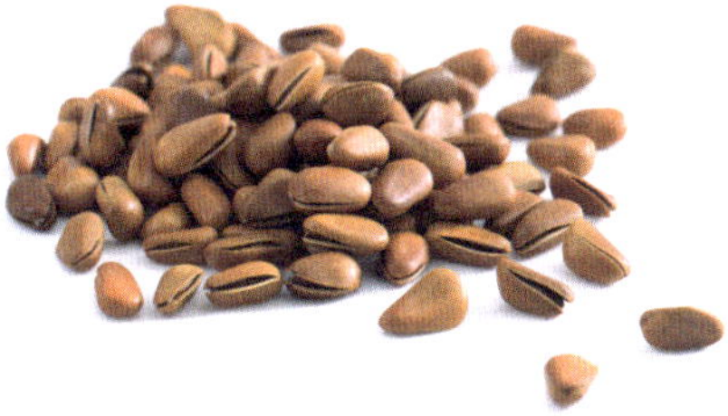

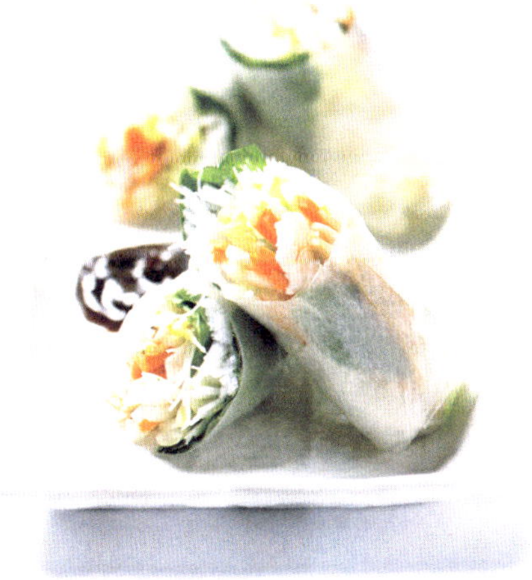

PART 4

用食物对抗合并症

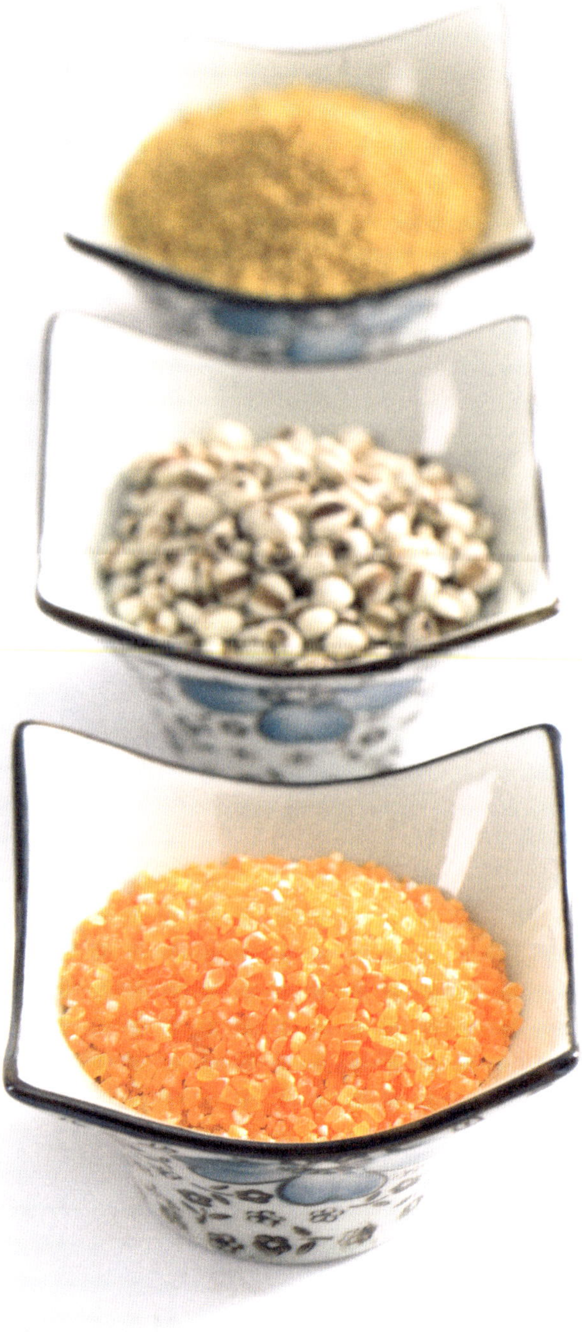

PART 1

扫除高血压的认识盲点

你知道血压是如何产生的吗?

我们都听说过某人得了高血压，或者某人血压低了，但是血压到底是怎么产生的呢？血管和血液在这其中起着什么样的作用？血压要保持在一定的水平需要身体哪些功能呢？

血压是血液在血管内流动的动力

形象地来说，血压就是血液对血管的压力，它是血液在血管内流动的动力。分为动脉血压、毛细血管血压和静脉压，而通常说的血压是指动脉血压。

人体内不同的血管之间存在着递减性的血压差，这样血液可以从大的动脉流向小动脉、毛细血管以及静脉，从而产生一个完整的循环。另外，人体所需的很多物质也是通过血液循环完成交换的，如氧气以及代谢物等。如果没有血压差，也就不会有血液的循环，人体就不再是“活”的了。

保持一定血压需要条件

我们通常说的血压指动脉血压，人体保持一定的血压，对保证人体内部的环境稳态起着举重若轻的作用，而这需要一些条件。

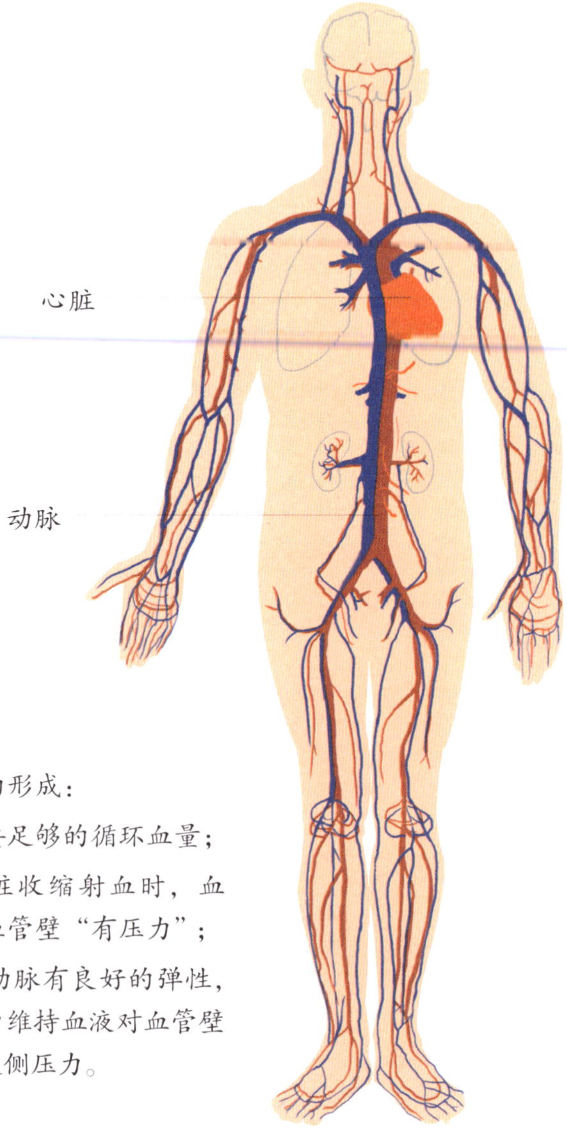

血压的形成：

- 需要足够的循环血量；
- 心脏收缩射血时，血液对血管壁“有压力”；
- 大动脉有良好的弹性，有能力维持血液对血管壁的一定侧压力。

小知识

每个人的心脏大约是自己拳头的大小，成人心脏重量为200~300克。如果心脏只有收缩力，没有外周的阻力，那么心脏射出的血液会全流到外周，血管壁的侧压就不会增加，也就不会有动脉血压的产生。

心脏收缩力和血流阻力都不能少

血液流经血管时（特别是微小动脉），血液中的各成分、血液本身以及血管壁之间会产生摩擦，形成很大的阻力，这样，心脏收缩射入大动脉的血液会有一部分留在动脉系统内，这部分血液压迫血管壁，形成动脉血压。

大血管壁要有良好的弹性

心脏收缩对动脉产生压力，但是等到舒张时血压不会马上变为零，为什么？这跟大动脉有弹性回缩有直接关系。人体内的大动脉在心脏收缩时能扩张，会吸收一部分的心脏摄血的能量；心脏舒张时，血管会收缩，把吸收的能量释放出来，这样就能推动血液的向前流动。

当我们的血管弹性下降，也就是说它该收缩时不收缩，该舒张时不舒张，不能维持正常血压，那么就会导致血压的升高，这在医学上称之为血管的顺应性下降。

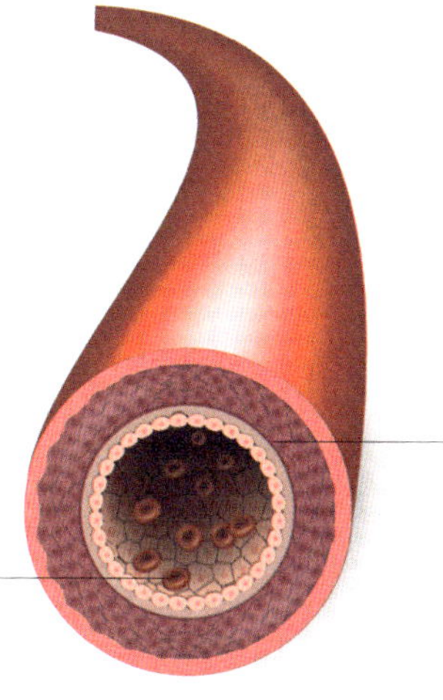

要有足够的循环血量

如果一个人体内的血量不足，就像一条河里面没有多少水一样，没有生机和活力，像死水一样，久而久之就会带来各种问题。如果循环的血量不足，人体的血管壁就会处于塌陷状态，血压的形成就无从谈起了。

正常情况下，每个人的循环血量是处于一个比较稳定的范围，男女稍有差别。成年男子的循环血量为 80 ~ 85 毫升 / 千克体重，女性为 70 毫升 / 千克体重。当血量发生明显变化时，动脉血压会受到影响，全身各器官组织的血液供应也会相应改变，一旦低于 30%，会有生命危险。

收缩压与舒张压

当人的心脏收缩射血时，动脉血压就会迅速升高，在收缩的中期，血压会上升到最高值，被称为收缩压（或“高压”）。而等到心脏舒张时，动脉血压就会随之迅速下降，在舒张的末期，血压会下降到一个最低值，被称为舒张压（或“低压”）。

另外，收缩压与舒张压的差被称为脉搏压（简称脉压），正常人为 30 ~ 40 毫米汞柱。

小知识

通常我们测量血压是用血压计测量上臂的血压，但是正常人左臂和右臂的血压不是完全相同的，右手臂比左手臂血压高 5~10 毫米汞柱。

高血压也会“偏心”某些人吗?

导致血压升高的因素很多，如温度、季节等。白天人体较活跃，身体需要较多的氧和营养，相应的血液输送就多，血压就高些，而夜里睡眠则相反。除此之外，高血压对特殊的人群是否也有所偏爱呢?

人体在冬季的血压水平比夏季高些，运动、排泄以及兴奋、紧张、愤怒的情绪变化会导致血压的升高。对于健康的人而言，暂时性的血压升高会很快恢复，而一旦出现慢性血压持续较高的状态，那就成了高血压。而高血压通常会偏爱一些特殊人群。

小知识

大多数人一天的血压节律是：早晨起床上升，白天处于较高状态，晚上血压下降，睡眠时降到最低，其中夜间1~3点为血压的最低点。

肥胖人群

肥胖不仅可以引发高血压，而且还可能导致冠心病、胆囊炎、关节炎等诸多全身性疾病，而这容易形成恶性循环。国内外的研究均表明，体重超标是发生高血压病的独立危险因素。体重指数[体重(千克)/身高(米^2)]每增加1，高血压的患病风险就增加10%：**“增重则增压，减重可降压”**。

另外，肥胖与高血压的关系不仅取决于总体重，与脂肪分布也有关。通常大腹便便的向心型肥胖者患高血压的风险更高。

有高血压病家族史

父母血压均正常时，子女患高血压病的可能性为3%；当父母均患高血压时，子女患高血压的可能性上升至45%~50%。另外，在高血压家族中，亲生子女易患高血压，而养子女就不易，同卵双生子女间的血压相关性远高于异卵双生者。

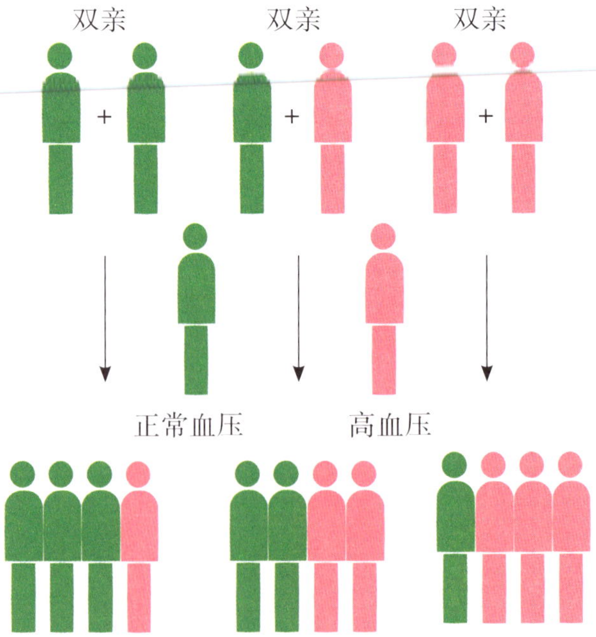

研究发现，父母有高血压史，子女发生高血压的可能性增加，20%~30%的高血压发生与先天遗传因素有关。

情绪激动、精神紧张的人

脾气暴躁、精神紧张、从事脑力劳动的人群，如脑力劳动者、司机、三班倒的工人等，高血压患病率较高，要从心理方面进行调节。

饮食过咸的人

饮食过咸是造成高血压的一个重要原因，食盐的主要成分是氯化钠，吃得过咸会导致体内钠过多，而钠过多会增加血管的阻力，导致心血管负担加大，这就促使血压升高。

小知识

曾有研究发现，北美阿拉斯加人每天吃盐不足4克，其血压均低于140/90毫米汞柱；太平洋马绍尔群岛人每天食盐7克，高血压发病率为6.9%；美国人日食盐约10克，高血压患病率14%；日本南部居民每日吃盐14克，高血压患病率为21%；日本北部居民每日吃盐26克，高血压患病率高达84%。由此可见，食盐越多，高血压患病危险则越高。

患有糖尿病、肾病的人

糖尿病、肾病和高血压一般都会同时存在，相互影响。

一项研究显示，约80%的高血压患者伴有胰岛素抵抗，而糖尿病患者得高血压的概率可达20%～40%，是非糖尿病患者的1.7倍。另外，肾损害也是患高血压的重要原因之一。

中老年人群

虽然任何人都可能得高血压，但是中老年人群依然是高血压的主要人群，老年人群中60%以上患有明显的心脑血管病，而由高血压引起的相关的心血管病占绝大多数。在65岁以上的人群中，高血压的患病率可达50%以上。

喜欢吸烟、喝酒的人

吸烟容易引发高血压、冠心病等危险性疾病，可导致心率加快，血压增高。

我国研究发现，长期饮酒的高血压患病率比一般不饮酒或很少饮酒的人高很多。而国外研究也有同样结果。限制饮酒后，收缩压可下降2～4毫米汞柱。

运动少的人

美国的研究报告指出，长时间从事较强、较剧烈的运动（如跑步、登山、游泳等）的人群，高血压发病率比不运动或少运动的人群低30%～35%。而规律地参加有氧运动，如快走、慢跑，每周4次，每次30分钟以上，收缩压可下降4～9毫米汞柱。

其他

饮食过量，高热量饮食（如脂肪特别是动物脂肪摄入过多），优质蛋白质、钾、钙、镁及其他矿物质元素又摄入不足等也会导致血压升高。而文化水平、经济水平等，对血压的升降也有影响。

人体自身能调节血压吗？

血压的形成需要一定的基础，而人体是一个复杂的迷宫，里面存在的一些物质之间相互制约，不会导致血压出现明显的波动，一旦出现异常，血压也可能相应地发生变化。

调节血压的神经

人心脏的搏动频率是通过自主神经来调节的，而自主神经包括交感神经和副交感神经，两者的作用相反。其中，前者容易受到压力的影响，压力大时，它的血压调节能力会下降。

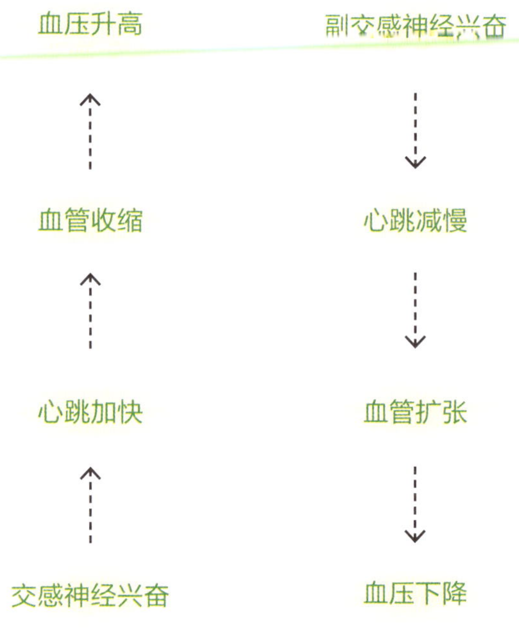

人体内能升压的物质

血管紧张素Ⅱ

血管紧张素II是由肝脏中的血管紧张素原，在肾素分泌的蛋白分解酶和血管紧张素转换酶的作用下形成的，它能促进醛固酮的分泌，醛固酮能够促进钠的吸收和钾的排出，升高血压。而血管紧张素也能使血管收缩，导致血压升高。

肾上腺素和去甲肾上腺素

当兴奋或压抑时，人的肾上腺分泌的肾上腺激素增多，它有升压的作用。而去甲肾上腺素能够和血管壁上的感受器结合，收缩血管，升高血压。

其他激素

由下丘脑分泌的抗利尿激素能够维持细胞外液渗透压的平衡，增加对水的重吸收，导致血压升高。

由血管最里层的内皮细胞分泌的内皮收缩素有很强的升压作用。

小知识

人的血管壁上有感应血压变化的感受器，像放哨的士兵，可以将血压情况汇报给相应的中枢。随之，中枢会向心脏和血管发出血压升或降的指示，来调节血压。

人体内能降压的物质

利尿钠肽

这种物质能够促进肾脏的钠排泄，抑制醛固酮的分泌和血管的收缩，从而起到降压效果。主要有心房钠尿肽和脑钠肽。

一氧化氮(NO)

血管内皮细胞中的一氧化氮可以导致血管扩张，调节血管阻力，促进钠利尿作用，从而使得血压降低，不过其作用时间较短。

降压活性肽

这种物质存在于很多脏器中，其中以肾上腺髓质中较多。它在长时间连续扩张血管和利尿方面作用显著。

前列腺素

目前知道的两种前列腺素有降压的作用，分别是前列腺素E_2和前列腺素I_2。前者能促进钠和水的排泄，扩张血管；后者也可以扩张血管。

除了自身有调节血压的内部因素外，平时服用的一些药物也会导致血压升高，服用时要注意。

皮质激素类：如强的松、地塞米松等，用于治疗败血症高热病人等。

口服避孕药：常用的口服避孕药（如雌激素类药物）可引起血管收缩及水钠潴留，导致血压升高。

某些中药：如麻黄、甘草、人参等。

其他药物：如小苏打、消炎痛、布洛芬等，在使用时要格外注意。

高血压有什么特殊的表现?

高血压的症状因人而异，在早期可能没有特殊症状或症状不明显，劳累、精神紧张、情绪波动后可能出现血压的升高，休息后逐渐恢复正常。而当病程延长后，血压会明显持续升高，接着出现各种症状。

头晕、头痛

头晕是高血压最多见的症状，有些是一过性的，常在突然站起来或蹲下时出现，有些是持续性的。头晕时患者的头部有持续性的沉闷及不适感，影响工作、妨碍思考，对周围的任何事物都失去兴趣。当出现高血压危象或脑动脉供血不足时，可出现与内耳眩晕症相类似的症状。

头痛也是高血压的常见症状，多为搏动性的胀痛或持续性的钝痛，甚至有炸裂样的剧痛。常在早晨睡醒时发生，起床下地活动及饭后逐渐减轻。疼痛部位多在后脑勺和额部两侧的太阳穴。

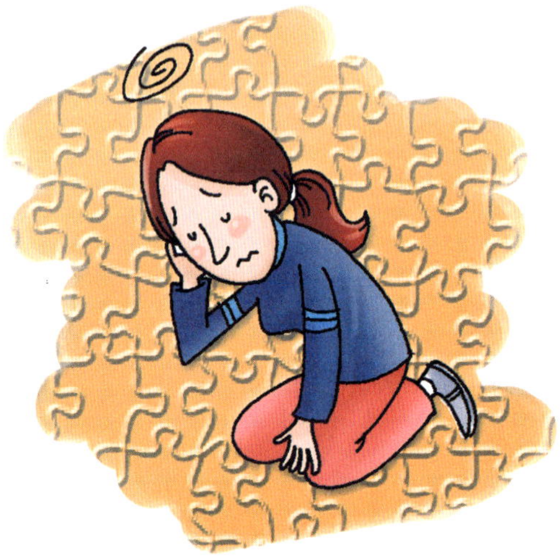

头晕和头痛往往是提早发现高血压的重要线索。

烦躁、心悸、失眠

高血压患者性情大多较为急躁，遇事敏感，易激动。高血压导致的心脏肥大、心脏扩张等都会使心脏功能不正常，出现心悸的症状。患者可以出现入睡困难或早醒、多梦、睡眠不实、易惊醒等症状。

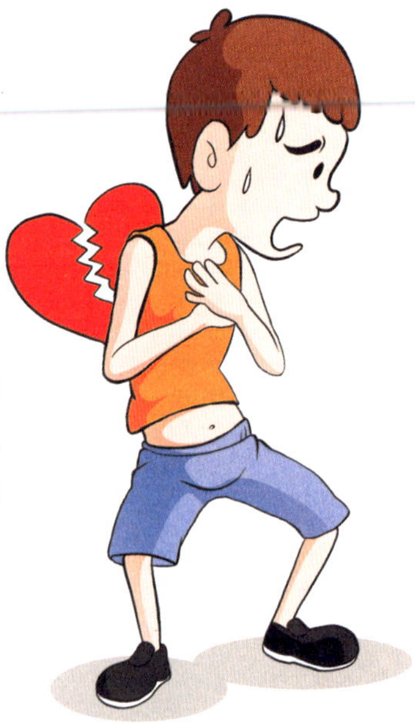

高血压早期和晚期可发生高血压危象，患者会出现烦躁、眩晕、心悸等情况。

手脚麻木

常见于手指、脚趾麻木或皮肤有如虫子爬行的感觉或背部肌肉酸痛、紧张。部分患者还会感觉手指不灵活。

耳鸣

高血压患者中有10%以上的人会出现耳鸣、耳聋现象。这是由高血压和动脉硬化影响了内耳的血液供给，从而使听神经功能发生退变造成的。患者多是双耳耳鸣，持续时间较长，耳鸣时感觉响声如蝉鸣，或脑中嗡嗡作响。

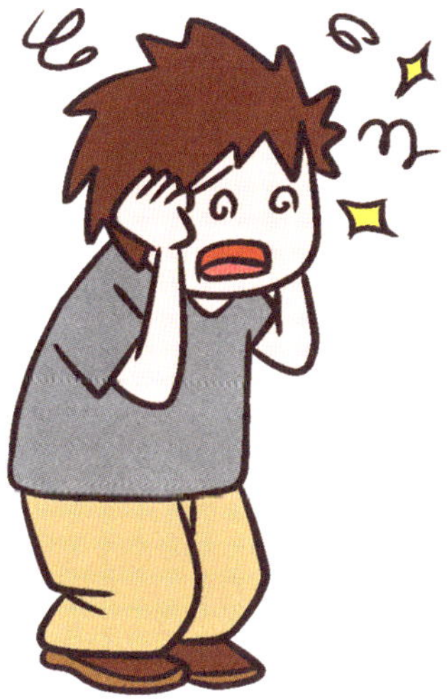

高血压导致的耳鸣，是由于脑压升高所致，感觉像水车来回转那样低沉的声音，通常没有自觉症状，因此，不能麻痹大意。

注意力不集中，记忆力减退

高血压如果长期得不到控制，会导致全身小动脉痉挛、硬化，继而影响大脑的供血、供氧，使脑神经损伤，导致脑功能减退，时间一长会导致注意力不集中、易分散、很难记住近期的事情等。

出血

其中以鼻出血多见，约占鼻出血患者的40%。高血压会导致鼻腔血管脆性增加，由于鼻腔后部血管弯曲度较大，常接受血液冲击，血压波动时，鼻腔血管就容易发生破裂出血。

另外，高血压还会导致眼底出血、结膜出血、脑出血，而脑出血是高血压非常严重的并发症，多在情绪激动和活动时发病。

肾脏疾病

长期高血压可以导致肾小动脉硬化。肾功能减退时，可引起夜尿、多尿，尿中含蛋白、管型及红细胞。尿浓缩功能低下时可出现氮质血症及尿毒症。

当然，肾实质病变或肾动脉病变也可以反过来引起高血压（称为肾实质性高血压），其发生率与肾小球的功能状态密切相关，尿毒症期高血压的发生率可高达80%以上。

特别提醒

高血压引起的肾脏疾病主要可有以下表现：

重度水肿：水肿常为首发症状，全身明显水肿，用指压有凹陷。严重时可合并胸水、腹水，还可引起呼吸困难等；而重度水肿常伴尿少、高血压、轻度氮质血症。

大量蛋白尿：尿蛋白定性多为++～++++，成人每日尿蛋白排泄≥3.5克/天，多为选择性蛋白尿。

低蛋白血症：表现为血浆蛋白下降，血清白蛋白小于30克/升，严重时可不足10克/升。

高脂血症：血胆固醇、甘油三酯等均明显增高。

你会正确测血压吗?

血压的测量是很重要的，尤其对于中老年人来说更是如此。掌握好血压的测量，对了解血压和身体状况，预防血压出现明显波动，都有积极的作用。

正确测量血压（以水银血压计为准）

1 受试者取坐位，上臂放在桌子上，让要测量的上臂动脉与心脏保持在同一高度。

2 量血压的人挤压血压计的袖带，排空气体。

3 将袖带中央覆盖在上臂动脉的位置，袖带的下缘与手肘有 2 个手指的距离。

4 袖带不要过紧，通常要留 2 个手指（横放）的空间。缠上袖带后，挤压加压气囊。气囊内压力应达到桡动脉搏动消失并再升高 30 毫米汞柱，然后缓慢放气。

何时适合测血压

每天清晨醒来时测血压

此时的血压水平反映了所服降压药物的药效能否持续到次日清晨。如果早晨血压极高，则应测 24 小时内的动态血压，以便了解睡眠时的血压状况。

如果血压在夜间睡眠时和白天的水平大体相同，则应当在睡前加服降压药；如果夜间睡眠时的血压低而清晨却突然升高，则应根据实际情况在醒来时甚至清晨 3 ~ 5 点时提前服用降压药。

测服降压药后 2 ~ 6 小时的血压

因为短效制剂一般在服药后 2 小时即达到最大程度的降压效果，中效及长效制剂降压作用高峰分别在服药后 2 ~ 4 小时、3 ~ 6 小时出现，这一时段测量血压基本反映了药物的最大降压效果。

测量血压注意事项

要想准确测量血压，在测量前和测量过程中需要注意一些细节。

1 测血压前，至少坐下来安静休息 5 分钟。

2 半小时内禁止吸烟或饮咖啡，排空膀胱。

3 初次测血压，左右两臂都要测量。下次测量时，用初次血压测定值高的手臂测量。

4 测定 3 次，取平均值。每次测定后要松开袖口，等 1 分钟再测。

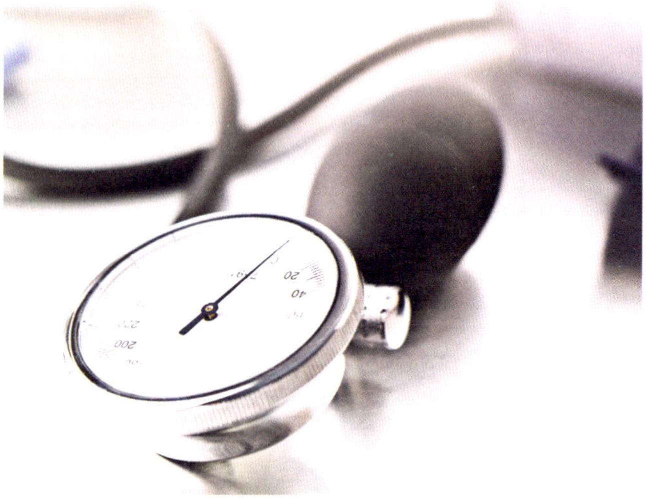

通过正确掌握自测血压的方法和时间，患者可以比较客观地了解用药后的效果，从而也有助于医生及时调整药物剂量及服药时间，以及采用更为适当的治疗或用药方法来帮助患者更好地控制血压。

诊断高血压的其他检查

问诊

包括问病史、年龄、职业、家族史、饮食、嗜好及生活习惯、生活环境、有无服药史等。

听诊

主要听心脏、腹部及其他部位血管的杂音，有助于高血压的辅助诊断。

望诊

主要观察面部的变化，有助于内分泌系统引起的继发性高血压的诊断，比如原发性醛固酮增多症、库欣综合征、甲状腺功能亢进和减退等。

查眼底

主要检查眼底的变化，可通过眼底动脉硬化的轻重粗略推算患高血压时间的长短和高血压的严重程度。

特别提醒

测量血压较准确的是水银血压计，但是如果是给老人自己用，电子血压计也可以，能够大概了解血压的变化。

其他

如胸部X光透视，尿常规检查，心电图检查，肾功能检查，其他检查等。如超声心动图检查可发现心室腔扩大、左心室壁增厚。此外还应做血糖、血尿酸、心肌酶、血清钾等检查。

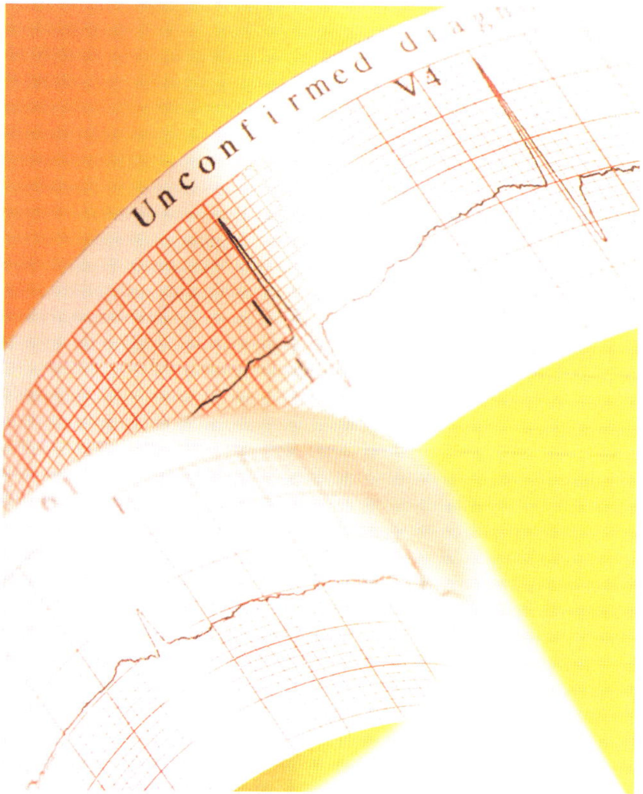

心电图检查可以帮助获取心绞痛、心律不齐等信息，是作为高血压筛选的重要检查。

高血压分几类?

医学上根据高血压的不同特点将其分成几种，以便更清楚地了解高血压处在不同血压水平的严重程度。常用的有三种分类方式：按病因分类、按病程变化分类以及按年龄和特殊情况分类。

按病因分类

按病因可以分为原发性高血压和继发性高血压。两者的比例约为9:1。

原发性高血压

原发性高血压发病原因不甚明了，约占高血压患者总数的90%以上。

继发性高血压

继发性高血压是由其他疾病引起的高血压，最常见的是由内分泌疾病和肾脏疾病引起的。而肿瘤、脑部炎症、外伤、某些药物（如激素类药、避孕药等）也可以升高血压。

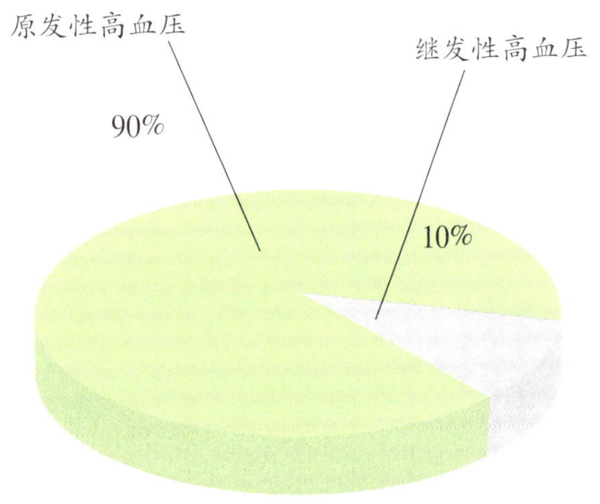

按病程变化分类

根据高血压的起病缓急和病情的发展情况，将高血压分为缓进型高血压和急进型高血压。

缓进型高血压病起病隐匿、进展缓慢，病程可达几十年，呈良性过程，早期多无症状。

急进型高血压病情急剧变化，血压突然升高，可表现为高血压危象和（或）高血压脑病，多见于40岁以下的中、青年，可由缓进型突然转变而来。高血压危象也就是在高血压的基础上周围小动脉发生暂时性的强烈收缩而导致血压急剧升高的结果。

按年龄及特殊情况分类

主要分为青少年高血压、老年性高血压及妊娠期高血压等。

青少年高血压主要与青春期性成熟期神经和内分泌的剧烈变化有关。通常，继发性高血压在儿童及青少年中较为多发，有的为肾脏疾病导致。

妊娠期高血压疾病简称妊高征，是产科常见疾病，占全部妊娠者的5%~10%，它是孕产妇死亡的重要原因。

如何进行高血压的三级预防?

高血压是多种心脑血管疾病的危险因素，最终会导致器官功能衰竭，目前仍是心血管疾病的死亡原因之一。**“预防在先，防大于治，防患于未然”是防治高血压的基本原则。**

一级预防

一级预防主要包括：合理饮食、控制体重、不抽烟、科学锻炼、保持心态平衡。

限盐：最好能按世界卫生组织建议的那样，每人每日摄盐量低于5克。

补钾：常吃含钾丰富的新鲜水果、蔬菜以及豆类及其制品，如土豆、香蕉、韭菜、谷类等。

补钙：常吃含钙丰富的奶及奶制品、豆类及其制品。

补优质蛋白：禽、兔及鱼类的蛋白质是比较优质的。

合理食用脂肪酸：以植物油为主，少食含饱和脂肪酸较多的肥肉和猪肉制品。

少饮酒：男性每天摄入酒精量不超过30克，女性不超过20克。

合理运动：不做剧烈的运动，每次运动不少于30分钟，每周3~4次。

二级预防

二级预防主要是让已患有高血压病的人血压降低，并使血压下降到或接近正常范围。

1 血压降至140/90毫米汞柱最为理想，超过80岁的老年人，可放宽至150/90毫米汞柱。可使心脑血管等并发症减少。

2 血压已有良好控制、没有胃肠道及其他部位严重出血者，建议服用小剂量阿司匹林，可保护心脑血管系统。对胆固醇高的患者，还要进行降胆固醇治疗。

3 测量血压高峰时间的血压，每天上午6~10点、下午16~20点的血压。选择最佳的服药时间，控制血压升高。

三级预防

三级预防的目的是帮助高血压病患者预防或减少靶器官（心、脑、肾、眼底等）的并发症。

1 要认真做到一级、二级预防。

2 要进行科普宣传，医生要带头宣传，家人要向患者宣传，患者要相互宣传，使越来越多的高血压病患者了解预防心脑血管意外的科普知识。

3 消除那些不必要、而且有害的忧愁、惧怕、担心及麻痹大意的心理。

4 定期检查，按医生的医嘱认真服药治疗。

5 努力避免一些诱发因素，如加班、长期出差、外出旅游、酗酒、强烈的精神刺激等。

哪些营养素有助于降低血压?

我们都说饮食是控制血压最重要的方法之一，这其中的秘密是什么呢？答案就是食材中所含的一些特殊的降压营养素。我们在此列举最常见的几种。

优质蛋白

最新医学研究发现，适量摄入优质蛋白质能增强血管弹性，即使高钠饮食，只要摄入适量的高质量的动物蛋白，也有助于稳定血压，降低高血压的发病率。

优质蛋白丰富的食物（每 100 克含量，下同）

食材	含量
牛后腿	20.9 克
猪里脊	20.2 克
鸡胸	19.4 克
草鱼	16.6 克
鸡蛋	13.3 克

维生素 C

维生素 C 能保护动脉血管内皮细胞，从而减少体内有害物质的损害。研究也发现，老年高血压病患者血液中，维生素 C 含量高的人，其血压相对较低。

维生素 C 丰富的食物

食材	含量
猕猴桃	62 毫克
菜花	61 毫克
苦瓜	56 毫克
苋菜	47 毫克
橙子	33 毫克

维生素 E

维生素 E 是抗氧化剂，通过保障体内能舒张血管的一氧化氮的供应（一氧化氮能强有力地调节血压），使血压稳定。

维生素 E 丰富的食物

食材	含量
葵花子	79.09 毫克
白芝麻	38.28 毫克
榛子	36.43 毫克
大豆	18.9 毫克
麦芽	15.5 毫克

钾

钾是控制钠的主要功臣，它可抑制钠的吸收，促进钠从尿液中排泄，对高血压人群具有明显的降压作用，而且还可以对抗钠升高血压的不利影响，保护血管健康。

钾丰富的食物

食材	含量
银耳（干）	1588 毫克
松子仁	502 毫克
香蕉	256 毫克
蒜苗	226 毫克
青椒	209 毫克

镁

镁是人体内腺苷酸环化酶的激活剂，能引起血管扩张，辅助心脏收缩、跳动，将血液输送到全身。它可以激活钙泵，泵入钾离子，限制钠内流，减少去甲肾上腺素的释放，起到降低血压的效果。

镁丰富的食物

食材	含量
海蜇皮	124 毫克
菠菜	58 毫克
黑枣	46 毫克
芦柑	45 毫克
土鸡	40 毫克

钙

充分的钙能增加尿钠排泄，减轻钠对血压的不利影响，有利于降低血压。而流行病学调查研究也证实，摄入钙量多者血压反而低。

钙丰富的食物

食材	含量
荠菜	294 毫克
海参	285 毫克
北豆腐	138 毫克
蛤蜊	133 毫克
牛奶	104 毫克

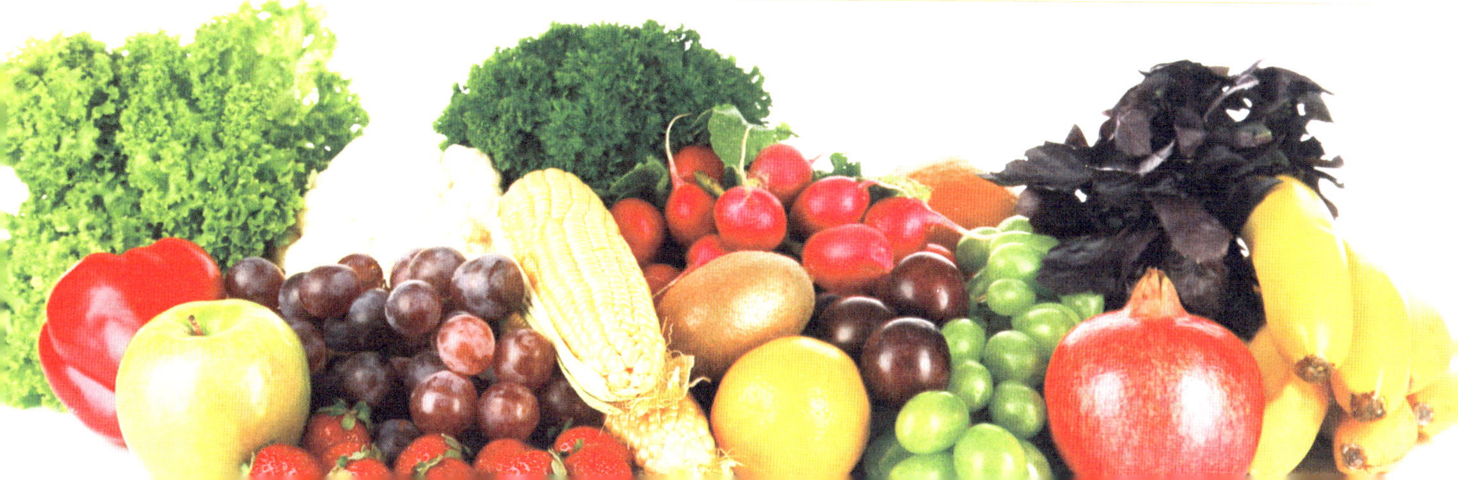

高血压的并发症有多可怕?

持续的血压升高造成心、脑、肾、全身血管损害，严重时发生脑卒中、心肌梗死、心力衰竭、肾功能衰竭、主动脉夹层等危及生命的临床并发症。

对心脏的损害

左心室肥厚

左心室肥厚是高血压最常见的靶器官损害。

血压升高会导致心脏向动脉射血的阻力增大，负担加重，心脏内压力升高，加上身体内一些物质的作用，会造成心肌细胞肥大、间质纤维化，导致心肌肥厚。

冠心病

高血压是促进动脉粥样硬化进展的一大因素。

随着血压水平的增高，冠心病发病的危险也随之增高，通常，高血压患者比正常人发生冠心病的危险高 2.6 倍。

心律失常

由于心肌肥厚、缺血和纤维化，左心室肥厚的患者容易发生室性心律失常，甚至猝死。其中，心房颤动（房颤）是高血压患者常见的一种心律失常。

心力衰竭

心肌肥厚及动脉粥样硬化造成心肌供血不足，心脏舒张和收缩功能受损，最终发生心力衰竭。患者可表现为夜间平卧呼吸困难、劳累、吃饱时气喘、心悸、咳嗽等，还可以伴有尿少、水肿等症状。

对脑的损害

中国是脑卒中高发区，而高血压是脑卒中重要的危险因素，我国 70% 的脑卒中患者伴有高血压。

脑梗死

颅内动脉硬化会导致原位血栓形成；而脑外的栓子（如颈动脉粥样斑块脱落）会随血流堵塞脑部动脉，出现脑梗死。

另外，长期的高血压会导致脑的小动脉硬化，血管腔狭窄闭塞，供血区脑组织坏死和软化，形成病灶，残留小囊腔，称为腔隙性脑梗死。反复发作可造成脑萎缩甚至阿尔茨海默病。

短暂性脑缺血发作

俗称小中风，是脑卒中的先兆。患者表现为肢体短暂性的活动障碍、麻木无力，或眩晕、失语、吞咽困难，持续数十分钟，24 小时内完全恢复，无后遗症，可反复发作，每次发作表现基本相同。

此时，全身的动脉严重硬化需立即进行治疗，否则，1/3 的患者将在 5 年内发展成脑梗死，而发生心肌梗死的危险性也很高。

脑出血

在高血压的情况下，脑内小动脉硬化变脆，会膨出形成动脉瘤，重者破裂，引起脑出血，病情很凶险。

对血管的损害

高血压患者大多伴有动脉粥样硬化。由于血压升高，血管收缩，长此以往会导致血管变厚，从而失去弹性，逐渐老化，导致动脉硬化。

下肢动脉因粥样硬化发生狭窄或闭塞时，可出现间歇性跛行，严重者可有下肢的溃疡或坏疽。

对其他器官的损害

眼睛

高血压可损害眼底动脉、视网膜、视神经，造成眼底视网膜多种病变、视乳头水肿萎缩、黄斑变性等，继而导致视力下降，严重者会失明。

肾脏

长期高血压使肾小球内压力增高，造成肾小球损害和肾微小动脉病变。在高血压持续10~15年后出现肾损害、肾功能减退，部分患者可发展成肾功能衰竭。

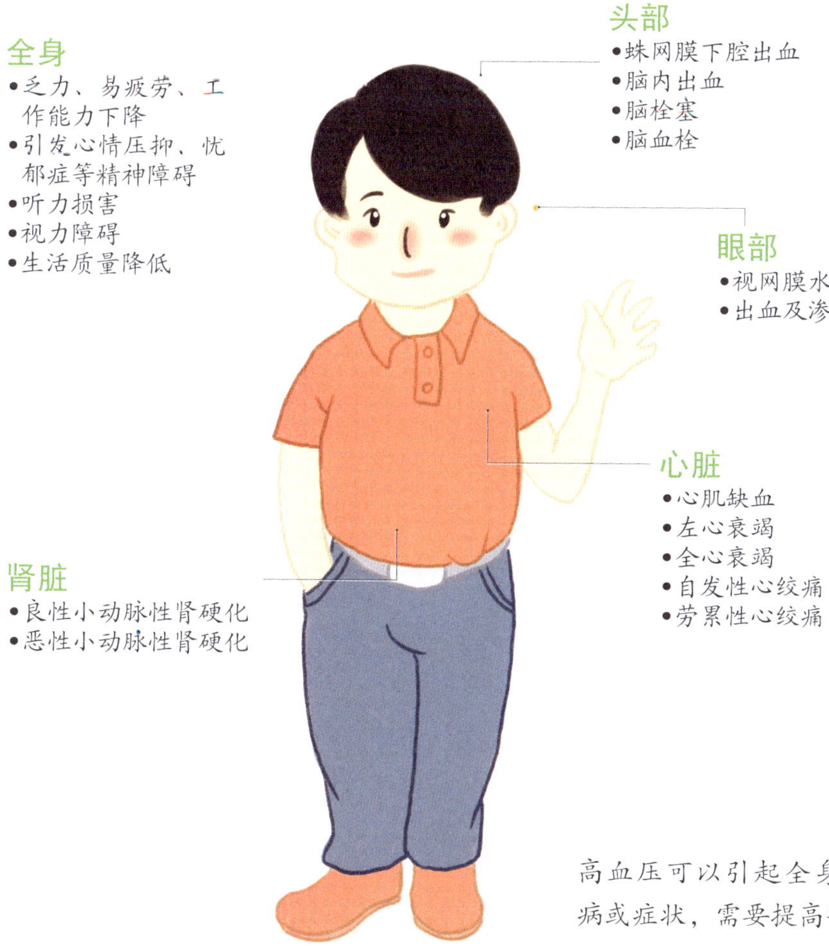

高血压可以引起全身的疾病或症状，需要提高警惕。

血压到多少才能算“高”？

我们都知道血压高对健康不利，患上高血压还会引发其他的急性或慢性疾病，但是究竟血压到多少才算高呢？它的正常值是不变的吗？血压低了有什么危害呢？

正常血压是多少

在世界范围内，血压标准采用美国高血压联合委员会的分类和世界卫生组织及国际标准化组织的标准，按最新规定，理想的血压是小于120/80毫米汞柱。

另外，美国高血压联合委员会将120~139/80~89毫米汞柱定为高血压前期，这对控制血压升高、形成良好的生活方式有很好的作用。

血压高有不同的等级

《中国高血压患者健康指南》定义，在未使用降压药的情况下，非同一天测量3次上肢血压，收缩压高于140毫米汞柱和（或）舒张压高于90毫米汞柱定为高血压。而按照收缩压和舒张压的不同将高血压分为3级。

高血压1级：收缩压高于140毫米汞柱和（或）舒张压高于90毫米汞柱。

高血压2级：收缩压高于160毫米汞柱和（或）舒张压高于100毫米汞柱。

高血压3级：收缩压高于180毫米汞柱和（或）舒张压高于110毫米汞柱。

另外，如果收缩压高于140毫米汞柱，但是舒张压低于90毫米汞柱，这种情况被称为单纯性收缩期高血压。

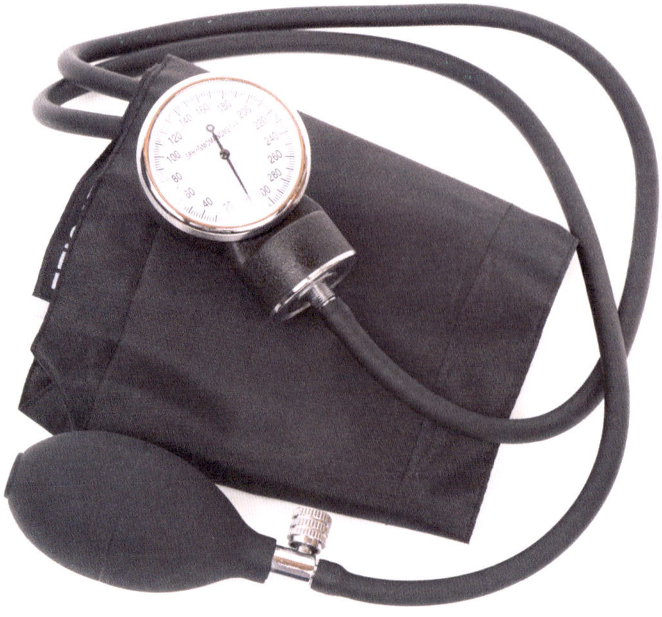

家庭血压测量不同于诊室血压，通常家庭血压读数低于115/75毫米汞柱为健康血压。

预防高血压的原则有哪些？

预防高血压，主要的方法是从饮食、运动、生活方式、监测等方面努力，同其他心血管疾病一样，这些方法也是预防和控制高血压最主要的措施。

饮食要三低二高

高脂、高糖、高盐的饮食是高血压的一大诱因。饮食上，应坚持低动物脂肪、低糖、低钠（盐）、高蛋白、高膳食纤维（蔬菜）的原则。

控制体重

体重增加会使心脏负担加重，血管外周阻力增加，导致高血压病情恶化。因此，控制体重很重要。

定时监测血压

如果血压骤然升高，会引起脑卒中、心肌梗死等严重后果。如有头晕、头痛等症状，应及时监测血压。在无明显不适情况下，一周测 1~2 次即可。

每天 6000 步

过剩的脂肪会加大心脏负担和血管阻力，诱发高血压。有研究表明，肥胖者体重每减少 1 千克，血压就会下降 1 毫米汞柱。

房事要节制

在血压波动比较明显时，应避免性行为。

定时排便

在排便时，腹压升高可影响血压。因此，应多食富含膳食纤维的食物，帮助排便并养成定时排便的好习惯。

保持情绪稳定

血压的调节与情绪波动关系密切，大喜、大悲、大怒都可引起血压大幅度波动，因此应保持情绪相对稳定。

发现不适及时就医

血压波动比较明显时，往往会出现头晕、头痛、困倦、乏力或失眠等临床征兆，如果出现不适，应及时就医、治疗。

避免在高温环境长时间停留

高温时人体出汗较多，心情也容易烦躁，很容易引起血压升高。

避免高空作业

高空作业使精神常处于高度紧张状态，容易导致血压增高。

你是否走入了高血压的认识误区？

虽然对于高血压的知识，很多人能侃侃而谈说上几句，但是其中还存在着许多的认识不足，或者认识有偏差，如果不能及时纠正这些误区和偏差，很可能导致病情反复或恶化。

误区一：防控高血压是个人的事儿

高血压的发生与个人的生活方式有紧密的关系，如前面所说的肥胖、过量饮酒、口味儿较重、运动少、吸烟等，通过调节个人的生活方式可以在一定程度上调节血压。但是个人的生活方式与周围人是不能分开的。

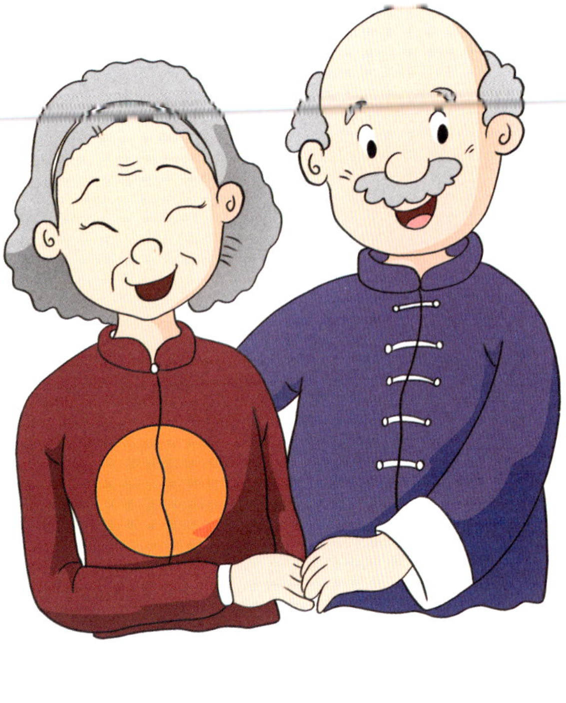

家属了解了高血压患者的生活习惯、心理状况及需求，要积极学习高血压防治知识，参与到生活的干预中来，不但有利于高血压患者的血压控制和预防，也能促进其他人的健康。

拿抽烟来说，周围的朋友、家人、同事很多人抽烟，会在无形中增加了你吸烟的概率，这对控制血压和预防高血压带来的并发症很不利。另外，假如你不抽烟，但是周围的人吸烟，会让你直接成为二手烟的受害者，这同样对高血压的控制不利。同时，紧张的家庭气氛、家人关系不和谐等也是不可忽略的问题。

所以高血压患者要改变生活方式，需要同家人、周围的环境，社会环境在“同一战线上”，这样才能起到真正有效的作用。

误区二：凭感觉用药，根据症状估计血压

很多老年人认为，吃了降压药，不适症状没有了，那么高血压就不用治疗，降压药也可以停一停了。这种想法是非常错误的，因为血压的高低与症状的轻重不一定有关系。

很多高血压患者没有症状，而有些高血压患者由于患病时间长，适应了血压处在高水平，没有什么不适，到出现了脑出血才“感觉”到了，这就太晚了。血压的高低是用血压计量出来的，不能靠感觉或估计。没有不适不代表血压不高。所以，高血压患者要定期测血压（每周至少测 1 次）。

被诊断为高血压后，如果是早期轻度的高血压，可以通过严格改善生活方式的方法来控制和降低血压，达标后可以不用药；而其他高血压患者越早服药获益越大。

误区三：相信“根治”高血压的“灵丹妙药”

高血压病一经确诊，绝大多数患者需要长期、终生坚持非药物和药物治疗。到目前为止，全世界还没有研制出一种药物或仪器能够根治高血压。

所以，那些宣称所谓能根治高血压的药物、仪器、偏方等，都是不科学的。如果不采用科学的方法，不但会干扰高血压的规范治疗，还会危害健康。

另外，有些人觉得西药不良反应大，不愿意长期服用西药，去相信某些有降压效果的保健品、保健器具。实际上，这些保健食品、饮品及降压器具（如降压枕头、降压鞋垫等），大多降压不明确或者降压很轻微，不能达到治疗目标，还可能造成延误规范治疗的不良影响。

误区四：血压降得越快、越低越好

得了高血压，降压是一个很重要的生活课题，有的人认为血压高了就要赶快采取降压措施，想尽快把血压降得越低越好。其实，他们没有掌握降压治疗的原则。降压治疗的原则是：缓慢、平稳，通常要 4 ~ 12 周达到目标值。

因为血压下降过快、过低，患者会出现很多症状，如头晕、面色苍白、工作能力下降、容易导致缺血性事件的发生，严重的话还会并发脑梗死等严重后果，这对老年人来说更危险。

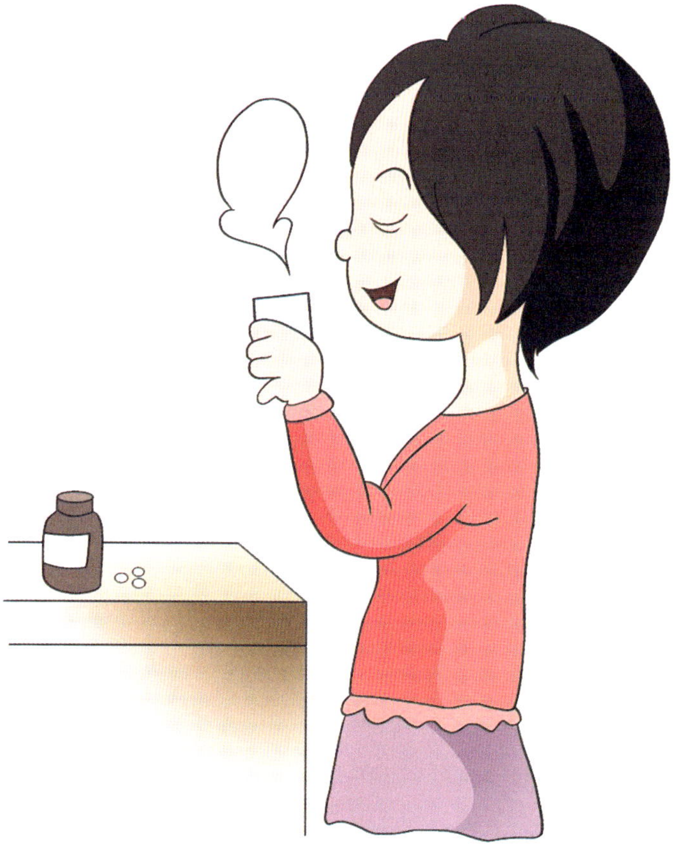

很多被确诊为高血压的患者不愿意服药，担心降压药跟抗生素一样会产生抗药性，症状不重就不用药。其实这是错误又危险的想法。一旦得了高血压，积极用药才能控制病情。

小测验：看看你患上高血压的危险性

一、是否有家族史

父母中有患高血压病的。 是（ ）否（ ）

二、饮食习惯问题

有饮酒的嗜好，几乎每天都喝。 是（ ）否（ ）

喜欢吃咸的食物，盐的摄入量过多（每天超过 6 克）。 是（ ）否（ ）

不注重饮食的合理搭配，只吃自己喜欢吃的食物。 是（ ）否（ ）

经常摄入过多的动物脂肪和动物内脏。 是（ ）否（ ）

三、生活习惯问题

体重超重，且超过标准体重的 20%。 是（ ）否（ ）

很少运动，不做晨练，没有外出散步的习惯。 是（ ）否（ ）

生活不规律，起居和饮食没有固定的时间。 是（ ）否（ ）

经常通宵打牌。 是（ ）否（ ）

长期失眠，借助药物催眠，但即便这样每天睡眠仍不足 6 小时。 是（ ）否（ ）

烟龄超过 1 年，且每天吸烟超过 5 支。 是（ ）否（ ）

2 年内没有做过健康体检，甚至没有测量过血压。 是（ ）否（ ）

长期生活在噪声中，有时会因为噪声而感到不舒服。 是（ ）否（ ）

四、工作方面的因素

工作压力大，总怕干不好或总有干不完的工作。 是（ ）否（ ）

神经经常处于紧张状态，很容易被惊吓。 是（ ）否（ ）

易疲劳，跟其他人做相同的事，别人没累，自己却先喊累。 是（ ）否（ ）

情绪波动大，容易激动，爱发脾气。 是（ ）否（ ）

长期伏案工作，每天伏案工作超过 10 小时。 是（ ）否（ ）

注：选项中“是”越多，说明你患高血压的危险性越大，在日常生活中，需要进行生活方式的适当调整，保持良好的生活习惯，远离高血压困扰。

PART 2

吃对吃好，吃出疗效

主食怎么吃

高血压患者在选择主食的时候，需要考虑到几点：1）热量的摄入不宜过多；2）每天的三餐要合理分配；3）粗细粮之间的健康搭配。这对控制高血压患者出现并发症是非常有帮助的。

每天总热量摄入不能“过”

高血压患者每天膳食中热量的摄入要适宜，努力通过饮食摄入适宜的热量，使体重保持在标准体重或接近标准体重为好。那么怎样才能使摄入的热量适合自身的需要呢？这需要通过具体的热量计算来确定。

1. 计算标准体重

例如，现在有这样一位女性高血压患者王女士，无并发症，年龄 40 岁，身高 160 厘米，体重 75 千克，从事会计工作，计算她的标准体重。

标准体重 = 身高（厘米）−105=160−105=55 千克

2. 计算体重指数（BMI）

体重指数（BMI）是用来判断现有体重是消瘦还是肥胖的参考数值。

$$BMI= 现有体重（千克）\div [身高（米）]^2$$

$$王女士的体重指数（BMI）=75\div(1.60)^2=29.3$$

用得出的体重指数数值，对照《中国成年人体重指数标准》表查询后得知，患者王女士属于肥胖。

中国成年人体重指数标准

消瘦	正常	超重	肥胖
≤ 18.5	18.5~23.9	24~27.9	≥ 28

3. 判断劳动强度

极轻体力劳动：以坐着为主的工作，如会计、秘书等办公室工作。

轻体力劳动：以站着或少量走动为主的工作，如教师、售货员等。

中等体力劳动：如学生的日常活动等。

重体力劳动：如体育运动、非机械化农业劳动等。

极重体力劳动：如非机械化的装卸、伐木、采矿、砸石等。

王女士从事的是会计工作，属极轻体力劳动。

4. 查出每日每千克标准体重需要的热量

不同劳动强度下热能需要量如下（单位：千卡）：

极轻体力劳动：30～35。

轻体力劳动：35～40。

中等体力劳动：40～45。

重体力劳动：45～50。

极重体力劳动：50～55（或 60～70）。

王女士身体肥胖，所需热量应再降一档，则对应的热量供给值是 25～30 千卡。

5. 计算每日所需总热量

标准体重（千克）× 每日每千克标准体重需要的热量（千卡）=55×（25～30）

=1375（约 1400 千卡）～1650 千卡，每天需热量取中值 1500 千卡。

一日三餐科学分配

研究表明，一日三餐热量的合理分配方案是：早餐占当天总热量的 30%～40%；午餐占 40%～50%；晚餐占 20%～30%。也可以按照 3：4：3 的比例来调整，较符合正常健康人一天生理活动中热能的耗求量，也适合高血压病患者的情况。

营养分配

碳水化合物占全天摄入总热量的 55%～60%。

蛋白质可占全天摄入总热量的 15%～20%。

总脂肪的摄入量不超过全天摄入总热量的 25%。

需要指出的是，胆固醇每天限制在 300 毫克以内。

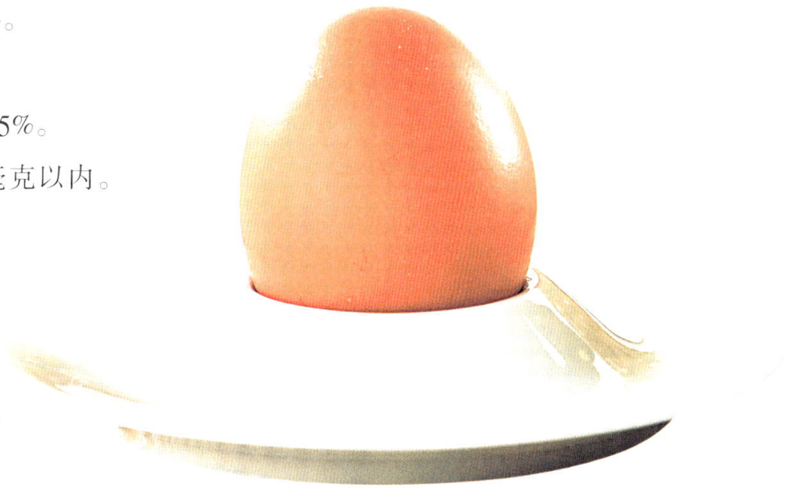

一个鸡蛋约含 300 毫克的胆固醇，所以，高血压患者每天鸡蛋以 1 个为宜。

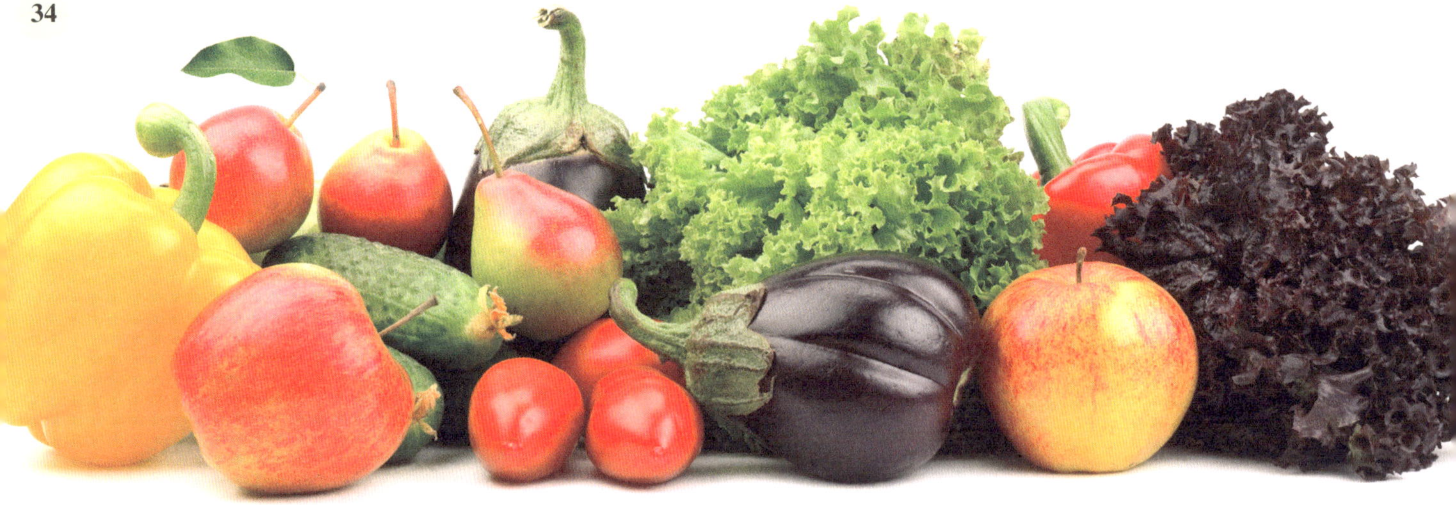

热量分配

前面的例子中，计算出了患者王女士每天需要的总热量约为 1500 千卡。如果按早餐、午餐、晚餐 30%～40%、40%～50%、20%～30% 的比例来分配三餐的热量，即

早餐的热量 =1500 千卡 ×（30%～40%）=450～600 千卡

午餐的热量 =1500 千卡 ×（40%～50%）=600～750 千卡

晚餐的热量 =1500 千卡 ×（20%～30%）=300～450 千卡

三大主要营养素

首先根据上面提到的高血压患者每日膳食中三大产热营养素的产热比来计算三大营养素所占的热量。根据前面的知识，王女士（取其每天需要的总热量为 1500 千卡）每天三大营养素所占的热量：

碳水化合物：1500 千卡 ×（55%～60%）=825～900 千卡

蛋白质：1500 千卡 ×（15%～20%）=225～300 千卡

脂肪：1500 千卡 ×25%=375 千卡

因为碳水化合物、蛋白质、脂肪三大营养素的产热系数分别为：4 千卡 / 克、4 千卡 / 克、9 千卡 / 克，所以王女士每天所需的碳水化合物、蛋白质、脂肪为：

碳水化合物：每天碳水化合物供给的热量 ÷4=（825 千卡～900 千卡）÷4 ≈ 206～225 克

蛋白质：每天蛋白质供给的热量 ÷4=（225 千卡～300 千卡）÷4 ≈ 56～75 克

脂肪：每天脂肪供给的热量 ÷9=325 千卡 ÷9 ≈ 36 克

牢记粗细搭配的饮食方式

何为粗粮

对于中国很多城市居民的食谱来说，粗粮是一个相对缺乏的品种。那么，粗粮就是高粱、玉米这种杂粮吗？其实，粗粮的范围很广，还包括全麦、全稻这种未经精加工的米和面，以及红豆、绿豆这种杂豆类，红薯、紫薯这些薯类等。

粗粮“优点”多

相对于精白米面来讲，粗粮中的B族维生素、矿物质等含量更加丰富。尤其是维生素B_1，我国居民缺乏维生素B_1的情况很普遍，其实与我们吃太多的精白米面而少吃粗粮有关。

粗粮中的大多数营养物质主要集中在谷皮与胚中，而在将谷物加工为精白米面的时候，这两个部分都是要去掉的，最终我们吃到的，其实是除了淀粉几乎没有其他营养价值的糊粉层。所以可以这么说，精细粮将谷类中的大多数营养全都浪费掉了。谷物的加工精细程度与它的营养价值成反比。

粗粮中富含膳食纤维

膳食纤维对高血压的好处有很多，如改善血管弹性、防止便秘、控制热量摄入等，这些对控制血压升高都有很好的效果。还能减少对胆固醇的吸收，减少肥胖、高脂血症等疾病的发生率。

粗细搭配更健康

粗粮虽好，不代表细粮就一无是处。

相比较来讲，细粮有着更好的品相与口感，消化吸收更充分。老年人的胃肠道功能下降，细粮对他们来说更适合。如果只吃粗粮不吃细粮，对消化道会造成一定的损伤。此外，粗粮中含有的草酸、植酸等物质，会影响一些矿物质的吸收。

因此，粗细搭配才是最科学的。一日三餐中有两顿粗粮就够了。如在粗粮食物制作的过程中，搭配细粮一起烹饪：用全麦粉和小麦粉一起蒸馒头，用精米和糙米混合起来蒸饭等。

小知识

对于高血压合并血糖高（糖尿病）的患者，粗粮也有很好的效果。食用粗粮，血糖上升水平要明显低于食用精白米面。

我们将葡萄糖升高血糖能力定为100，普通富强粉馒头升血糖的能力为88.1，精米饭为83.2，而大麦粉为66，粗麦粉为63，燕麦为55。在主食摄入量一定的前提下，每天食用85克的全谷类食物能减少很多慢性病的发生。

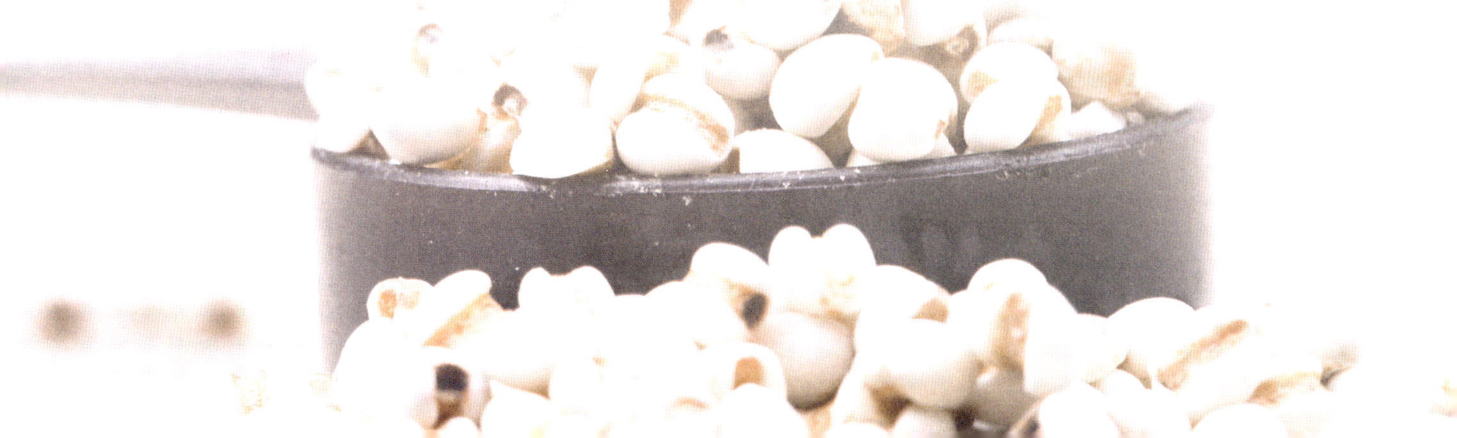

荞麦

增加冠脉的血流量

性味 性寒，味甘、微酸

归经 归脾、胃、大肠经

有何降压功效

荞麦富含芦丁，芦丁能抑制会让血压上升的物质，具有抗氧化作用；荞麦含有的钾有助于降低血压。

对并发症的益处

荞麦中含有的芦丁、多糖等，对高血压合并动脉粥样硬化有很好的食疗作用。

小贴士 取荞麦面10克，炒香，加清水煮成稀糊状服食。可用于夏季肠胃不和的调理。

每100克可食部营养素

名称	含量
热量	337千卡
钠	4.7毫克
脂肪	2.3克
蛋白质	9.3克
碳水化合物	73.0克
维生素 B_2	0.2毫克

每天推荐量

每天宜摄入60克左右。

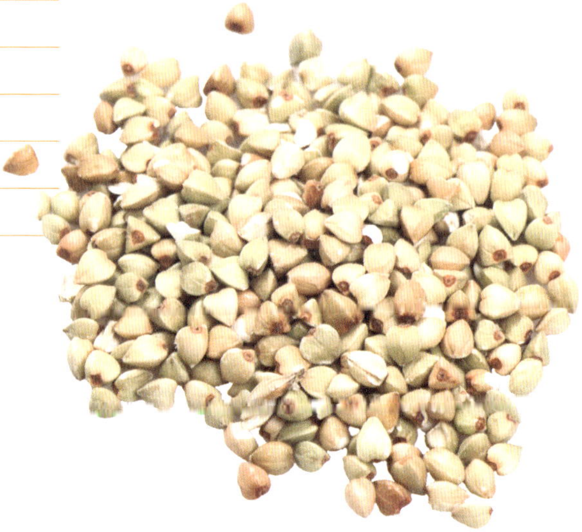

最佳食用方法

煮粥

荞麦是粗粮，用其煮粥或蒸饭时加些大米，粗细粮搭配食用，使高血压患者营养更均衡。

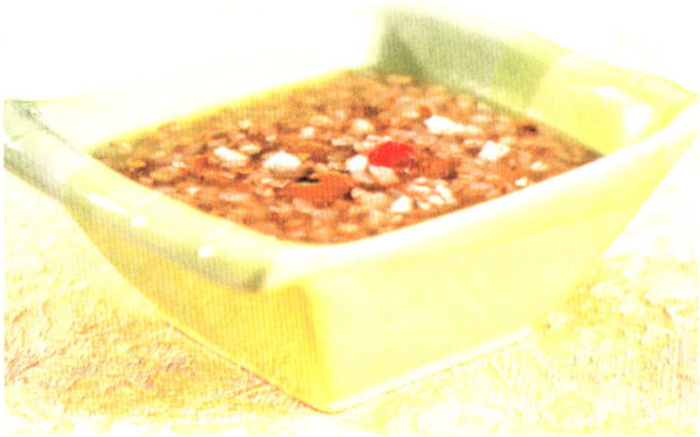

做面食

荞麦可以做荞麦面或荞麦馒头。不过，由于荞麦没有延展性和弹性，在荞麦面粉中加20%~30%的面粉，可增加其嚼劲和口感，间接减少高血压患者进食量。

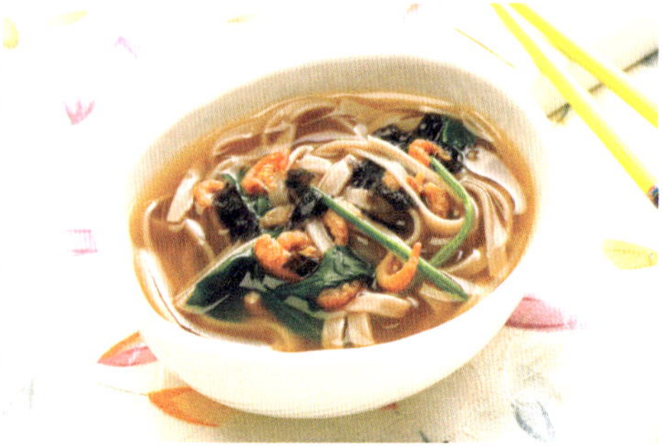

荞麦粥

控制血脂平衡

材料

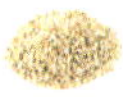

荞麦 50 克

＋

大米 25 克

做法

1 荞麦淘洗干净，浸泡 3 小时；大米淘洗干净，浸泡 30 分钟。

2 锅置火上，加适量清水煮沸，放入荞麦、大米，用大火煮沸，转小火熬成稠粥。

功效揭秘

荞麦中镁、烟酸和芦丁能够降低血脂，控制血脂平衡。有助于高血压患者降低血压。

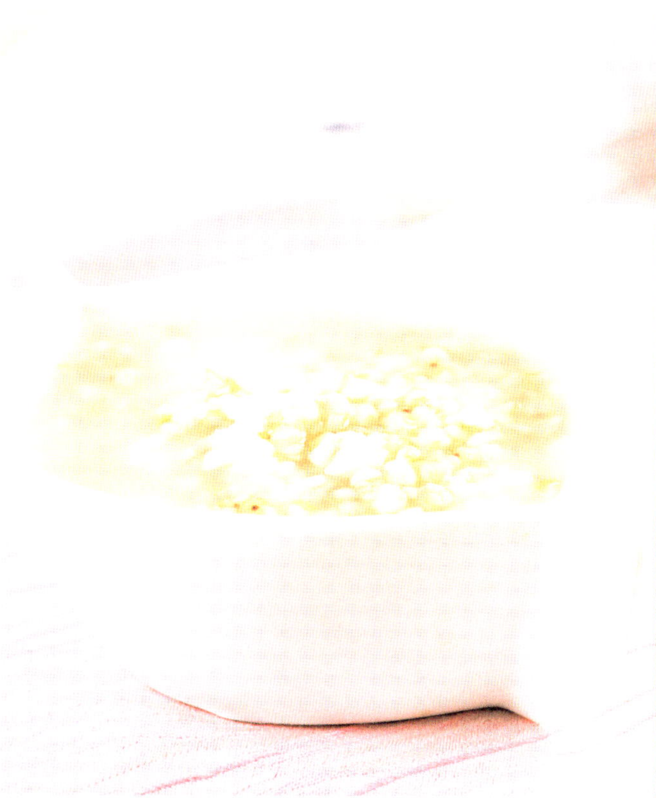

荞麦薏米豆浆

扩张血管

材料

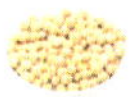

黄豆 50 克

＋

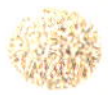

薏米 25 克

＋

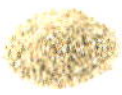

荞麦 25 克

做法

1 黄豆用清水浸泡 8~12 小时，洗净；薏米、荞麦淘洗干净，用清水浸泡 2 小时。

2 将上述食材一同倒入全自动豆浆机中，加水至上下水位线之间，按下“豆浆”键，煮至豆浆机提示豆浆做好即可。

功效揭秘

薏米富含膳食纤维，有助降压，与荞麦搭配做豆浆，可对高血压患者起到很好的保健作用。

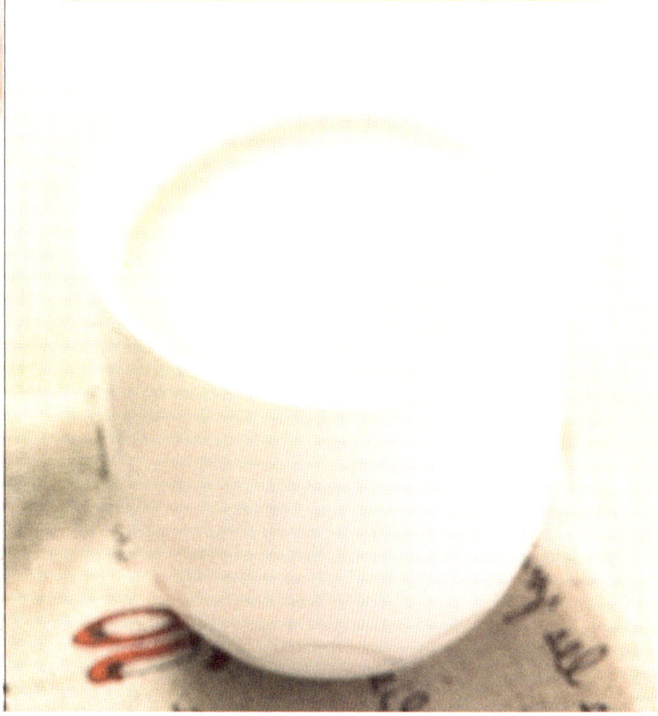

黄豆

扩张血管，降低血压

性味 性平，味甘

归经 归脾、胃、肾、大肠经

有何降压功效

黄豆富含的钾能促进钠的排出，扩张血管，降低血压。长期服用含有利尿成分降压药的高血压患者，经常吃点黄豆，对及时补充钾元素很有帮助。

对并发症的益处

黄豆含有丰富的皂苷，不仅能有效降低血脂，还具有减轻和预防动脉硬化的作用。

小贴士 黄豆50克、丹参10克、蜂蜜适量，做丹参黄豆汤，可以益气养血，保养卵巢。

每100克可食部营养素

名称	含量
热量	389千卡
钠	13.8毫克
脂肪	15.9克
蛋白质	33.1克
碳水化合物	37.3克
不溶性膳食纤维	9.0克

每天推荐量

每天宜摄入25克。

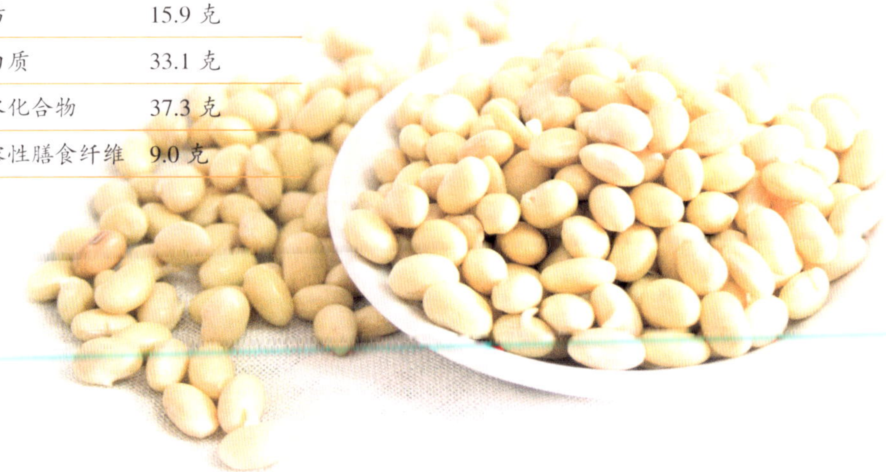

最佳食用方法

炒菜

黄豆可与其他食材搭配热炒，其含有多种人体必需的氨基酸，可以提高高血压患者的免疫力。

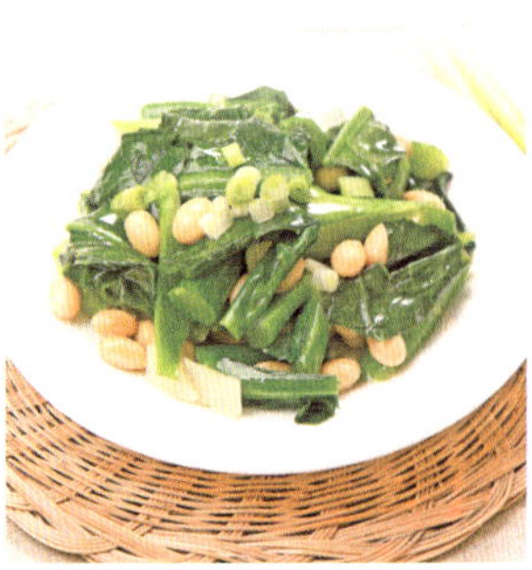

做汤

黄豆可用来做汤，其含有的膳食纤维既可通便，又能降低胆固醇含量，对高血压患者非常有帮助。

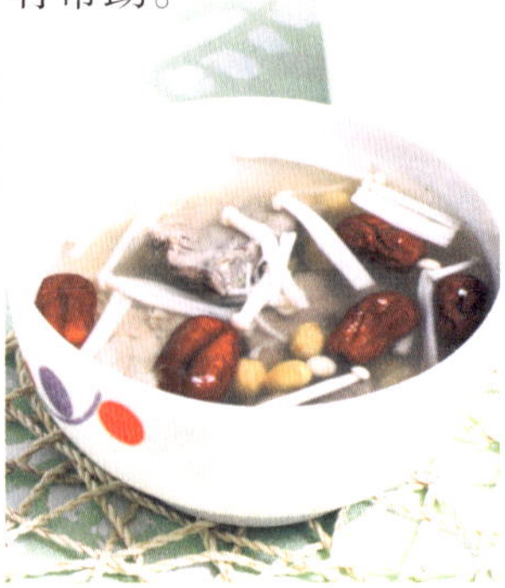

做豆浆

黄豆可用来做豆浆，高血压患者经常饮用，可防止血管硬化，预防心血管疾病。

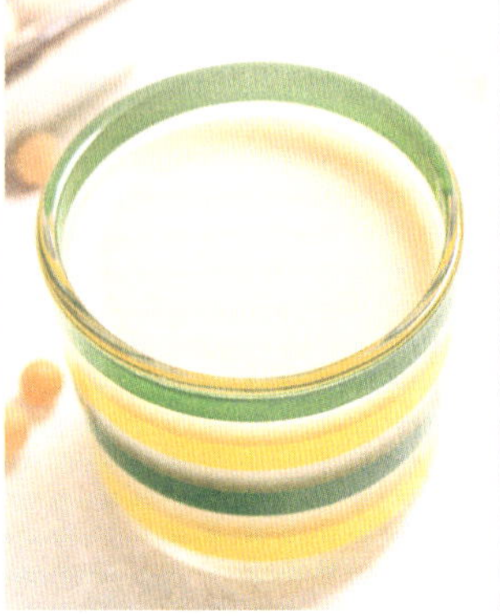

卤黄豆

益血补虚，开胃

材料

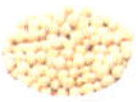

黄豆 100 克

调料

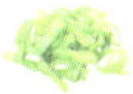

葱花 10 克
+

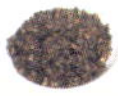

花椒 3 克
+

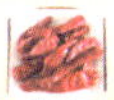

干辣椒段 3 克
+

盐 2 克
+

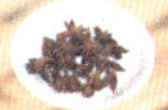

八角 5 克

做法

1 黄豆用清水浸泡 10～12 小时，洗净。

2 锅置火上，放入黄豆、八角、盐和清水，大火烧开后转小火煮 30 分钟，熄火，闷 2 小时，捞出。

3 锅置火上，倒油烧至七成热，炒香花椒和干辣椒段，放入煮好的黄豆翻炒均匀，撒上葱花即可。

功效揭秘

本菜香味浓郁，提神醒脑，同时蛋白质与铁质含量丰富，对高血压患者非常有帮助。

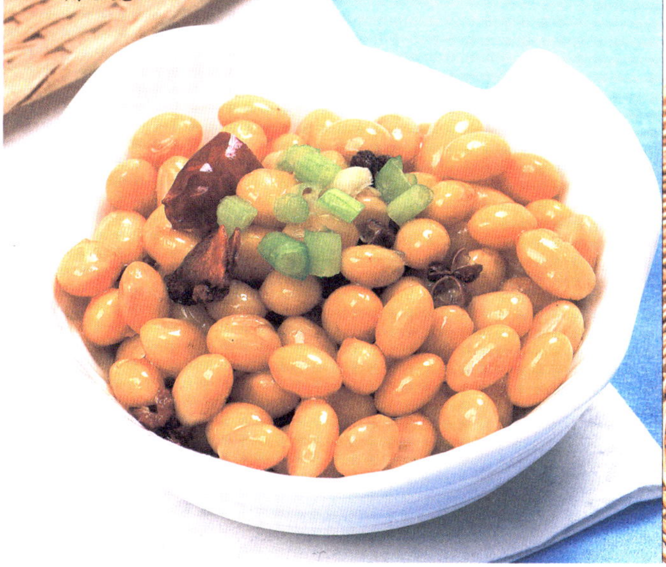

焖茄豆

清热解毒

材料

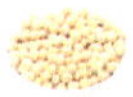

黄豆 100 克
+

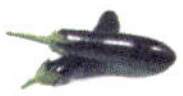

茄子 300 克

调料

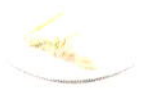

葱丝 10 克
+

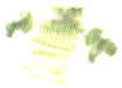

香菜段 10 克
+

盐 2 克
+

香油少许

做法

1 黄豆用清水浸泡 10～12 小时，洗净；茄子去蒂，洗净，切块。

2 砂锅置火上，放入黄豆和没过黄豆的清水，大火烧开后转小火煮至黄豆八成熟，放入茄子块，加入约 250 克清水，小火烧至茄子熟透，加盐调味，淋上香油，撒上葱丝和香菜段即可。

功效揭秘

茄子和黄豆都富含钾，能维持细胞内的渗透压，参与能量代谢过程，能平稳血压、辅治高血压。

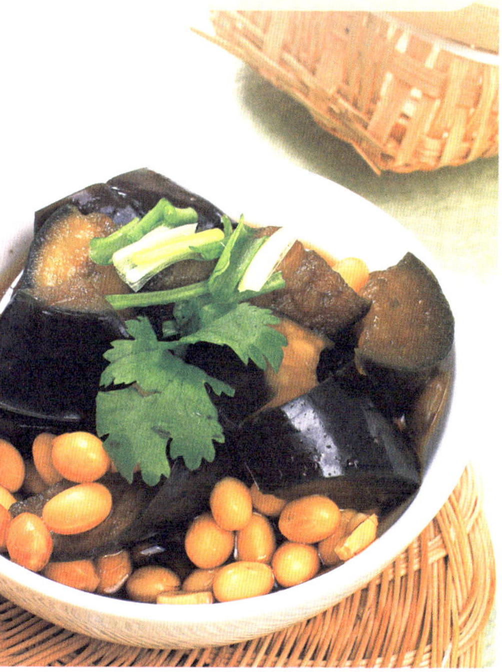

燕麦

降低体内钠含量，辅助降血压

性味 性平，味甘

归经 归脾、肝、大肠经

有何降压功效

燕麦富含的膳食纤维具有吸附钠的作用，使人体内多余的钠随粪便排出体外，从而辅助降血压。

对并发症的益处

燕麦能降低血液中胆固醇与甘油三酯的含量，可起到调脂减肥的功效，预防高血压合并血脂异常。

小贴士 黄豆和燕麦片各50克、核桃仁20克，做豆浆，可增强免疫，调理肠胃。

每100克可食部营养素

名称	含量
热量	367千卡
钠	3.7毫克
脂肪	6.7克
蛋白质	15.0克
碳水化合物	66.9克
不溶性膳食纤维	5.3克

每天推荐量

每天宜摄入40克。

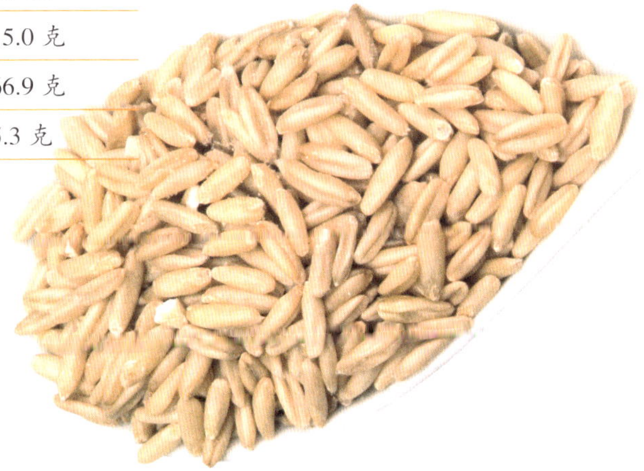

最佳食用方法

煮粥

燕麦可与玉竹、牛奶搭配煮粥，缓解高血压患者工作带来的压力。

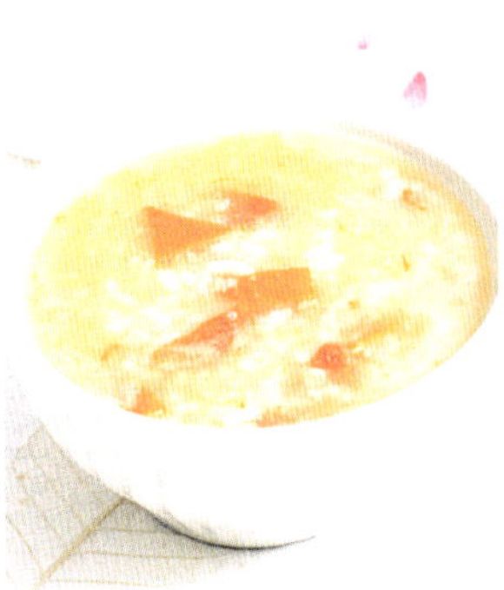

做豆浆

燕麦与红枣、核桃搭配做豆浆，可以促进高血压患者的血液循环。

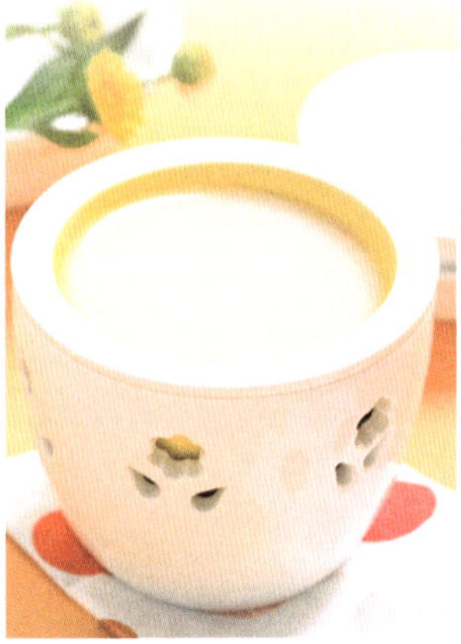

做米糊

燕麦与红薯、黑米等搭配做米糊，有助于降脂降压。

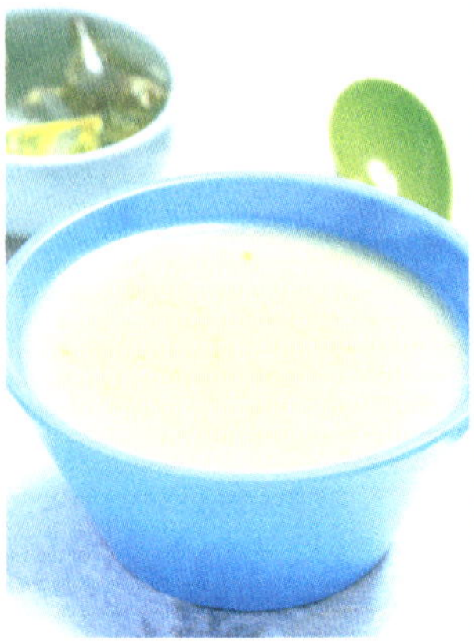

豆浆麦片粥

美容减肥

材料

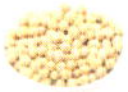

黄豆 50 克

+

燕麦片 100 克

做法

1 黄豆用清水浸泡 10～12 小时，洗净；燕麦片倒入大碗中。

2 把浸泡好的黄豆倒入全自动豆浆机中，加水至上下水位线之间，煮至豆浆机提示豆浆做好，取适量冲入装有燕麦片的大碗中，盖上碗盖闷 10 分钟即可。

功效揭秘

燕麦中含有大量的膳食纤维，对排出体内毒素非常有帮助，豆浆的热量极低，并且可以抑制脂肪生成。这款低热量的营养粥对高血压患者美容减肥十分有效。

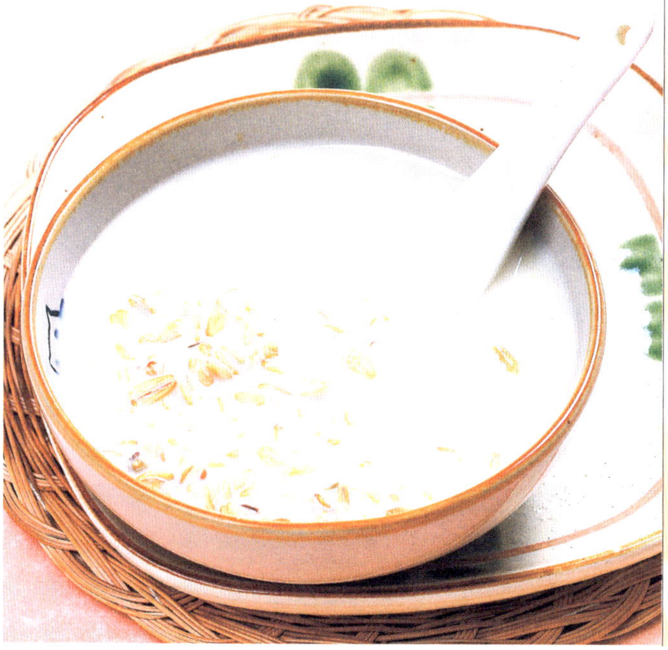

燕麦小米红豆豆浆

益气补血

材料

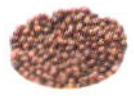

红豆 50 克

+

燕麦片 30 克

+

小米 20 克

调料

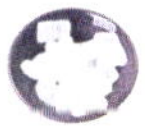

冰糖 10 克

做法

1 红豆用清水浸泡 4～6 小时，洗净；小米洗净，用清水浸泡 2 小时。

2 将所有材料倒入全自动豆浆机中，加水至上下水位线之间，按“豆浆”键，煮至豆浆机提示豆浆做好，加冰糖搅拌至化开即可。

功效揭秘

此豆浆能起到暖胃健脾的作用，燕麦中富含膳食纤维，搭配红豆和小米可对高血压患者起到益气补血的功效。

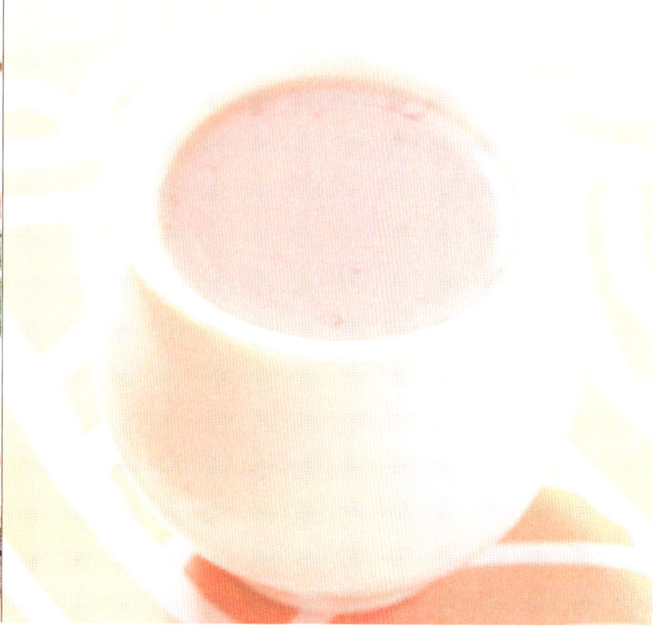

玉米

保持血管弹性，有效防治高血压

性味 性平，味甘

归经 归胃、大肠经

有何降压功效

玉米中所含的亚油酸和玉米胚芽中的维生素E协同作用，可降低血液胆固醇浓度并防止其沉积于血管壁，保持血管弹性，从而降低血压。

对并发症的益处

玉米中的油酸、亚油酸可降低高血压患者发生心肌梗死、脑卒中等疾病的风险。

小贴士 将玉米糙和葡萄一起打成汁饮用，可以补气养血、保护肝脏、预防脂肪肝。

每100克可食部营养素

名称	含量
热量	106千卡
钠	1.1毫克
脂肪	1.2克
蛋白质	4.0克
碳水化合物	22.8克
不溶性膳食纤维	2.9克

每天推荐量

鲜玉米每天摄入100克；玉米面、玉米每天摄入50～100克。

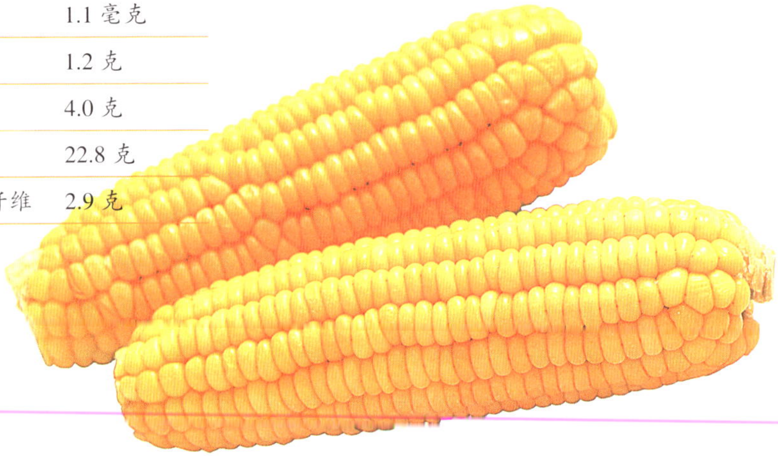

最佳食用方法

煮粥

玉米粒、玉米糙都是很好的煮粥食材，可以和红薯、小米、南瓜等一起煮，这些食材都可以降压，很适合高血压患者食用。

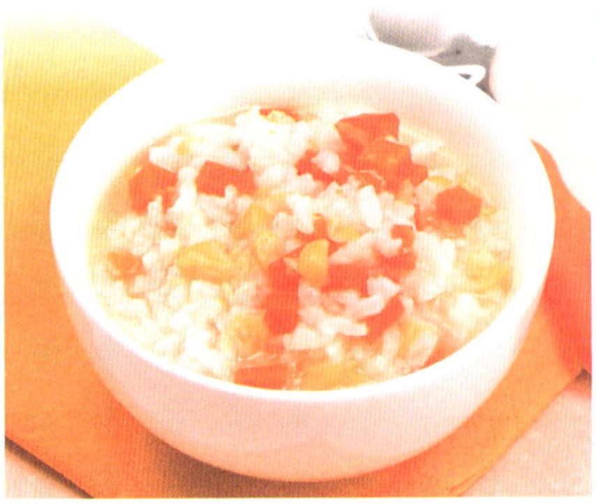

做汤

玉米可以带心煮汤食用，搭配蔬菜、肉类，如番茄、排骨等，可以较好地保存食材中的营养素，而且味道鲜美。

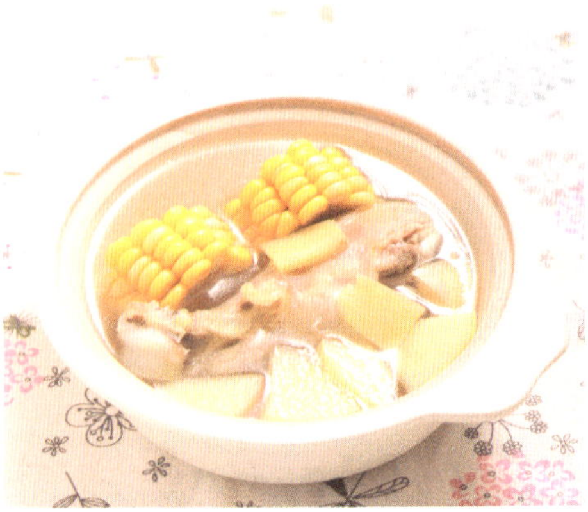

苦瓜番茄玉米汤

降压，排毒

材料

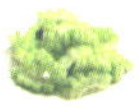

苦瓜 100 克

+

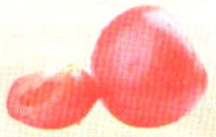

番茄 50 克

+

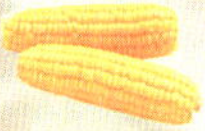

玉米半根

调料

盐 2 克

做法

1 苦瓜洗净，去瓤除子，切段；番茄去皮，洗净，切大片；玉米洗净，切小段。

2 将玉米、苦瓜放入锅中，加适量水没过材料，大火煮沸后改小火炖 10 分钟后，加入番茄片继续炖，待玉米完全煮软后，加盐调味即可。

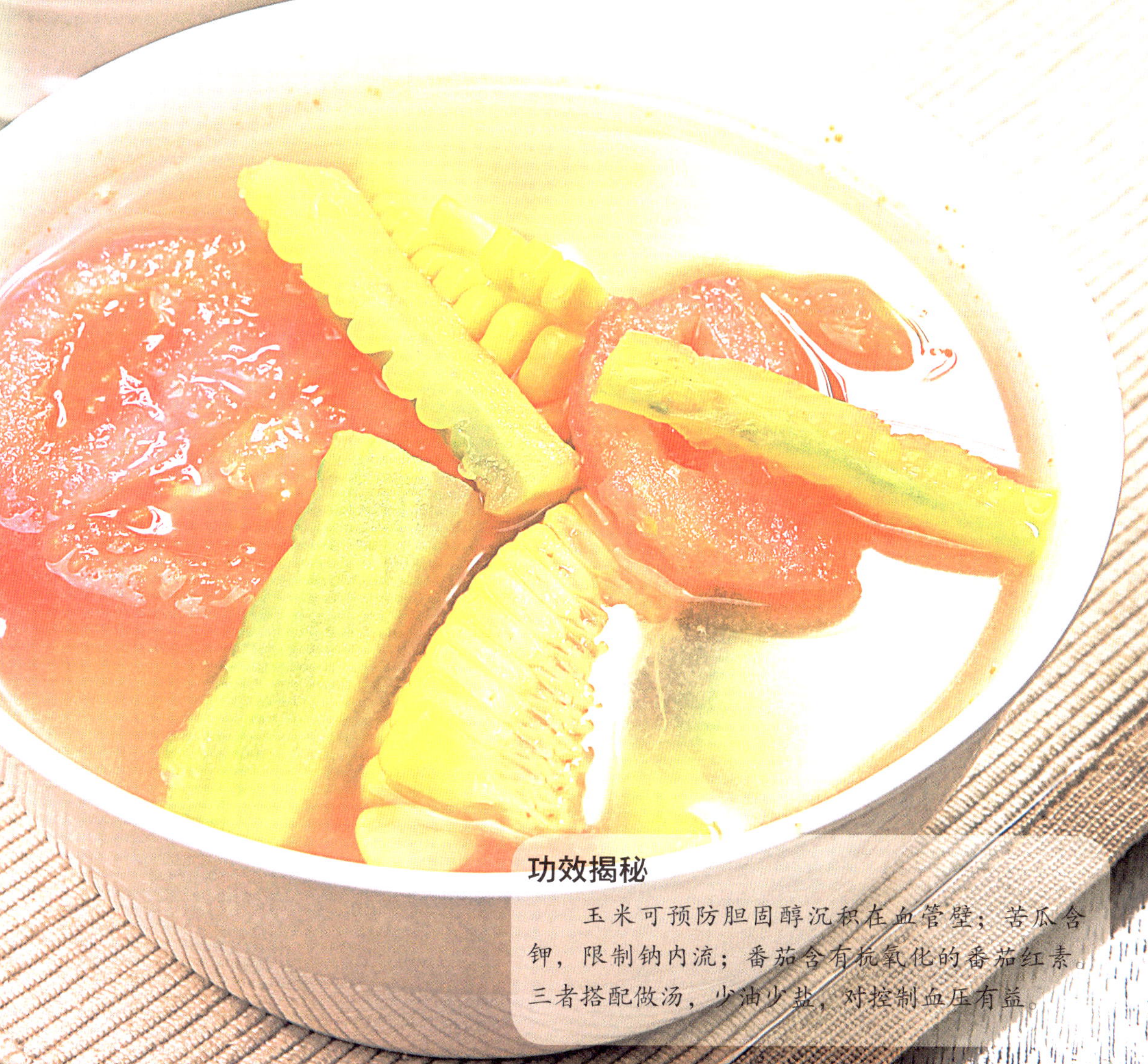

功效揭秘

玉米可预防胆固醇沉积在血管壁；苦瓜含钾，限制钠内流；番茄含有抗氧化的番茄红素。三者搭配做汤，少油少盐，对控制血压有益。

副食很关键

副食的选择是高血压患者饮食的重点，因为平时所讲的限盐、控油等饮食要点都在副食里面，能否成功控制好血压，关键点在副食上。

高血压患者副食选择的原则

选择性多吃新鲜蔬果。如芹菜、白菜、菠菜、苦瓜、苹果、香蕉等，这些蔬果富含膳食纤维，是高钾低钠食材，对控制血压很有帮助。

坚持少盐、清淡饮食。这是高血压患者饮食的基础，在选择菜肴时，尽量选择少油、少盐的烹饪方法，可用柠檬汁、醋等调味料来提味。

适当增加富含不饱和脂肪酸的食材，如鱼肉、禽肉，减少畜肉的量，对预防心血管病很有益处。

低盐饮食的妙招

高血压患者要低盐饮食，这已经是常识了。但这并不代表所有的高血压患者真正了解怎么算低盐饮食。

不要忘记食物本身的盐分

食物本身含盐特别多，如鱼贝类、海藻类等海产品。高血压患者即使是很认真地在控制食盐的摄入量，但如果忘了食物本身也含有盐分的话，很容易增加盐的摄取量。控制盐量的人，要事先扣除食物本身的含盐量。

加工食品含盐量很多

香肠、烧鸡、熏肉、松花蛋、咸鸭蛋等加工熟食中的含盐量比一般菜肴高 1~2 倍，在吃这些食物的时候，用餐时就要少放些盐。另外，面包、红糖、矿泉水等都含有隐形盐。

常见加工食品含盐量

加工食品	重量	含盐量（克）
萝卜干咸菜	4 厘米长约 30 克	4.3
方便面	1 块约 100 克	2.9
火腿	1 片重 10~15 克	2.5
蟹肉棒	2 根约 50 克	1.5
小烤肠	1 根 15~20 克	1.9

除了日常的食物以及加工食品外，我们每天所吃的调味料中也含有盐，高血压患者千万不能轻视，可参考本书最后的附录。

食物本身的含盐量

食物	重量	含盐量（克）
蛤蜊	去壳 10 个约 30 克	0.3
牡蛎	去壳 1 个约 10 克	0.1
鱿鱼	1 条 250~300 克	1.0
大虾	中等大小 1 条约 50 克	0.2
鸡蛋	1 个中等大小的鸡蛋约为 50 克	0.2
鸡腿	1 个鸡腿约重 300 克	0.5

烹饪减盐小妙招

1 炖煮食物时，最好将底汤剩下，仅吃食材部分，能减少很多盐分的摄入。

2 吃米饭时不要浇汁，汤汁含盐会渗入到米饭中，除了少食咸菜、鱼罐头等佐餐小菜外，可以搭配新鲜蔬菜等，以丰富米饭的口味。

3 控制好酱油用量，可以搭配柠檬汁、醋等，混合起来作为调料，这样可以减少酱油的食用量！柠檬汁含有丰富的维生素C，还有助于提高机体的免疫力，一举多得。

4 咖喱粉、芥末、生姜、香菜、胡麻等作料，长期适量食用不会导致血压的升高，对健康等也没有不良影响，日常饮食中可以作为减盐品，适当食用。

5 蔬菜能生吃尽量不烹饪，或者采用凉拌的方法，这样不但能减少食盐的用量，而且蔬菜本身所具有的降压营养素也能较全面地被保存下来。

科学用调料，稳定血压有一套

生活中调料越来越多，大大丰富了我们的食谱，辛香料是最常用的。

辛香料指在食品调味调香中，使用的芳香植物的干燥粉末或精油，历史悠久。它们有强烈的呈味、呈香作用，能促进食欲、改善食品的风味，还有杀菌防腐的功能，一直被用于食品的烹饪过程中。

五香粉

用茴香、花椒、肉桂、丁香、陈皮等五种原料混合制成，有很好的香味。

辣椒粉

主要成分是辣椒，另混有茴香、大蒜等，具有特殊的辣香味。

咖喱粉

咖喱在日本北方的大众语言中，是调味汁的意思。咖喱粉通常是由多种香辛料混合而制成的。

特别提醒

某大品牌儿童牛奶营养饮品每100毫升含盐量达80毫克；某品牌切片大面包每100克含盐量达239毫克；每100克番茄沙司中含盐量高达1150毫克；一款饮用水每100毫升含盐超过80毫克。

算一下，吃上述300克面包就摄入717毫克盐，再蘸上述50克番茄沙司，又摄入575毫克盐，这样，一顿饭还没吃炒菜，就已经摄入1292毫克盐。

所以，食用加工食品一定要看标签中的含盐量。

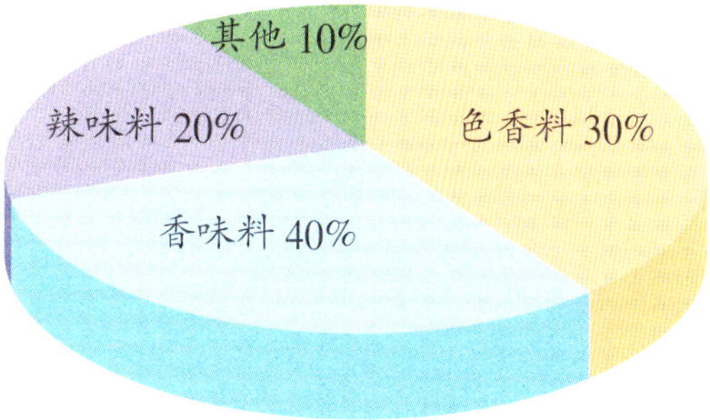

咖喱粉常见的混合比例

健康吃法，让血压更听话

在外如何就餐

1 少喝汤。一般餐厅的汤里，含盐量在1.2%～2%，也就是100克的汤里面就含有1.2～2克盐，因为这样做出的汤菜更加鲜美。只不过两碗汤下肚，就可能吃下了5克盐，再加上菜肴中的盐，一天的盐摄入量就会大大超标。另外，要少点排骨汤、鸡汤、老鸭汤等肉汤，这类汤中含有大量的脂肪和胆固醇。

2 少吃或不吃用油煎炸的食物，如果吃的话去掉外皮和肥肉部分再食用。

3 多选择用清蒸等方法烹调的菜肴，口味会比较清淡。

4 少吃肥甘厚味的食物，避免吃动物内脏等含脂肪和胆固醇较高的菜肴。

5 炒饭、炒面比白米饭和清汤面脂肪更多，注意别食用过量。

减少“隐形”油脂的方法

方法一	若是炒肉、烤鸡翅、烧鸡翅，可以先加些调料，如姜片、花椒、料酒，用水煮十几分钟，既可以去除隐性脂肪，还可以调味
方法二	吃些不善吸油的蔬菜，例如青椒、蒜薹等
方法三	拌凉菜时，可将菜焯熟凉凉，加入盐拌匀，最后加几滴香油提味，脂肪含量自然比炒菜低得多。还可以加醋、芥末、姜汁，也可以把香油换成几滴辣椒油或花椒油

一些特殊食材的吃法

1 鸡胸肉的脂肪含量较少，可以放心食用，而鸡皮、鸡腿等脂肪含量较多，应少吃为宜。

2 猪的里脊肉脂肪含量少，可以适当吃这部分的肉。另外，肉用煮的方法来烹饪比用炒或油烹制脂肪含量低很多。

3 甜品类食物要有所选择，奶酪蛋糕含糖较多，应少吃，以免每天的热量摄入过高，对控制体重和血压都不利。水果酸奶可适量多吃些。

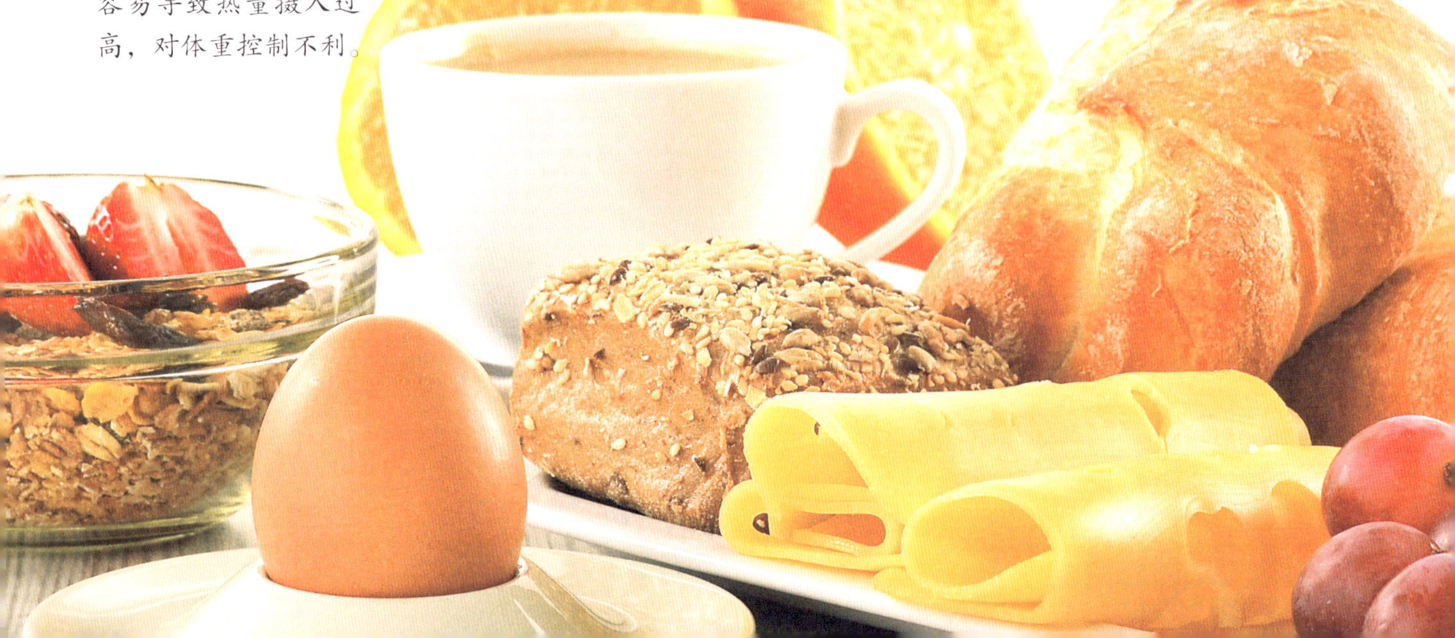

蛋糕等甜食含糖量高，容易导致热量摄入过高，对体重控制不利。

植物油优于动物油

动物油中饱和脂肪酸和胆固醇较高，容易引起冠心病、脑卒中等。相比较而言，植物油中含有丰富的不饱和脂肪酸，被认为是高血压、动脉硬化和冠心病人的“康复油”，如豆油、香油、橄榄油、玉米油等。高血压患者宜多选择植物油。

玉米油

玉米油中含有很高的亚油酸，能够与血液中的胆固醇结合，可防止胆固醇在血管壁的沉积，减轻血流的阻力，从而降低血压。玉米油还能延缓衰老、防止脑功能退化、软化血管。

香油

香油中含有亚麻酸和维生素 E，两者能够协同作用，有助于动脉硬化和高血压的治疗。维生素 E 还能防止亚麻酸被氧化，同时还能促进胆固醇的分解、排泄。

橄榄油

橄榄油中含有多不饱和脂肪酸和多酚类物质，能够舒张血管平滑肌，起到降压的作用，还可通过降低血液黏度来辅助降压。橄榄油还富含维生素 E，对防止动脉硬化并发的高血压、心脏病等很有益。

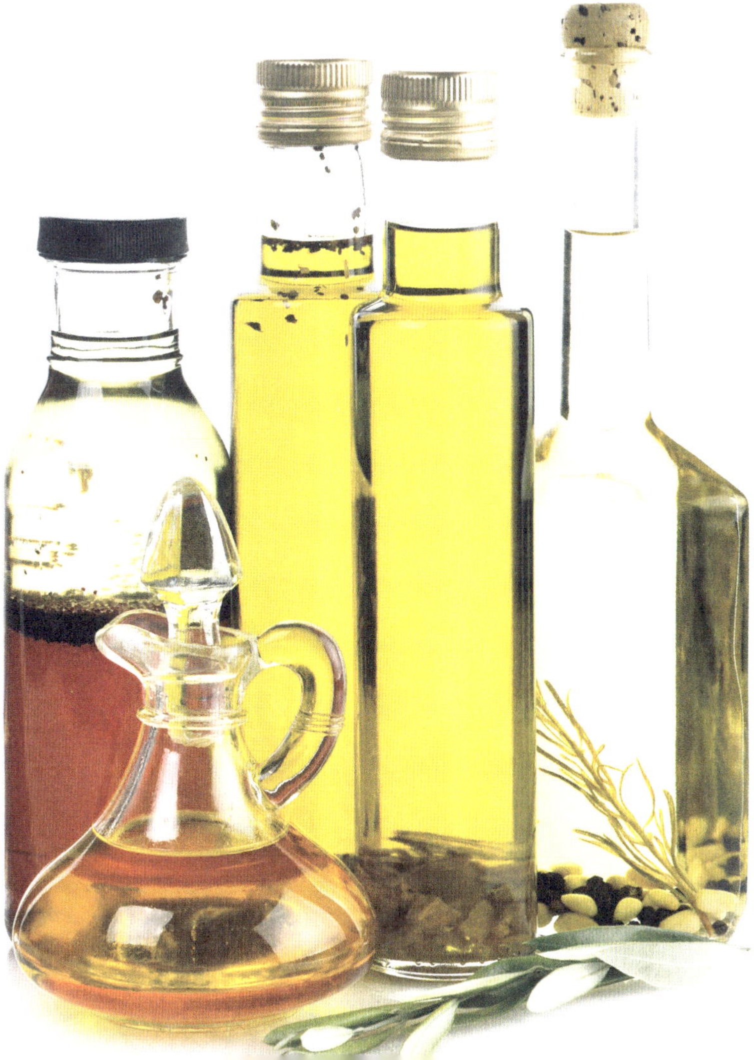

食用橄榄油时，烹饪的温度不要过高，以免其所含的多酚类被破坏。

茄子

减少血管阻力

性味 性凉，味甘

归经 归脾、胃、大肠经

有何降压功效

茄子富含芦丁，可增加微血管韧性和弹性，减少血管阻力，保证血液流通，避免血管破裂，进而降低血压。

对并发症的益处

茄子中含有的胆碱等物对高血压患者防治冠心病、脑动脉硬化等疾病非常有益。

小贴士 茄子90克，水煎服，每日2~3次，可治咳嗽、气喘。

每100克可食部营养素

名称	含量
热量	21千卡
钠	5.4毫克
脂肪	0.2克
蛋白质	1.1克
碳水化合物	4.9克
钾	142.0毫克

每天推荐量

每天宜摄入200克左右。

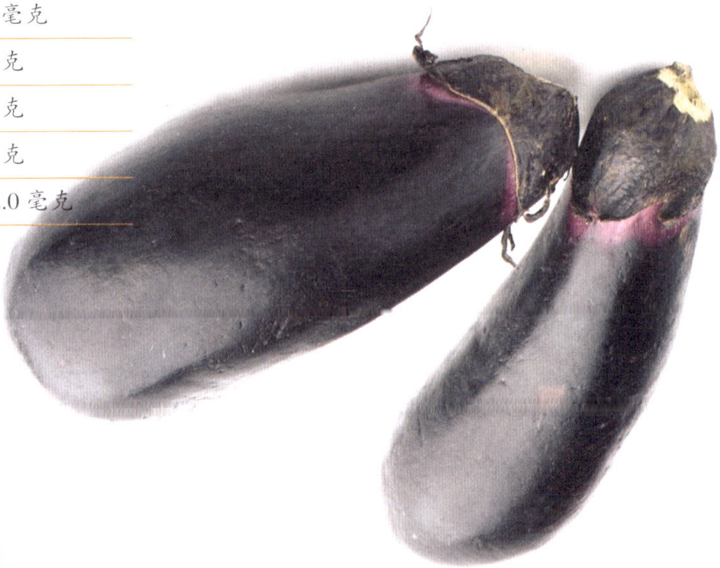

最佳食用方法

炒菜

茄子可用来热炒，如鱼香茄子、杭椒茄子等，可降低胆固醇，保护心血管。

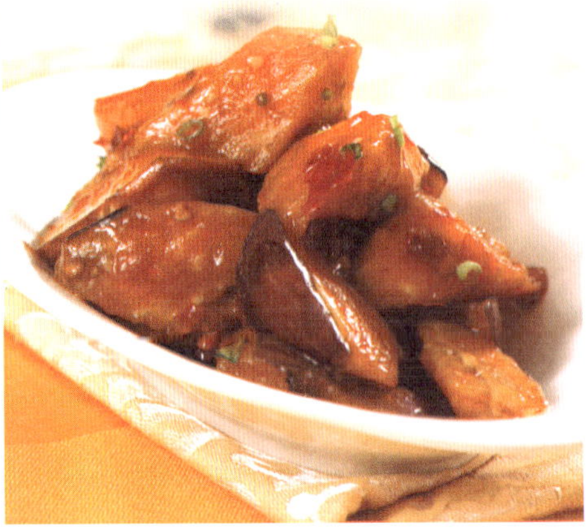

清蒸

茄子可用来蒸，如清蒸茄子、蒜泥茄子等，减少钠盐的摄入量，利于控制血压。

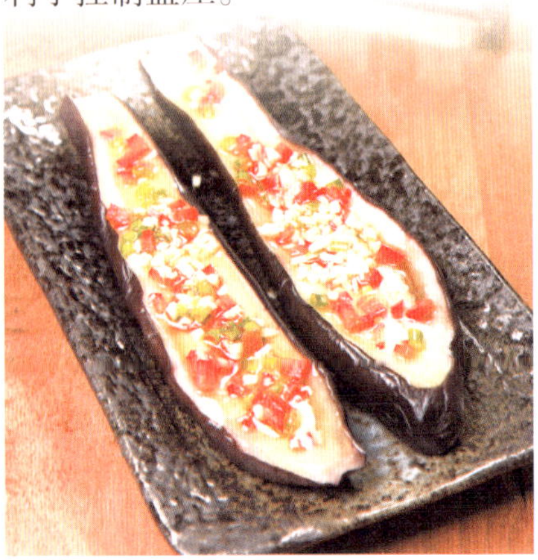

蒜泥茄子

维持血管弹性

材料

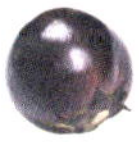

圆茄子 300 克

+

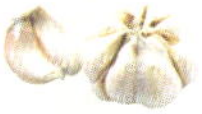

大蒜 35 克

调料

盐 2 克

+

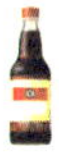

醋 8 克

+

香油适量

做法

1 圆茄子洗净，切厚片；大蒜去皮，切末。

2 将茄子片蒸 20 分钟，取出，凉凉。

3 将蒜末放茄子上，加盐、醋调匀，滴上香油即可。

功效揭秘

大蒜含钾较高，具有明显的降血脂及预防冠心病和动脉硬化的作用；茄子富含芦丁，能够保护心血管，维持血管弹性。此道菜对高血压患者具有很好的食疗作用。

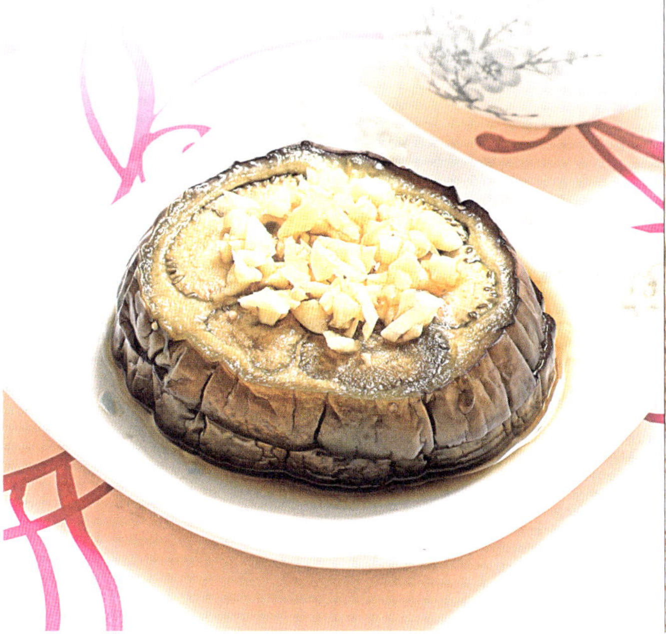

清蒸茄子

醒胃

材料

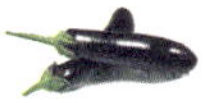

茄子 500 克

调料

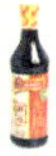

生抽适量

+

香油适量

+

盐 2 克

做法

1 茄子洗净，去根部，切段，装入盘中，放在蒸锅里蒸 15~20 分钟至熟。

2 将蒸熟的茄子取出，倒掉多余的汤汁。用筷子戳散或者用手撕成细条，加入生抽、盐、香油拌匀即可。

功效揭秘

茄子清蒸，简单美味又醒胃，适合夏季高血压患者胃口不佳时食用。

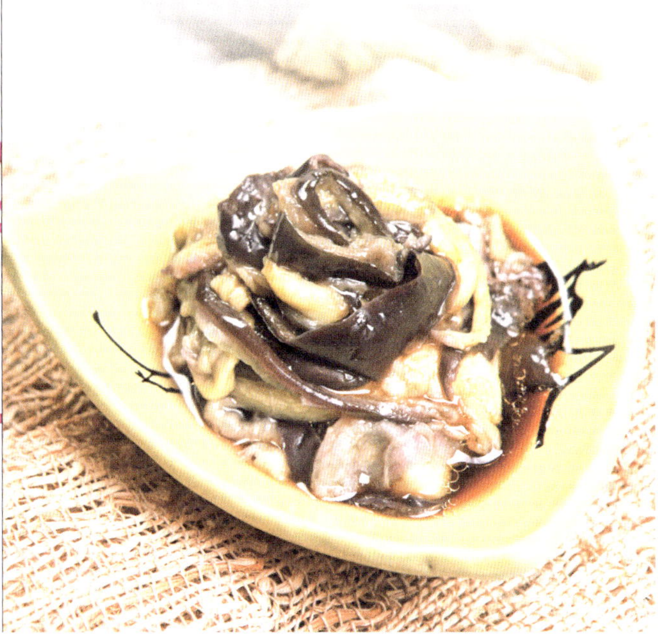

番茄烧茄子

保护心血管

材料

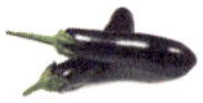

茄子 200 克

\+

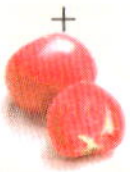

番茄 100 克

调料

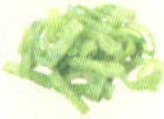

葱花适量

\+

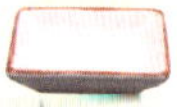

水淀粉适量

\+

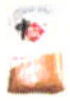

盐 2 克

做法

1 茄子去蒂、洗净，切滚刀块；番茄去皮，去蒂，洗净，切块。

2 炒锅置火上，倒入适量植物油，待油温烧至七成热，下葱花炒香，放入茄子块翻炒均匀。

3 加适量清水烧至茄子块八成熟，放入番茄块烧熟，用盐调味，用水淀粉勾芡即可。

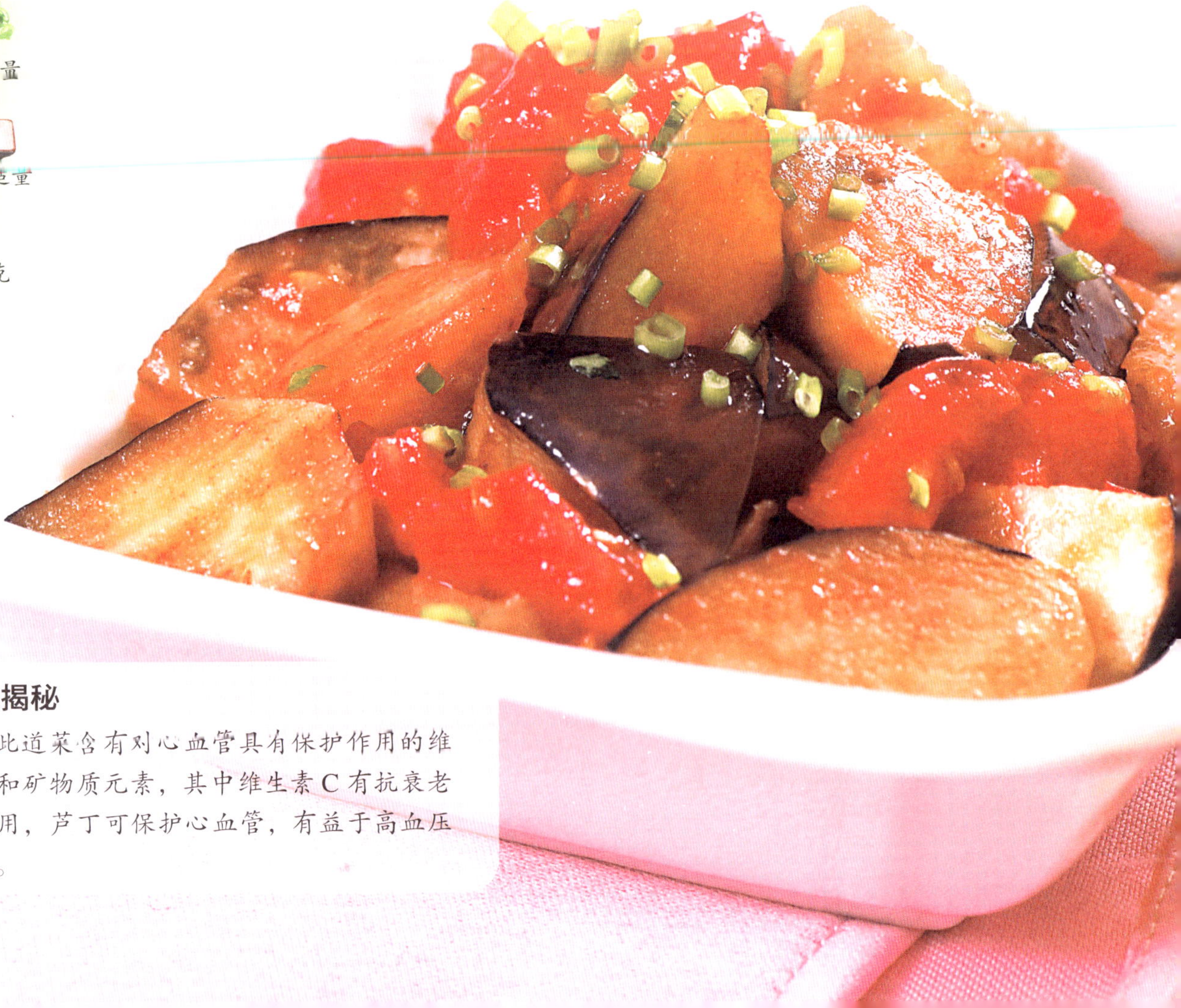

功效揭秘

此道菜含有对心血管具有保护作用的维生素和矿物质元素，其中维生素 C 有抗衰老的作用，芦丁可保护心血管，有益于高血压患者。

芹菜

利尿降压

性味 性凉，味甘、辛

归经 归脾、胃、肝经

有何降压功效

芹菜含有黄酮类化合物，可降低毛细血管的通透性，增加血管弹性，防止毛细血管破裂。并且含的芹菜素、胆碱、乙酸都能起到降压的作用。

对并发症的益处

芹菜中富含膳食纤维、芹菜素，能够抑制消化道对葡萄糖的快速吸收，有调节血糖的作用，可预防高血压患者并发糖尿病。

每 100 克可食部营养素

名称	含量
热量	14 千卡
钠	73.8 毫克
脂肪	0.1 克
蛋白质	0.8 克
碳水化合物	3.9 克
维生素 C	12.0 毫克

每天推荐量

每天宜摄入 100 克左右。

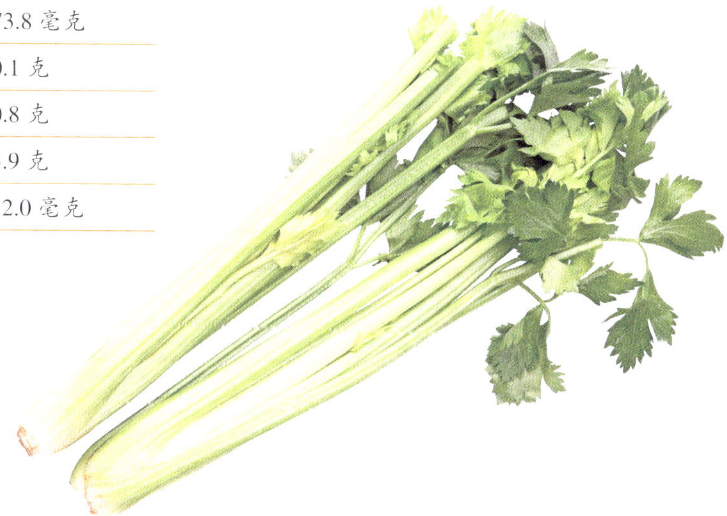

最佳食用方法

煮粥

芹菜的叶子部分有平肝降压作用，可煮粥食用。

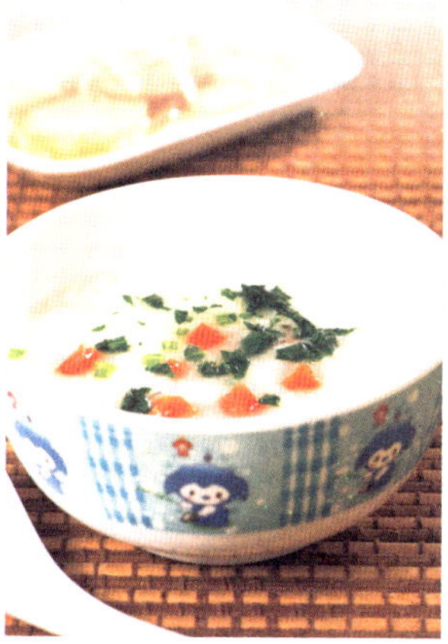

清炒

芹菜茎可用来清炒或与其他食材搭配热炒，其含有的芹菜素、胆碱可有效降压。

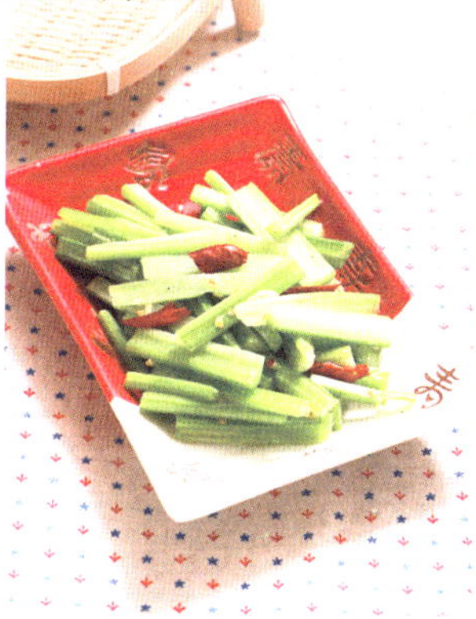

榨汁

芹菜可榨成汁，芹菜汁具有稳定血糖的作用，可防止高血压患者血糖升高。

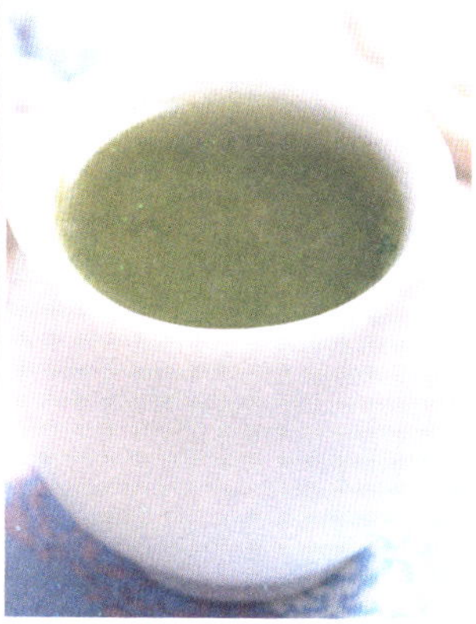

小贴士 鲜芹菜250克、红枣90克，做芹菜红枣汤。长期服用此汤，对皮肤瘙痒有较好的效果。

香芹豆腐羹

防止雌激素水平下降

材料

芹菜 150 克
+
豆腐 200 克

调料

盐 2 克
+
香油 2 克
+
水淀粉适量
+
胡椒粉适量

做法

1 豆腐洗净，切成 1 厘米见方的小块，焯水；芹菜择洗干净，切小段，留嫩叶。

2 汤锅加水煮沸，倒入豆腐块、芹菜段，用勺轻轻搅动，中火烧至汤微沸，调入盐和胡椒粉，用水淀粉勾芡，淋上香油，再撒几片芹菜叶即可。

功效揭秘

豆腐健脑的同时，还能抑制胆固醇的摄入。和芹菜搭配还能防止高血压患者的雌激素水平下降。

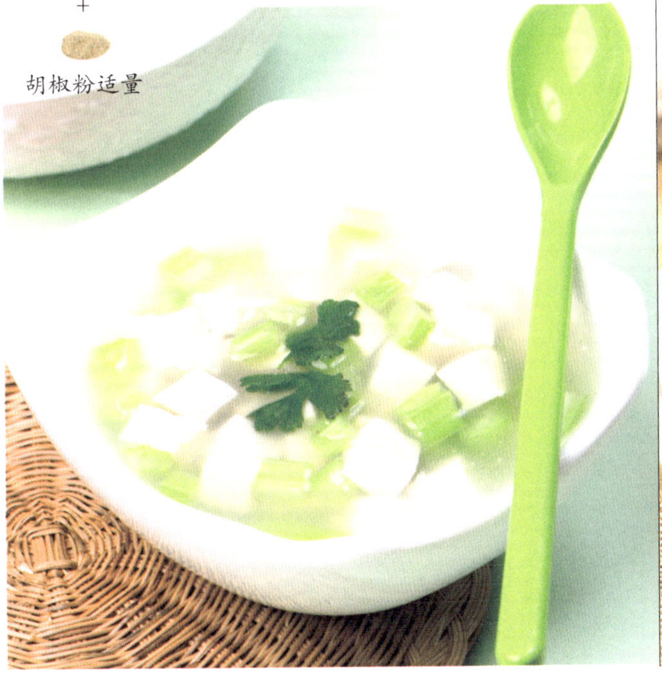

香干炒芹菜

降血脂

材料

芹菜 200 克
+
香干 200 克

调料

葱末适量
+
料酒适量
+
香油适量
+
盐 1 克

做法

1 芹菜择洗干净，先剖细，再切长段；香干洗净，切条。

2 炒锅置火上，倒油烧至七成热，用葱末炝锅，下芹菜煸炒，再放入香干、料酒、盐，炒拌均匀，出锅前淋上香油拌匀即可。

功效揭秘

此道菜富含蛋白质、维生素，高血压患者食用，可有效降血脂。

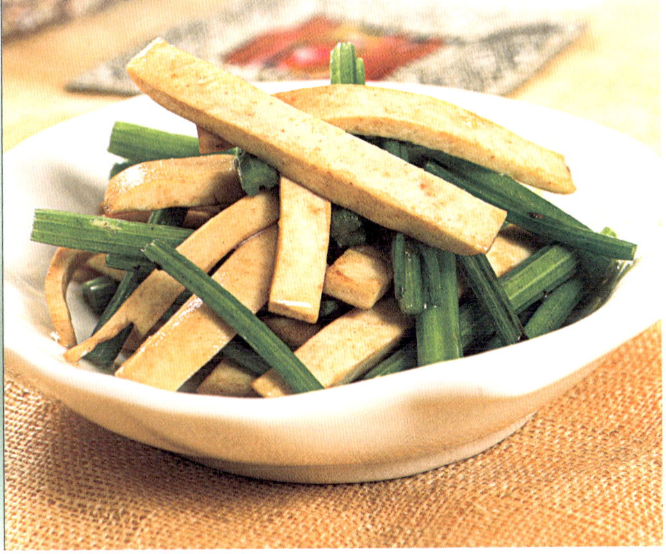

芹菜番茄橙汁

调节脂质代谢

材料

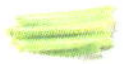

西芹 50 克

+

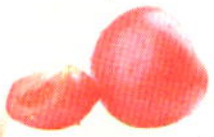

番茄 100 克

+

橙子 50 克

调料

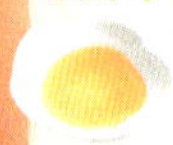

蜂蜜适量

做法

1 西芹洗净，切小段；番茄洗净，去皮去子，切小块；橙子去皮，切小块。

2 将上述材料放入榨汁机中，加入适量饮用水搅打，打好后加入蜂蜜调匀即可。

功效揭秘

此蔬果汁富含维生素、胆碱等营养成分，可降压降脂，提高高血压患者的免疫力。

紫菜

增加血管弹性

性味 性寒，味甘、咸

归经 归肺、脾、膀胱经

有何降压功效

紫菜中含有的植物功能成分有降低血胆固醇的作用，可促进有害物质的排出，改善血管功能，有助于降压。

对并发症的益处

紫菜中丰富的钙可以促进骨骼、牙齿的生长和保健，可增强高血压患者的记忆力。

小贴士 每日用紫菜30克、陈皮3克、白萝卜1根，做汤服用，可辅治缺碘性甲状腺肿大。

每100克可食部营养素

名称	含量
热量	207千卡
钠	710.5毫克
脂肪	1.1克
蛋白质	26.7克
碳水化合物	44.1克
不溶性膳食纤维	21.6克

每天推荐量

每天宜摄入10克左右。

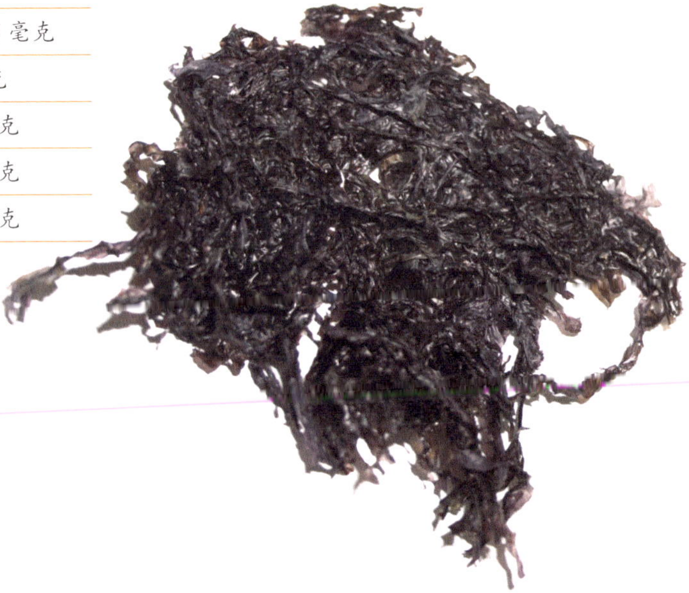

最佳食用方法

做汤

紫菜可以搭配其他食材做汤食用，可以作为高血压患者的汤品。

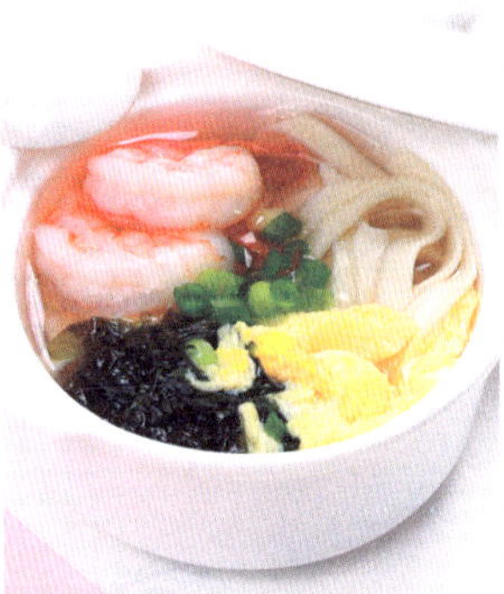

紫菜包饭

紫菜包饭是一道十分常见的日韩式料理，对提高高血压患者免疫功能有帮助。

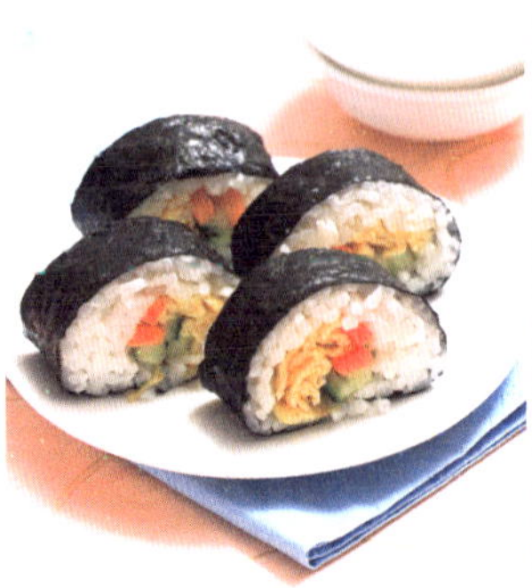

煮粥

紫菜可用来煮粥，有清热解毒的功效，适合高血压患者日常食用。

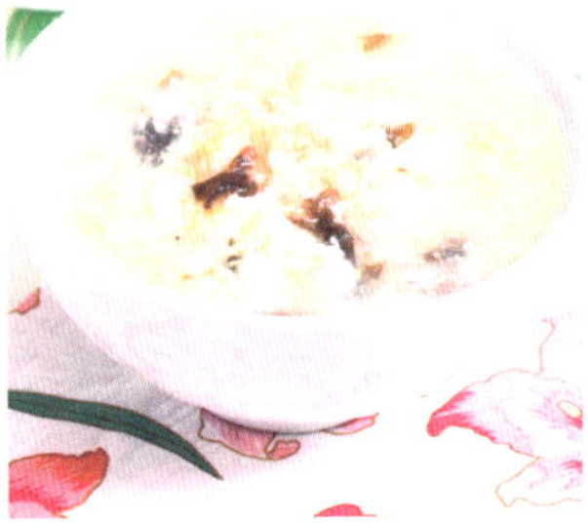

紫菜豆腐汤

美容养颜

材料

紫菜 10 克
+
豆腐 200 克

调料

盐 2 克
+
酱油 5 克
+
香油 4 克
+
胡椒粉少许

做法

1 将紫菜撕碎；豆腐洗净，切块。

2 砂锅中加适量水，沸煮后放入豆腐块，放入盐、酱油调味，加入紫菜再次煮沸，放入胡椒粉拌匀，淋入香油即可。

功效揭秘

紫菜富含碘、钙等，具有清热化湿的作用，豆腐富含蛋白质，二者搭配对高血压患者可起到美容养颜的作用。

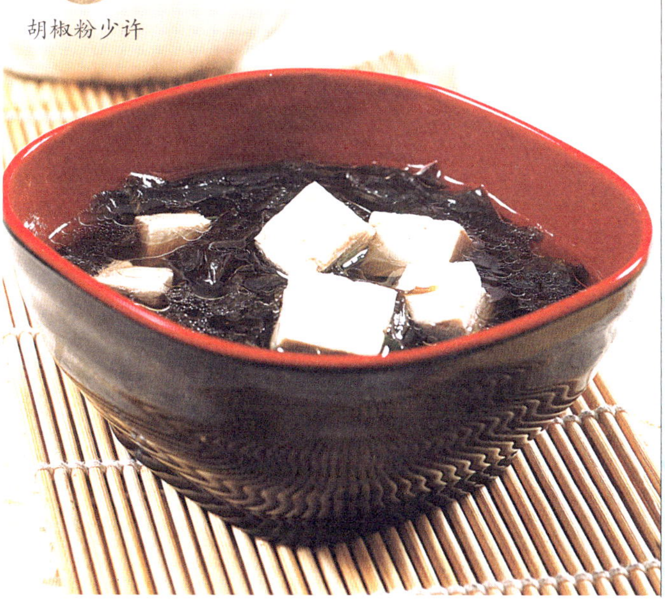

紫菜蛋花汤

促进消化

材料

紫菜 10 克
+
黄瓜 50 克
+
鸡蛋 1 个

调料

盐 2 克
+
葱花适量
+
香油适量

做法

1 紫菜洗净，撕碎，放碗中；鸡蛋磕开，搅匀；黄瓜洗净，切片。

2 锅置火上，放油烧热，加入葱花炝香，放适量水烧开，淋入鸡蛋液。

3 待蛋花浮起时，放黄瓜片，加盐、香油，把汤倒入紫菜碗中即可。

功效揭秘

此汤富含蛋白质、维生素等营养物质，可有效降压，并且可促进消化。

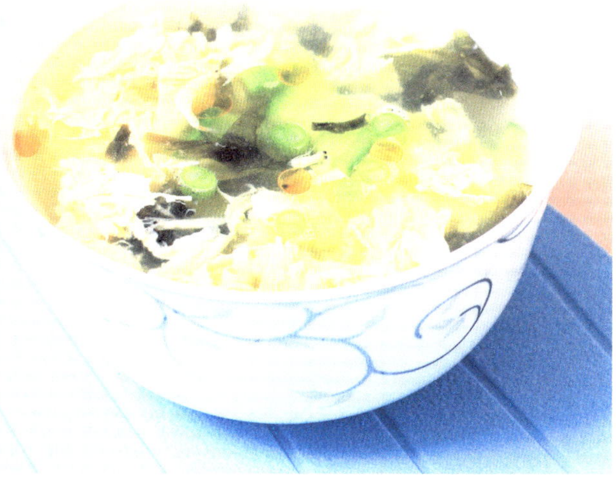

苦瓜

开胃，清火气

性味 性寒，味苦

归经 归心、脾、肺经

有何降压功效

苦瓜富含维生素C，能辅助维持血管弹性，有效防治高血压、糖尿病等，尤其适合夏季食用，能消暑开胃、清火气。

对并发症的益处

苦瓜的新鲜汁液含有苦瓜苷，具有良好的稳定血糖作用，防止高血压患者并发糖尿病。

小贴士 将苦瓜的瓜瓤捣烂，涂敷在烫伤部位，可清热解毒。

每100克可食部营养素

名称	含量
热量	19千卡
钠	2.5毫克
脂肪	0.1克
蛋白质	1.0克
碳水化合物	4.9克
维生素C	56.0毫克

每天推荐量

每天宜摄入100克左右。

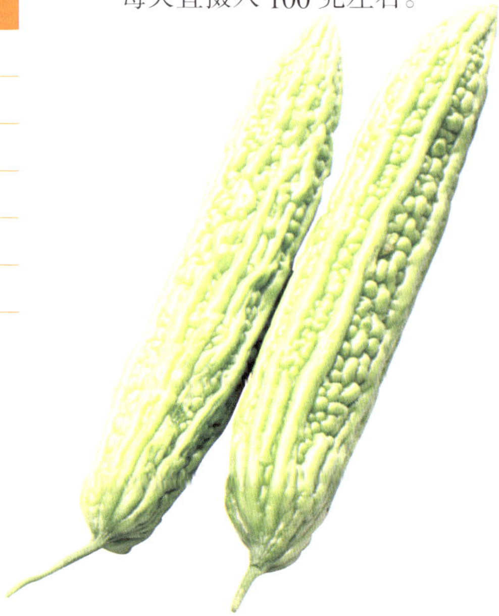

最佳食用方法

凉拌

苦瓜可用来凉拌，对高血压患者有清热祛暑、明目解毒的功效。

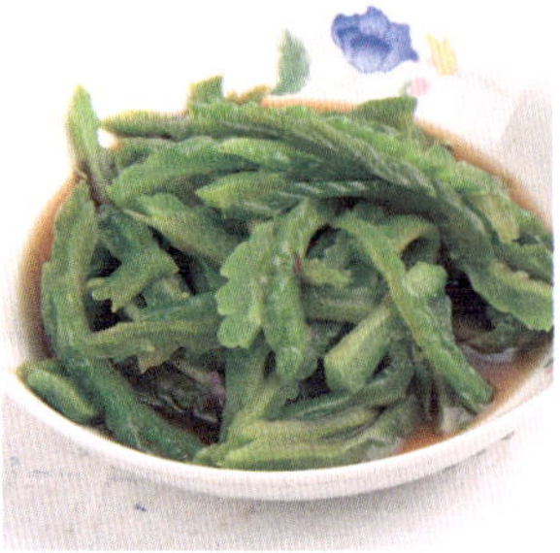

清炒

苦瓜可用来清炒或与其他食材搭配热炒。苦瓜热量很低，并且可调节血糖，适合高血压患者食用。

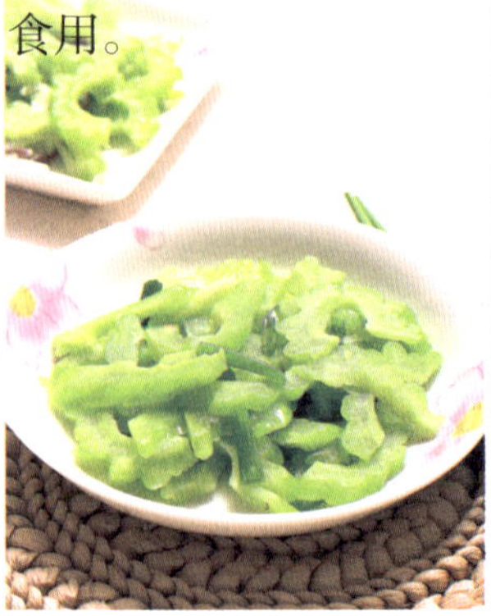

榨汁

苦瓜可榨汁食用，苦瓜汁含有某种蛋白成分，能增强高血压患者的免疫力。

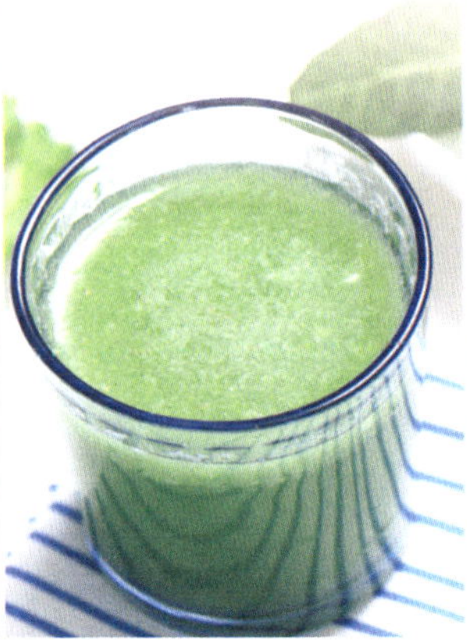

苦瓜排骨汤

排毒养颜

材料

苦瓜 200 克
+
排骨 200 克

调料

葱段适量
+
姜片适量
+
料酒适量
+
盐 2 克

做法

1 苦瓜去蒂、去瓤，洗净，切成块，放沸水中焯烫，捞出，沥干备用；排骨洗净，切小块。

2 锅置火上，放入排骨、清水，大火烧开，撇去浮沫后放入葱段、姜片、料酒，改用小火烧至排骨熟烂，加入苦瓜同煮约 10 分钟，加盐调味即可。

功效揭秘

此汤可清热解毒、消暑祛湿、防治热痱。高血压患者经常食用，可排毒养颜。

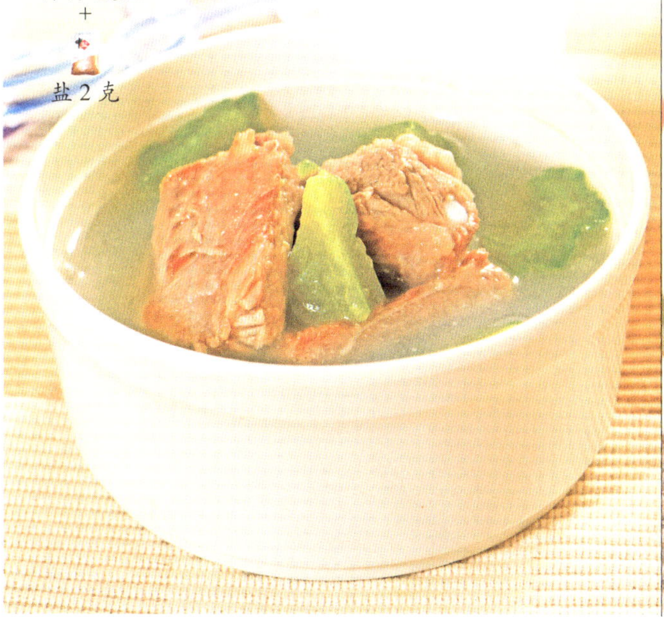

苦瓜炒牛肉

清热，强体

材料

苦瓜 200 克
+
牛肉 200 克

调料

酱油 5 克
+
豆豉适量
+
水淀粉 15 克
+
蒜末 5 克
+
姜末 5 克
+
盐 1 克

做法

1 牛肉洗净，切片，加酱油、盐和水淀粉腌渍片刻；苦瓜去瓤除子，切片，用盐腌渍 10 分钟，挤出水分。

2 锅内倒油烧热，放牛肉片炒至变色，盛起。

3 锅留底油烧热，爆香蒜末、姜末、豆豉，倒苦瓜煸炒，加牛肉片翻炒熟即可。

功效揭秘

牛肉中富含蛋白质，与苦瓜搭配食用具有补血强体、清热除烦的作用。

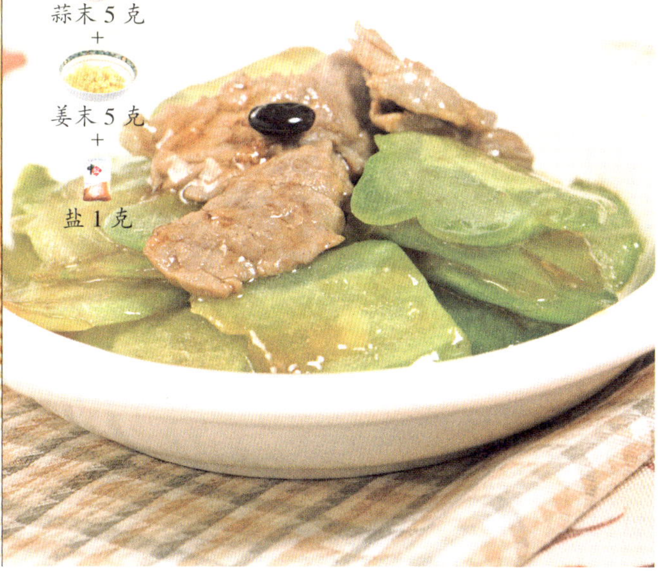

茭白

排钠降压

性味　性寒，味甘

归经　归肝、脾、肺经

有何降压功效

茭白富含钾，进入人体可对抗钠所引起的血管损伤和升压。高血压患者、服用利尿药的患者常吃茭白有利于稳定血压。

对并发症的益处

茭白所含的膳食纤维能促进肠道蠕动，预防高血压患者便秘及并发肠道疾病。

小贴士　茭白捣烂，每晚睡前敷于患处，次日晨洗去。同时，每日用茭白100克煎水服饮，可治酒糟鼻。

每100克可食部营养素

名称	含量
热量	23千卡
钠	5.8毫克
脂肪	0.2克
蛋白质	1.2克
碳水化合物	5.9克
不溶性膳食纤维	1.9克

每天推荐量

每天宜摄入50克。

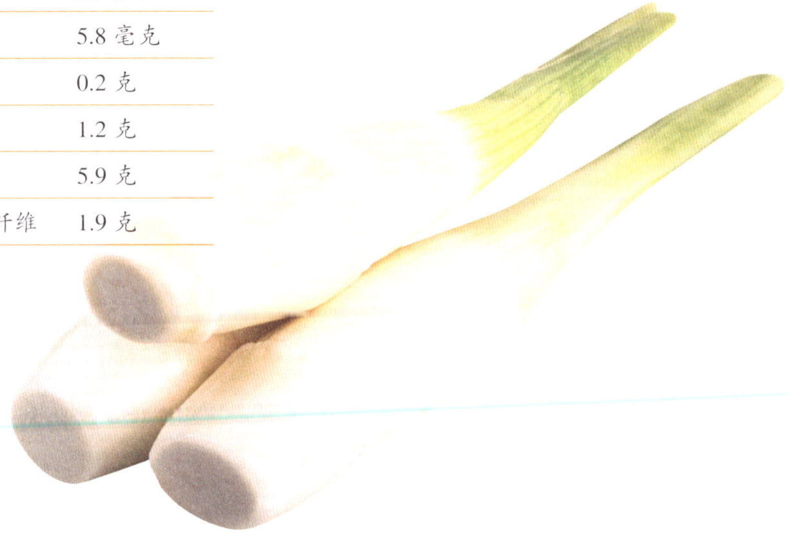

最佳食用方法

热炒

由于茭白热量低、水分高，食后易有饱足感，适合高血压患者食用。可用来热炒，如红烧茭白、葱油茭白等。

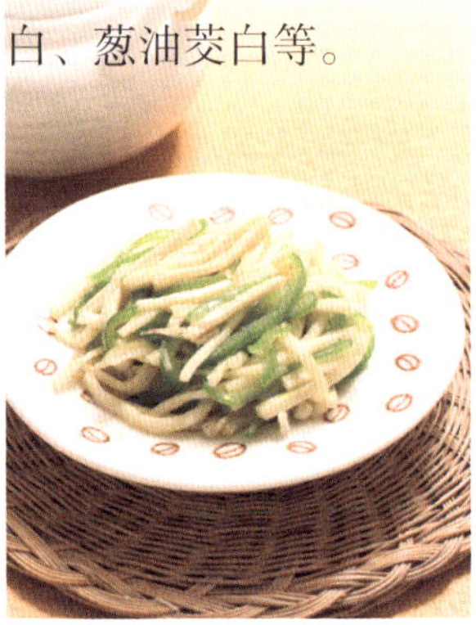

作为药材

中医认为，茭白性味甘寒，有祛热、生津、止渴、利尿、除湿、通利的功效，故可作为药材食用。

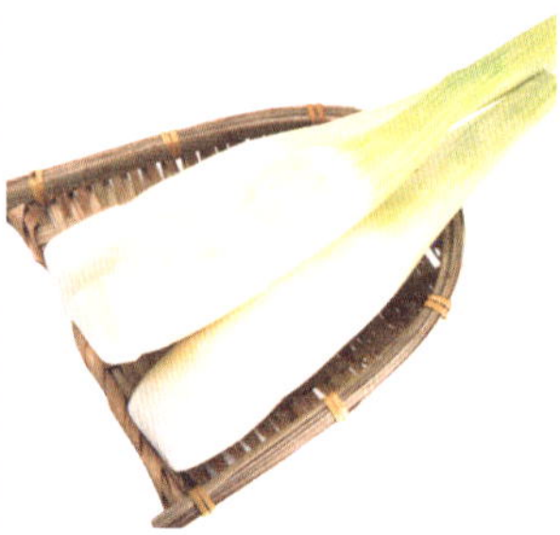

凉拌

茭白可用来凉拌，如香拌茭白丝等，高血压患者夏季食用尤为适宜，可清热通便、除烦解酒。

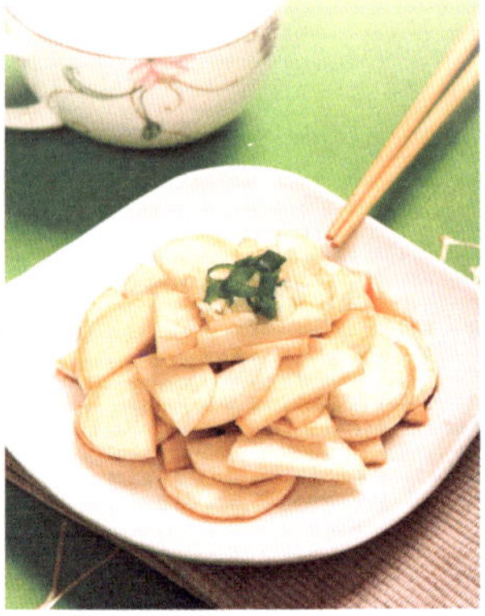

香辣茭白

健脾开胃

材料

茭白 300 克
+
红椒 20 克

调料

葱丝 3 克
+
姜丝 3 克
+
盐 2 克
+
酱油 4 克
+
水淀粉适量

做法

1 茭白剥去外面的老壳，切成厚片；红椒洗净，去子，切段。

2 油锅烧热，煸香红椒段、葱丝、姜丝，倒茭白、盐、酱油炒熟，用水淀粉勾芡即可。

功效揭秘

茭白富含钾，辣椒促进食欲，故此道菜可对高血压患者起到健脾开胃的作用。

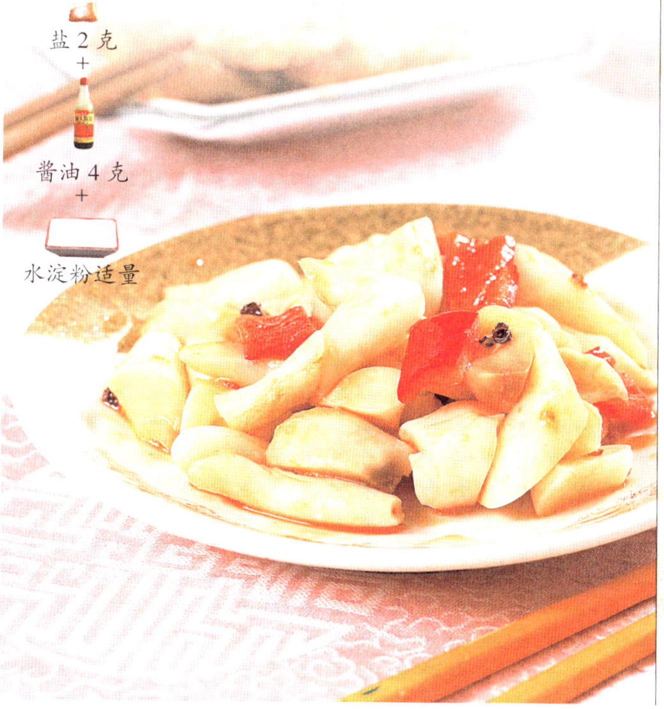

茭白炒肉片

美白，降压

材料

猪里脊肉 200 克
+
茭白 200 克

调料

葱末 5 克
+
蒜末 5 克
+
水淀粉 10 克
+
酱油 10 克
+
盐 2 克

做法

1 茭白去皮，洗净，切片；猪里脊肉洗净，切片，用酱油、水淀粉腌渍待用。

2 炒锅置火上，倒油烧至七成热，倒入肉片滑熟，盛出待用。

3 锅留底油，放入葱末、蒜末煸香，放入茭白片翻炒片刻，加入肉片、盐翻炒入味即可。

功效揭秘

猪肉为人类提供优质蛋白质和必需脂肪酸，茭白中富含钾，二者搭配可有效降压。

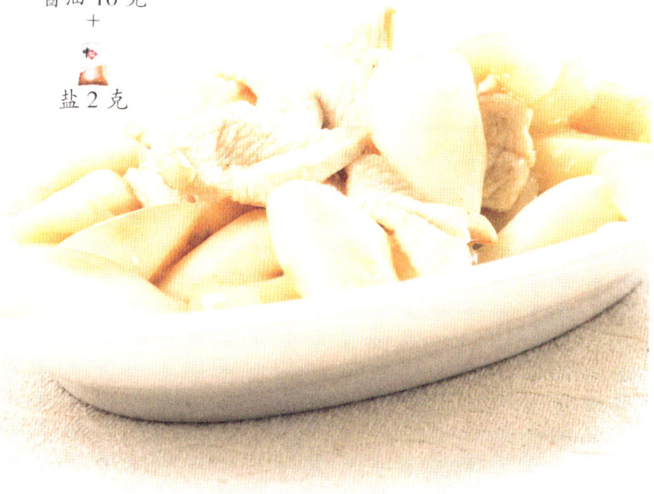

番茄

增强小血管功能

性味 性微寒，味甘、酸

归经 归脾、胃、肝经

有何降压功效

番茄中的番茄红素有利尿作用，使钠离子浓度降低，降低血压。番茄还是高钾低钠食物，含有降压的芦丁，有利于高血压的防治。

对并发症的益处

番茄中所含的维生素C、番茄红素能降低血液中低密度脂蛋白胆固醇的含量，辅助治疗高血压并发心血管疾病。

小贴士 苦瓜50克、番茄200克、柠檬适量，一起榨汁饮用，可去心火。

每100克可食部营养素

名称	含量
热量	19千卡
钠	5.0毫克
脂肪	0.2克
蛋白质	0.9克
碳水化合物	4.0克
水溶性膳食纤维	0.5克

每天推荐量

每天宜摄入100~150克。

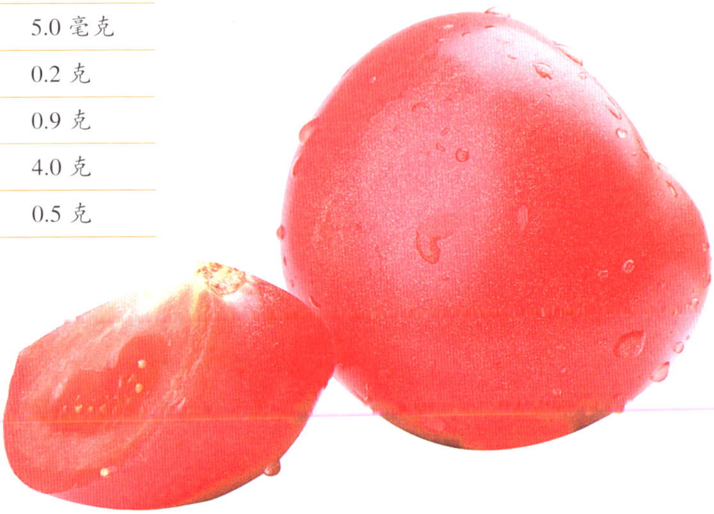

最佳食用方法

榨汁

将番茄200克榨成番茄汁，调入蜂蜜，有助于高血压患者开胃消肿。

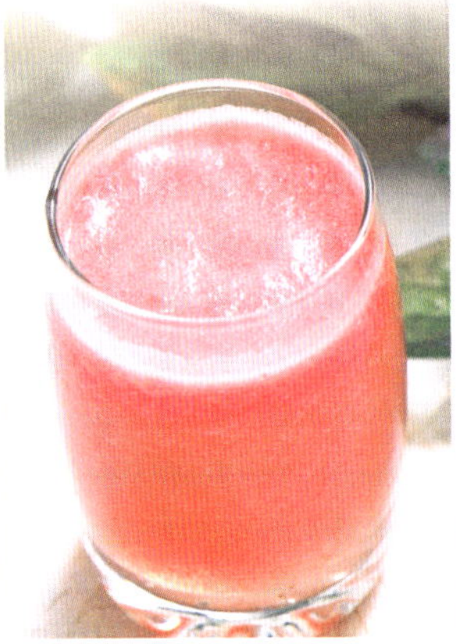

凉拌或热炒

番茄富含维生素C，有利于保持血管壁的弹性，可用来凉拌或与其他食材搭配热炒。

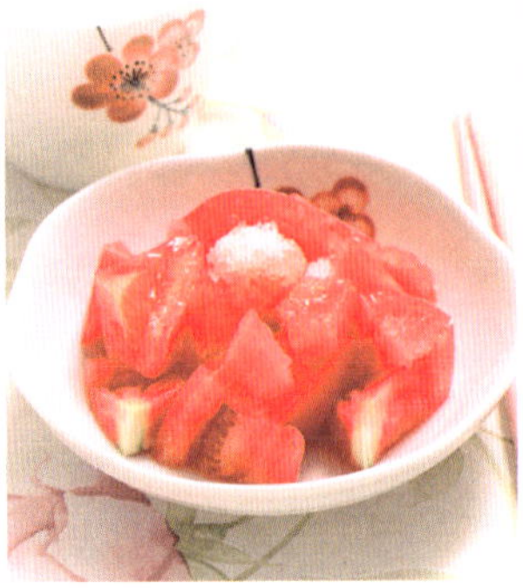

做汤

番茄红素具有独特的抗氧化能力，能清除自由基，保护细胞，可以用来做汤。高血压患者可经常食用。

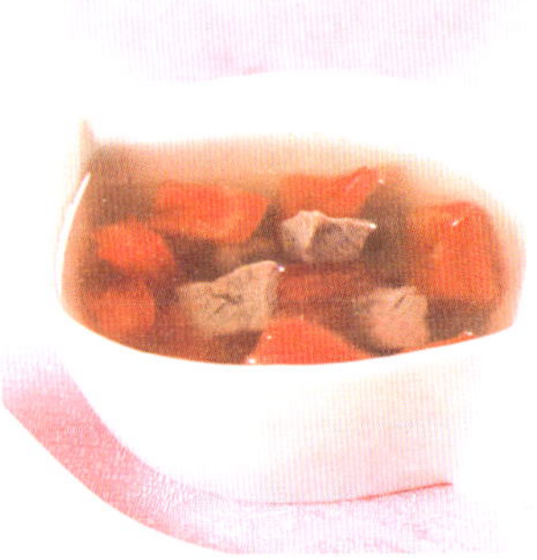

番茄炒蛋

益脾开胃

材料

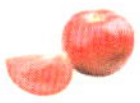

番茄 200 克

+

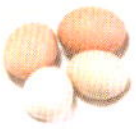

鸡蛋 2 个

调料

盐 1 克

+

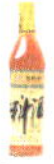

料酒 10 克

做法

1 将番茄洗净，去皮和蒂，切小块；将鸡蛋液打入碗中，用筷子顺同一方向搅散，加料酒备用。

2 锅烧热，倒油烧至约七成热，倒入打散的蛋液，翻炒至蛋液凝固，盛入盘中。

3 锅烧热，倒少许油，放入番茄块翻炒约 2 分钟，投入鸡蛋，使番茄与鸡蛋混合，再加入盐，炒匀即可。

功效揭秘

此道菜富含蛋白质、维生素 C 等多种营养物质，健胃消食、清脾开胃、抗衰老，是一道对高血压患者非常有益的菜。

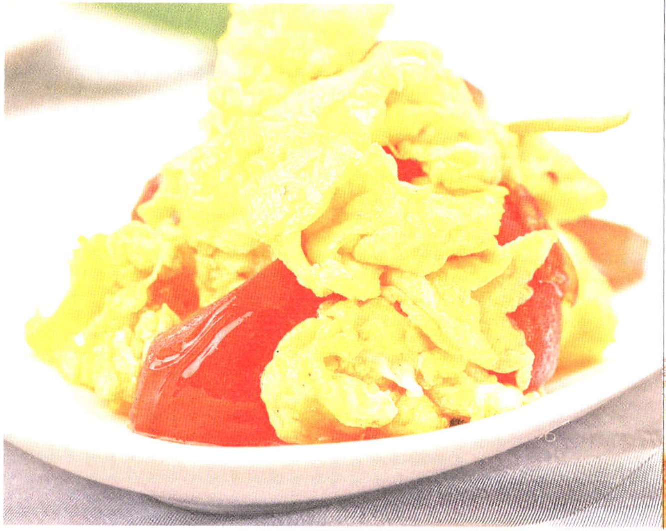

番茄丝瓜

降压，润肤

材料

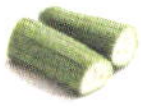

丝瓜 200 克

+

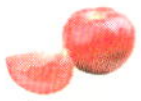

番茄 100 克

调料

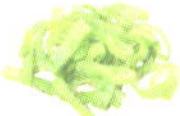

葱花适量

+

盐 2 克

做法

1 丝瓜去皮和蒂，洗净，切滚刀块；番茄洗净，去皮去蒂，切块。

2 炒锅置火上，倒入适量油，待油烧至七成热，加葱花炒出香味。

3 放入丝瓜块和番茄块炒熟，用盐调味即可。

功效揭秘

此道菜富含维生素、膳食纤维等营养物质，可对高血压患者起到保护皮肤、活血美容的作用。

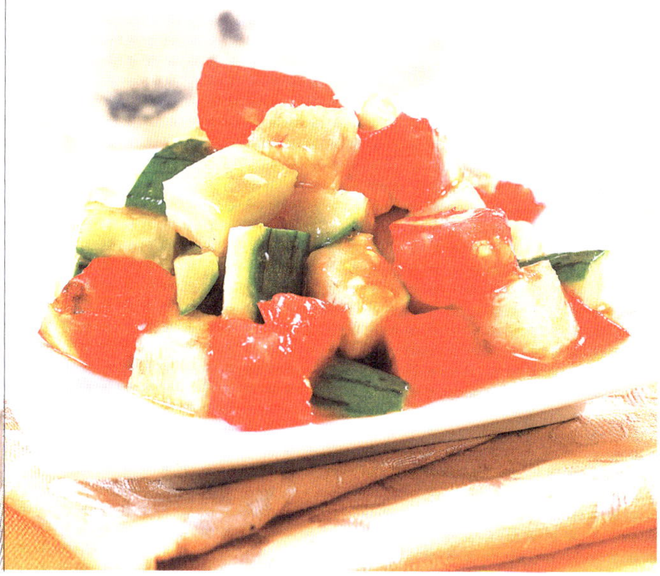

番茄蔬菜沙拉

清热解毒

材料

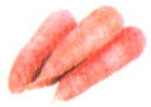

胡萝卜 50 克

+

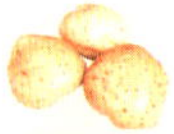

土豆 50 克

+

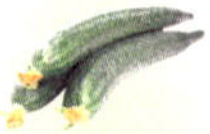

黄瓜 50 克

+

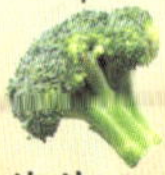

西蓝花 50 克

+

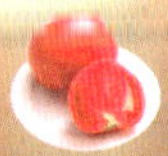

番茄 50 克

调料

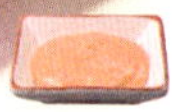

千岛酱适量

做法

1 胡萝卜去皮，洗净，切丁；土豆去皮，洗净，切丁；黄瓜、番茄洗净，去皮去蒂，切丁；西蓝花洗净，掰成小朵。

2 汤锅置火上，倒入适量清水烧开，放入胡萝卜丁和土豆丁焯熟，再放入西蓝花焯烫 30 秒，捞出沥干水分。

3 取盆，放入黄瓜丁、番茄丁和焯好的胡萝卜丁、土豆丁和西蓝花，加千岛酱拌匀，装盘即可。

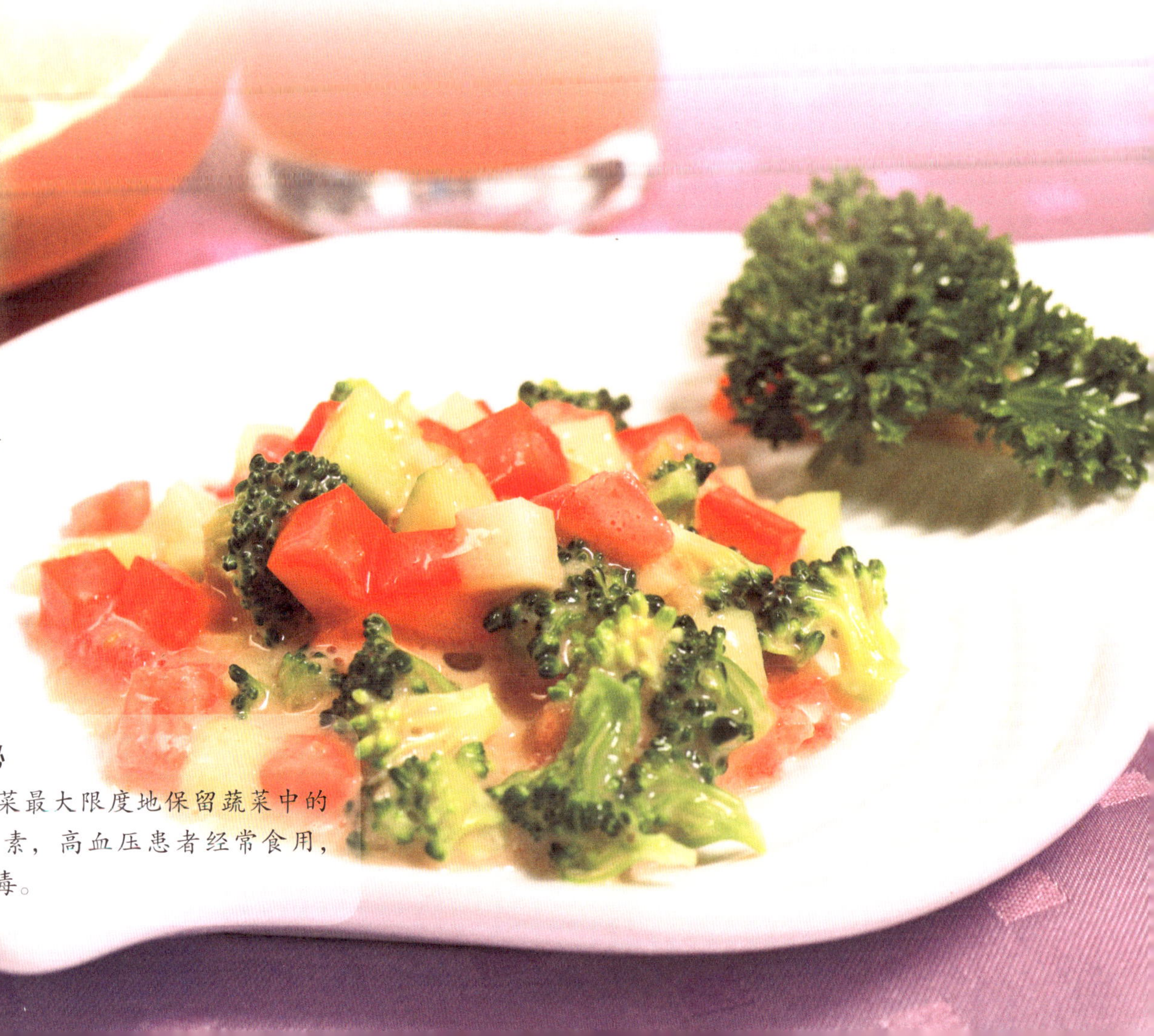

功效揭秘

此道菜最大限度地保留蔬菜中的各种营养素，高血压患者经常食用，可清热解毒。

荠菜

适宜肝阳上亢型高血压患者食用

性味 性凉，味甘、淡

归经 归脾、肝、膀胱经

有何降压功效

荠菜富含胆碱、乙酰胆碱、甘露醇等，对肝阳上亢型的高血压患者降压效果较好。

对并发症的益处

荠菜中的黄酮类物质能扩张冠状动脉，增加冠状动脉的血流量，对高血压合并冠心病有保健作用。

小贴士 取鲜荠菜30克、鲜藕节30克、红枣5枚，一同用水煎汤饮用可止血。

每100克可食部营养素

名称	含量
热量	27千卡
钠	31.6毫克
蛋白质	2.9克
脂肪	0.4克
碳水化合物	4.7克
钾	280.0毫克

每天推荐量

每天宜摄入50～100克。

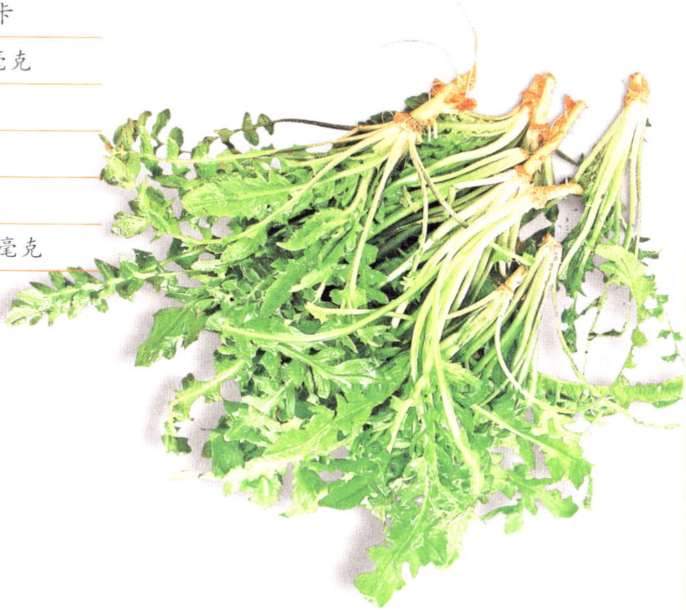

最佳食用方法

做馅类食物

荠菜可用来做饺子、包子或馄饨，其含有丰富的维生素C，高血压患者食用可预防胃癌。

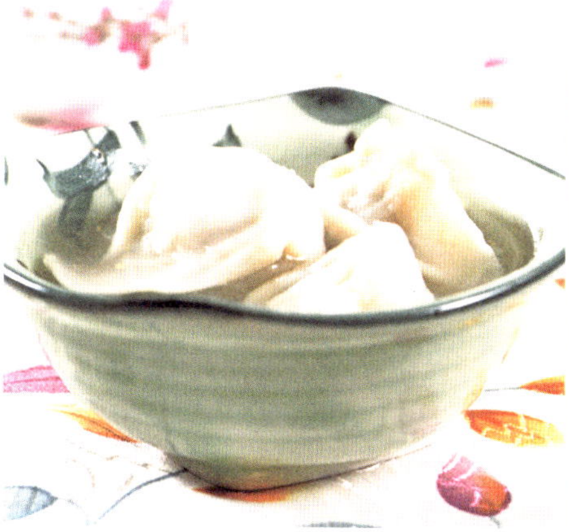

煮粥

荠菜洗净后，切碎，搭配大米一起做粥食用也是不错的选择。

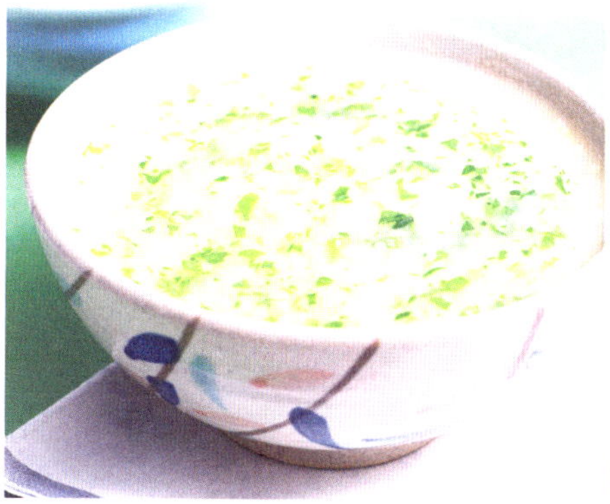

荠菜炒鸡片

促进新陈代谢

材料

荠菜 200 克
+
鸡胸肉 100 克

调料

葱花 5 克
+
姜末 5 克
+
盐 2 克

做法

1 荠菜择洗干净；鸡胸肉洗净，切片。

2 锅置火上，倒入油烧至七成热，炒香葱花和姜末，放入鸡片煸熟，倒入荠菜炒熟，用盐调味即可。

功效揭秘

鸡胸肉富含蛋白质，荠菜含有大量的膳食纤维，食用后可增强大肠蠕动，促进排便，从而提高新陈代谢，有助于防治高血压。

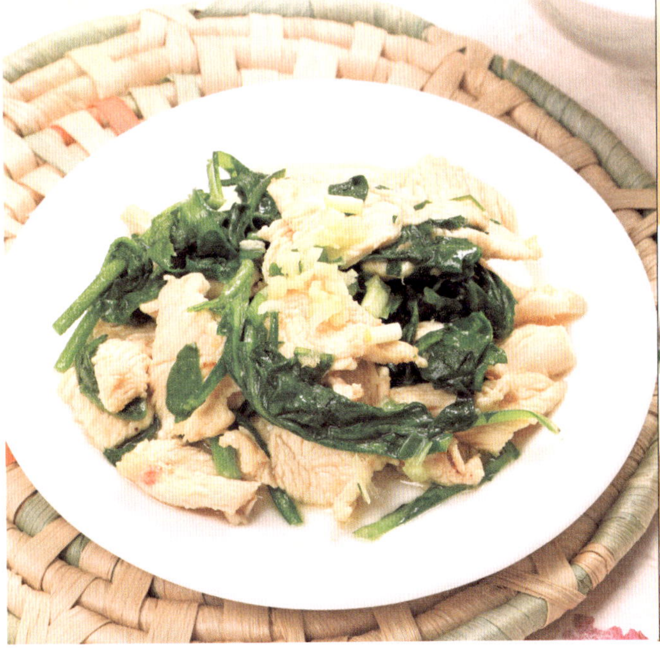

荠菜豆腐羹

提高免疫力

材料

荠菜 200 克
+
豆腐 200 克
+
干香菇 20 克
+
竹笋 25 克
+
胡萝卜 25 克

调料

盐 2 克
+
香油适量
+
水淀粉适量

做法

1 荠菜择洗干净，切成碎末；豆腐切小丁；干香菇洗净，泡发，切小丁；胡萝卜、竹笋去皮，洗净，焯熟后，切小丁。

2 炒锅下油烧至七成热，加水、豆腐丁、香菇丁、胡萝卜丁、笋丁、荠菜末，烧开，用水淀粉勾芡，加盐，出锅前淋上香油即可。

功效揭秘

此菜富含蛋白质、维生素、胆碱等营养成分，可降压降脂，提高高血压患者的免疫力。

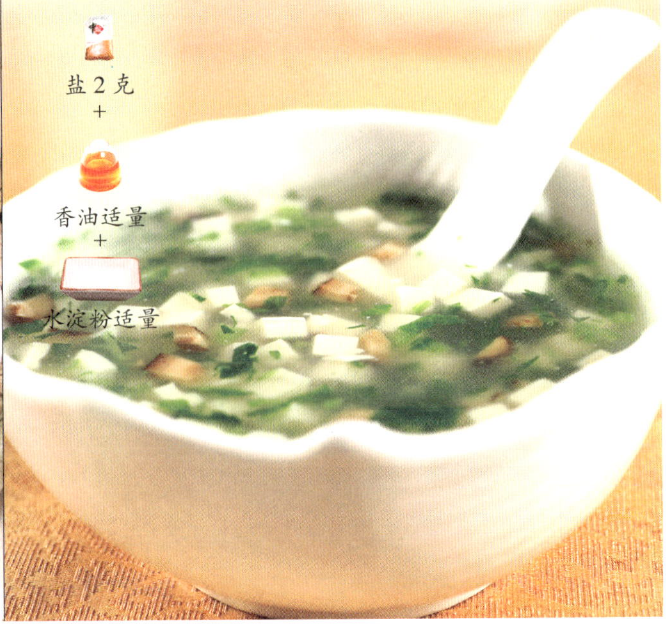

蛋皮拌荠菜

健脑益智，降血压

材料

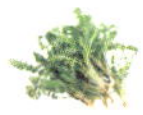

荠菜 300 克

+

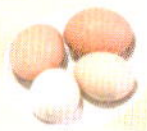

鸡蛋 2 个

调料

蒜末 5 克

+

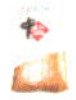

盐 1 克

+

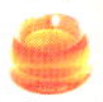

香油 5 克

做法

1 荠菜择洗干净，入沸水中焯 30 秒，捞出，凉凉，沥干水分，切段；鸡蛋磕入碗内，打散。

2 煎锅置火上，倒入油烧至五成热，淋入蛋液煎成薄蛋皮，盛出，切丝；取盘，放入荠菜段和蛋皮丝，用蒜末、盐和香油调味即可。

功效揭秘

鸡蛋富含 DHA 和卵磷脂，能健脑益智，改善记忆力，并促进肝细胞再生。荠菜不仅可以降血脂，还有辅助降血压的作用。

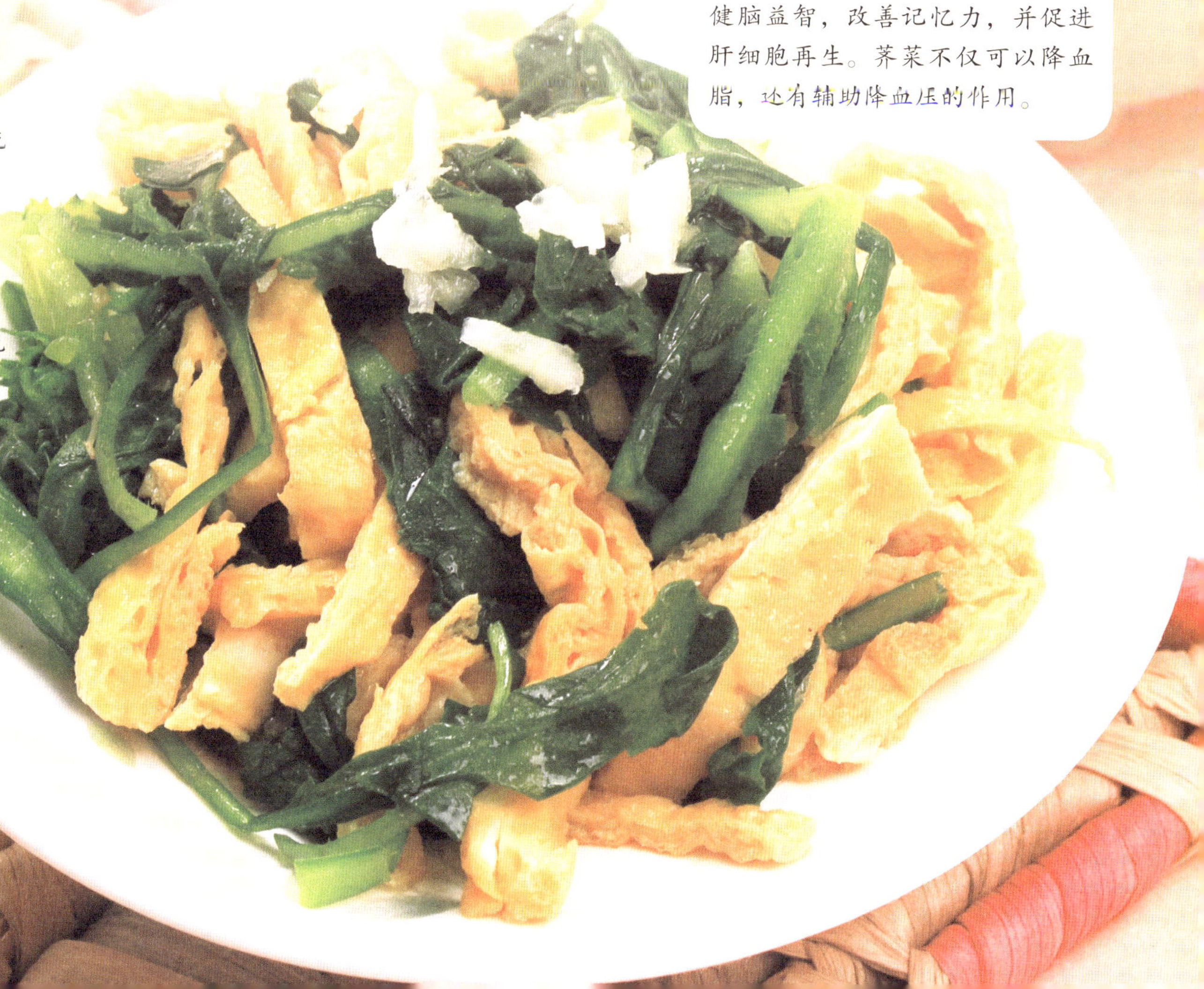

洋葱

减少外周血管阻力

性味 性温，味辛、甘

归经 归肝、肺、胃经

有何降压功效

洋葱含有前列腺素A，能扩张血管、降低血液黏度，有降血压的作用。

对并发症的益处

洋葱有一定的提神作用，它能帮助细胞更好地利用葡萄糖，供给脑细胞热能，防止高血压患者出现疲劳、虚弱。

小贴士 将1个捣烂的洋葱头用纱布包好，取汁，适用于头痒、有头皮屑者。

每100克可食部营养素

名称	含量
热量	39千卡
钠	4.4毫克
脂肪	0.2克
蛋白质	1.1克
碳水化合物	9.0克
不溶性膳食纤维	0.9克

每天推荐量

每天宜摄入50克。

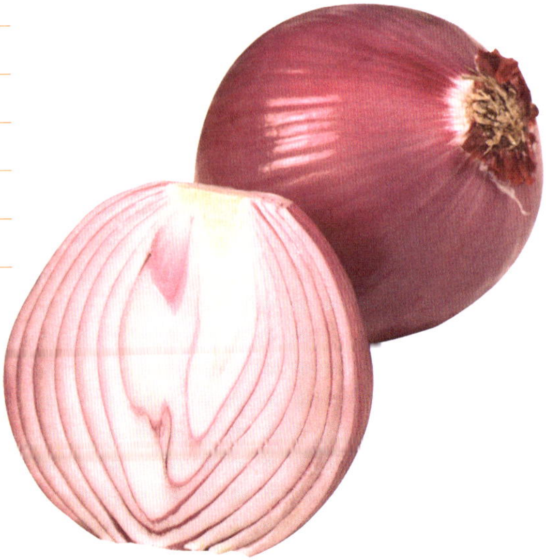

最佳食用方法

热炒

洋葱可用来炒菜食用，如洋葱炒鸡蛋、洋葱炒肉等，其具有发散风寒的作用，对高血压患者可起到杀菌的功效。

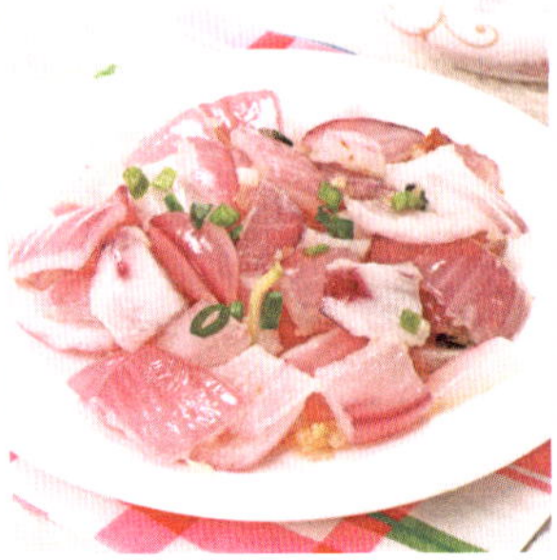

榨汁

洋葱可用来榨汁，可增进食欲、促进消化，并且可以帮助高血压患者调节糖代谢。

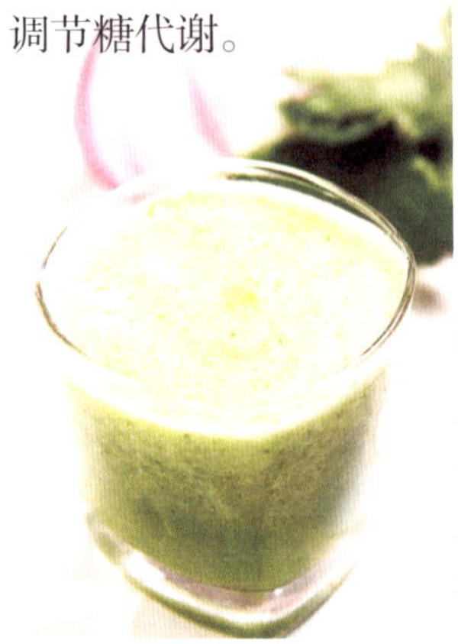

生嚼

洋葱可以用来生嚼，有助于高血压患者预防感冒。对高血压并发糖尿病、高脂血症等症也有不错的效果。

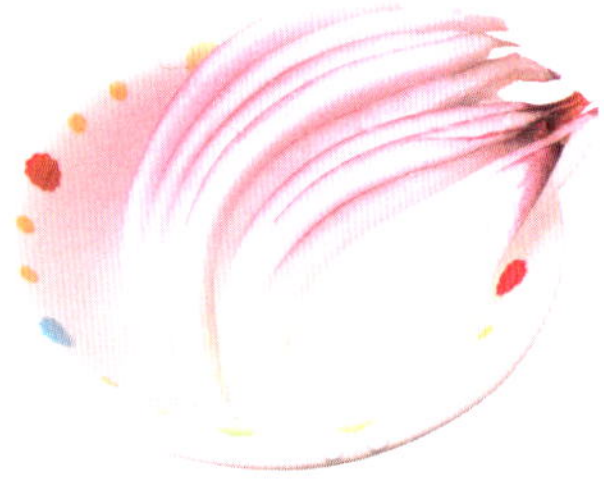

凉拌洋葱

降低血脂

材料

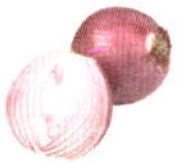
洋葱 300 克
+
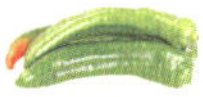
青椒 100 克
+
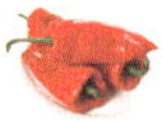
红椒 100 克

调料

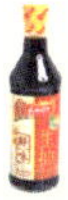
酱油适量
+
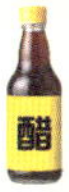

醋适量
+
盐 2 克
+
香油 3 克

做法

1 将洋葱剥去老皮，洗净，切成粗丝。

2 青椒、红椒洗净，切成丝，和洋葱丝共装盘内，拌上盐、酱油、醋，最后淋香油拌匀即可。

功效揭秘

洋葱富含维生素 C，可有效降低高血压患者的血脂。

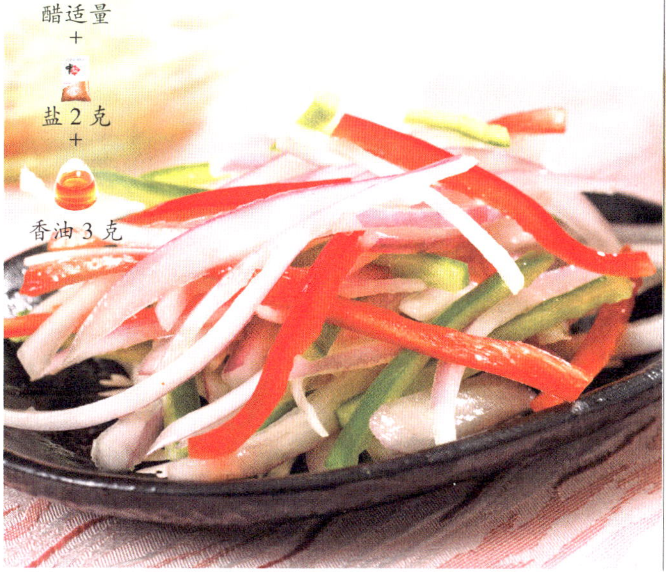

圆白菜洋葱汁

调节糖代谢

材料

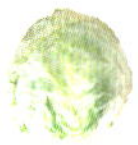
圆白菜 200 克
+
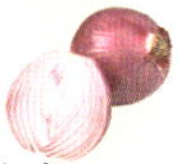
洋葱 100 克
+
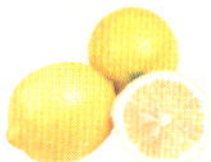
柠檬 1 个

做法

1 圆白菜洗净，切小块；洋葱洗净，切成丁；柠檬洗净，去皮除子，挤汁备用。

2 将圆白菜、洋葱一同放入榨汁机中，加入适量饮用水搅打成汁后倒入杯中，加入柠檬汁调味即可。

功效揭秘

这款汁中含有能够促进人体胰岛素形成和分泌的成分，可以帮助高血压患者维持正常的糖代谢。

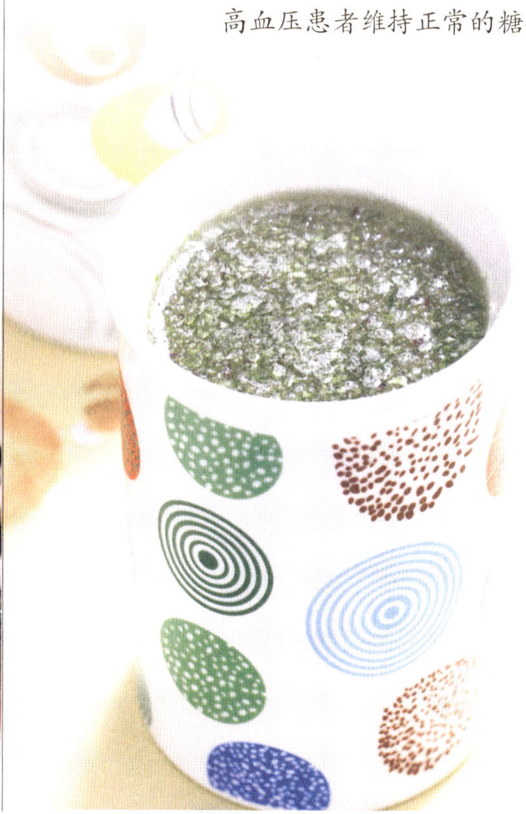

洋葱炒番茄

降低血液黏度

材料

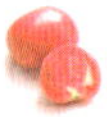

番茄 200 克

\+

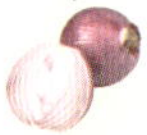

洋葱 100 克

调料

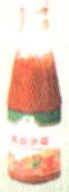

番茄酱 10 克

\+

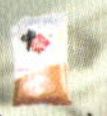

盐 2 克

做法

1 洋葱洗净，去老皮，切滚刀块；番茄洗净，去皮去蒂，切成块。

2 锅置火上，放油烧热，放入洋葱块翻炒至变色，盛出沥油。

3 锅底留油烧热，放入番茄酱、番茄块翻炒片刻，加洋葱翻炒几下，加盐炒至入味即可。

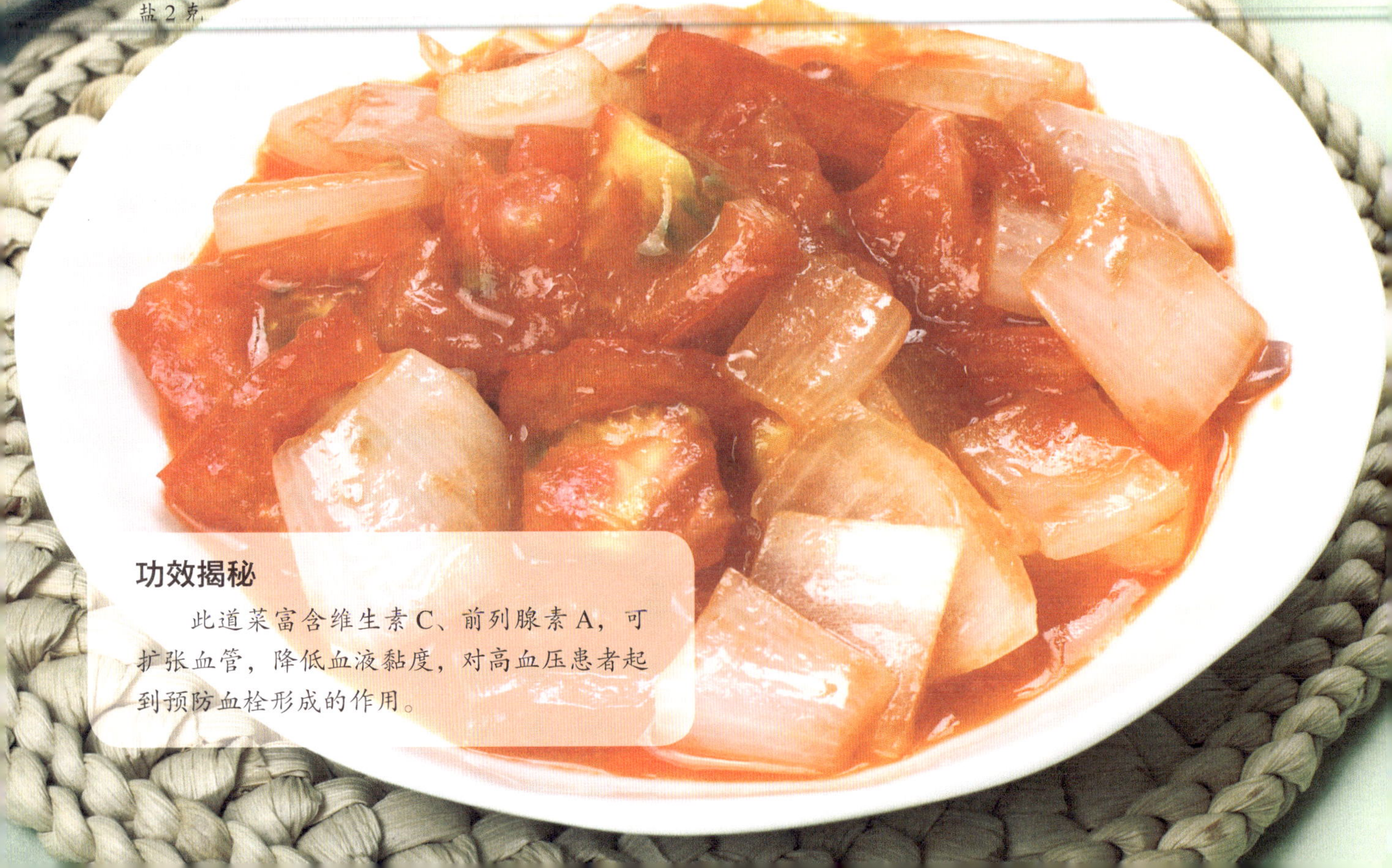

功效揭秘

此道菜富含维生素 C、前列腺素 A，可扩张血管，降低血液黏度，对高血压患者起到预防血栓形成的作用。

白萝卜

通过调节免疫功能调节血压

性味 性凉，味辛、甘

归经 归肺、脾、大肠经

每100克可食部营养素

名称	含量
热量	21千卡
钠	61.8毫克
脂肪	0.1克
蛋白质	0.9克
碳水化合物	5.0克
维生素C	21.0毫克

每天推荐量

每天宜摄入50~100克。

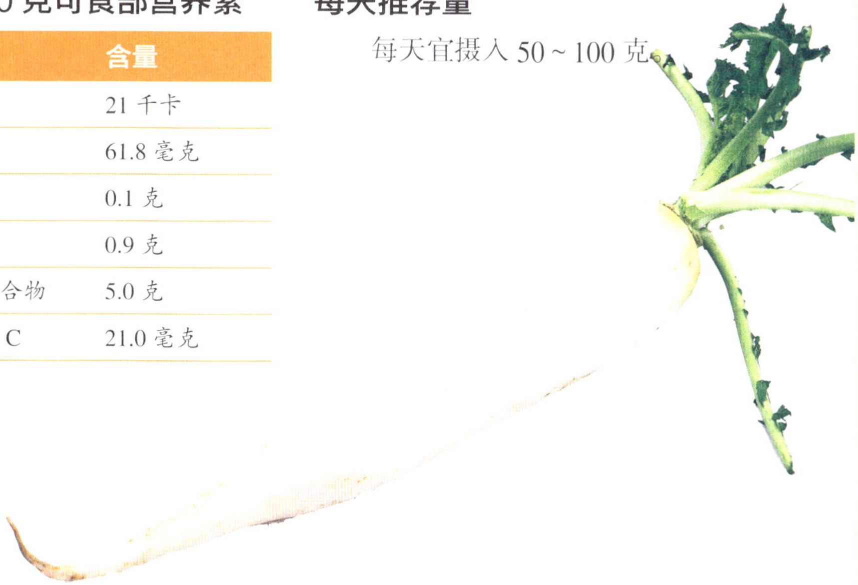

有何降压功效

白萝卜中的维生素C和锌元素能够提高免疫力，通过调节免疫功能来调节血压。

对并发症的益处

白萝卜含有的芥子油和膳食纤维具有促进消化、加快肠道蠕动的作用，对高血压患者有防癌作用。

最佳食用方法

热炒

白萝卜可用来与其他食材搭配热炒，其含有维生素C和微量元素锌，可提高抗病能力。

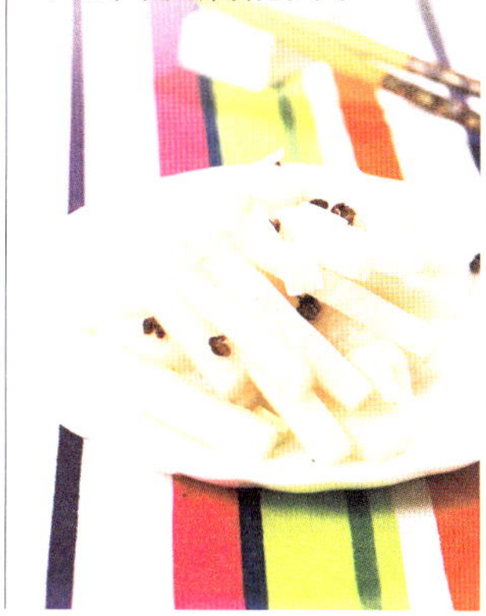

生食

白萝卜可生食，清脆爽口，有利于高血压患者顺气化痰，有助于增强高血压患者的免疫功能。

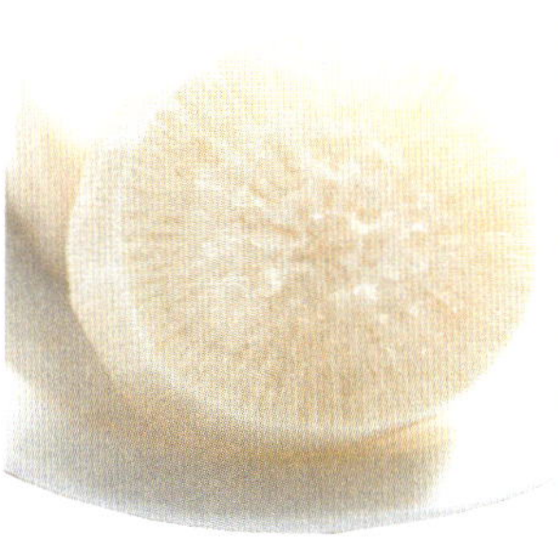

做汤

白萝卜中的淀粉酶能分解食物中的淀粉，使之充分吸收。可用来做汤，高血压患者经常食用有助于吸收营养物质。

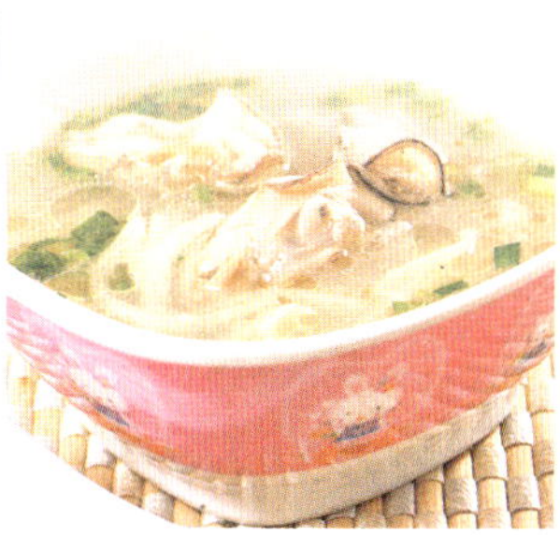

小贴士

白萝卜300克，冰块少许，将白萝卜洗净、切块，用榨汁机榨汁，在萝卜汁中加入冰块，待冰块溶化后滴入鼻孔，可缓解感冒引起的头痛症状。

葱油萝卜丝

防治血压升高引发的头晕

材料

白萝卜 300 克

调料

大葱 20 克
+
酱油适量
+
醋适量
+
盐 2 克
+
香油 3 克

做法

1 白萝卜洗净，去皮，切丝，用盐腌渍半小时，沥水，挤干；大葱择洗干净，切丝。

2 锅置火上，倒油烧至六成热，下葱丝炸出香味，浇在萝卜丝上，调入酱油、醋、香油拌匀即可。

功效揭秘

白萝卜含维生素C，能扩张血管；大葱中含有前列腺素A，有舒张小血管、促进血液循环的作用。搭配同食，有助于防治血压升高所致的头晕。

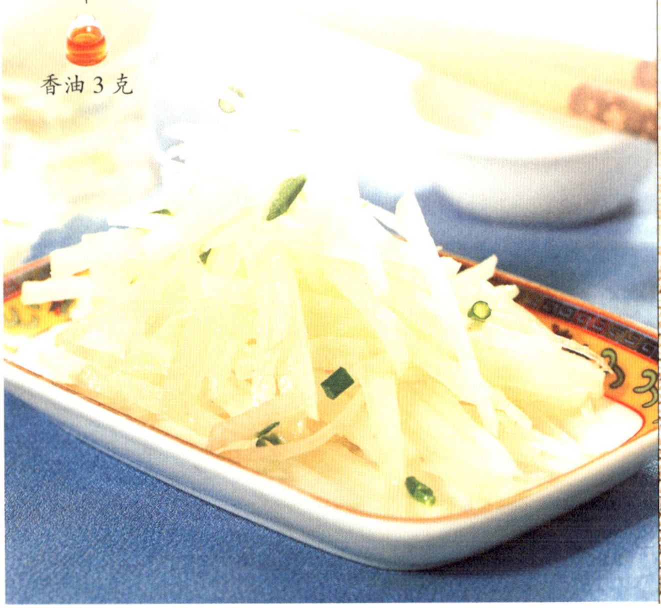

萝卜炖牛腩

增强抵抗力

材料

牛腩 200 克
+
白萝卜 200 克

调料

酱油 10 克
+
葱末 10 克
+
姜片 10 克
+
盐 1 克
+
胡椒粉 4 克
+
料酒适量
+
八角 5 克

做法

1 牛腩洗净，切块，焯烫，捞出；白萝卜去皮，洗净，切块。

2 砂锅置火上，放入牛腩、酱油、料酒、姜片、八角和适量清水，大火烧沸后转小火炖 2 小时。

3 加入白萝卜块，继续炖至熟烂，放入盐、胡椒粉拌匀，撒上葱末即可。

功效揭秘

白萝卜有助于肠胃蠕动，促进消化，牛腩具有滋补作用，二者搭配可增强高血压患者的抵抗力。

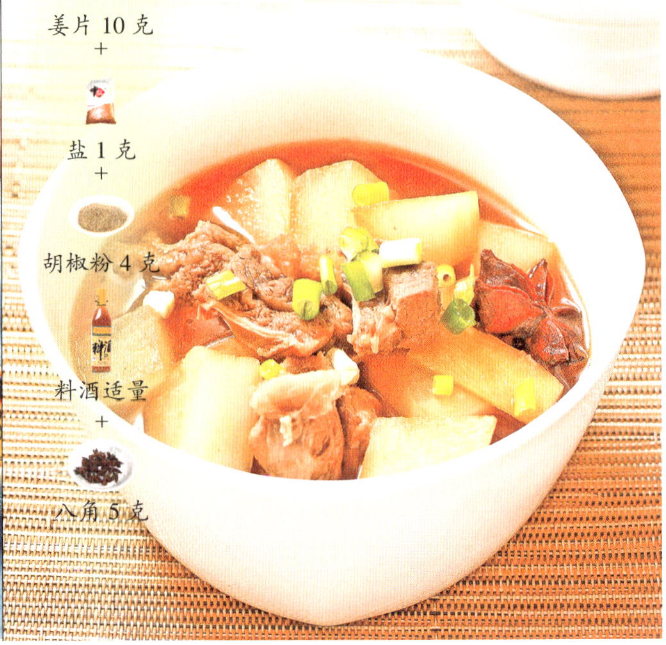

羊肉萝卜汤

增强免疫力，补肾壮阳

材料

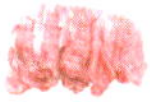

羊肉 200 克

+

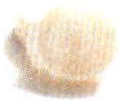

白萝卜 50 克

做法

1 将羊肉洗净，切块，入沸水中略煮，捞出，用清水冲去血沫；白萝卜洗净，去皮，切成滚刀块，放入沸水中煮透捞出；香菜洗净，切末。

2 汤锅中放入羊肉、羊骨汤、胡椒粉、葱段、姜片，用大火煮沸，撇去汤面上的浮沫，盖上锅盖，用小火炖 1 小时左右，然后加入盐、白萝卜块继续炖 30 分钟至羊肉熟烂，撒上香菜末，淋上辣椒油搅匀即可。

调料

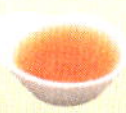

羊骨汤适量

+

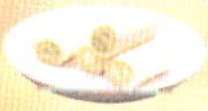

葱段适量

+

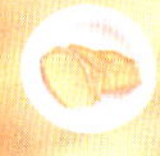

姜片适量

+

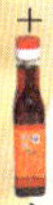

辣椒油适量

+

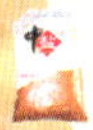

盐 2 克

+

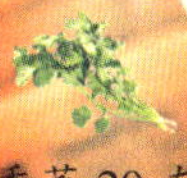

香菜 20 克

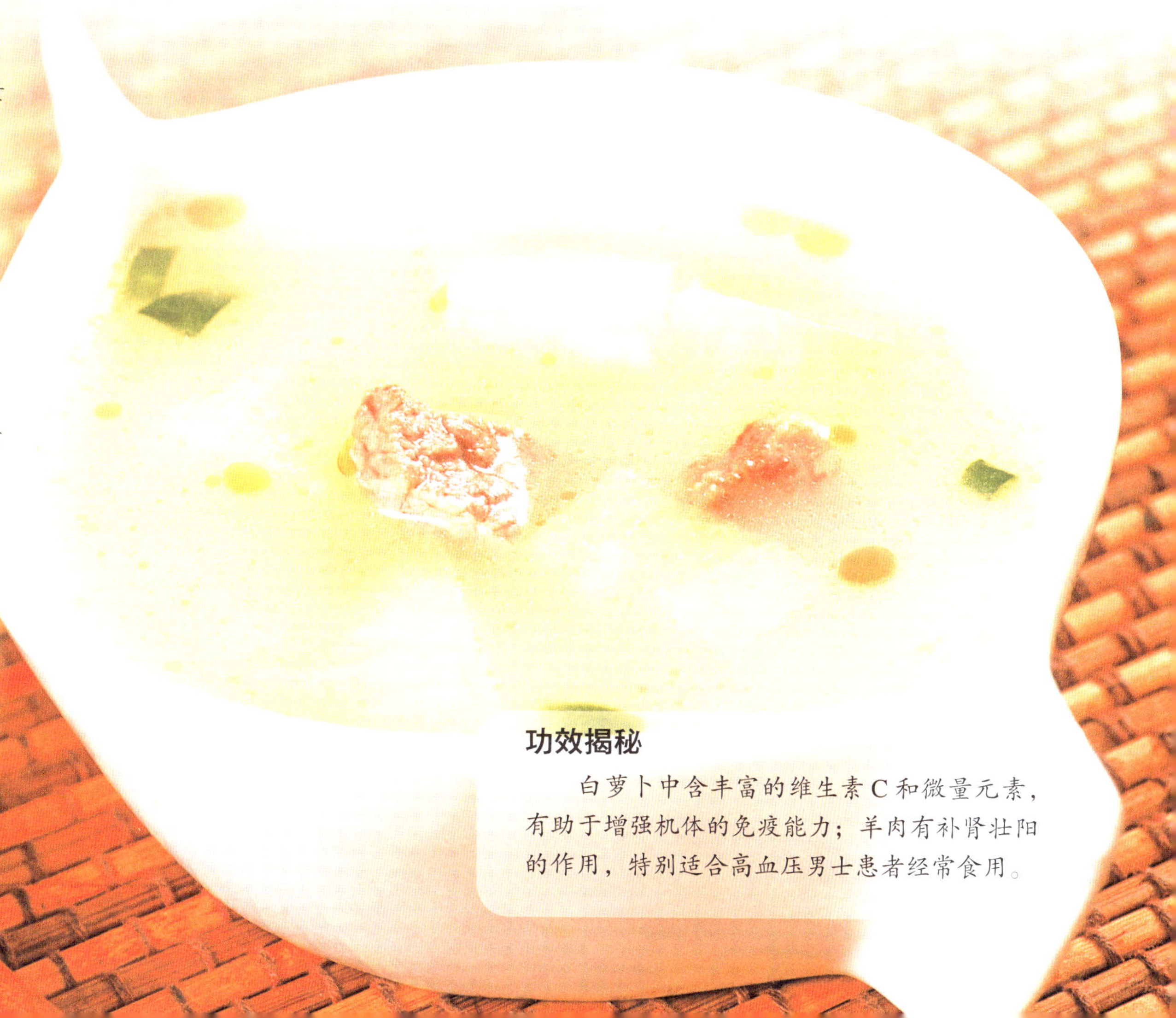

功效揭秘

白萝卜中含丰富的维生素 C 和微量元素，有助于增强机体的免疫能力；羊肉有补肾壮阳的作用，特别适合高血压男士患者经常食用。

莲藕

补钾排钠，降血压

性味 性凉，味甘

归经 入心、脾、胃经

有何降压功效

莲藕中含有丰富的维生素C、单宁酸、膳食纤维、钾，能够补钾排钠，降低血压，同时促进血液中胆固醇的排出，还能止血凉血。

对并发症的益处

莲藕富含维生素C、膳食纤维等，且有止咳凉血、清热消食的作用，对便秘、高脂血症也有辅助治疗效果。

小贴士 取鲜莲藕500克，生萝卜3个，两者洗净后一同捣烂，绞汁。含漱，每天3次，连用3～4天，对口腔溃疡有好处。

每100克可食部营养素

名称	含量
热量	70.0 千卡
钠	44.2 毫克
脂肪	0.2 克
蛋白质	1.9 克
碳水化合物	16.4 克
维生素C	44.0 毫克

每天推荐量

每天宜摄入100克左右。

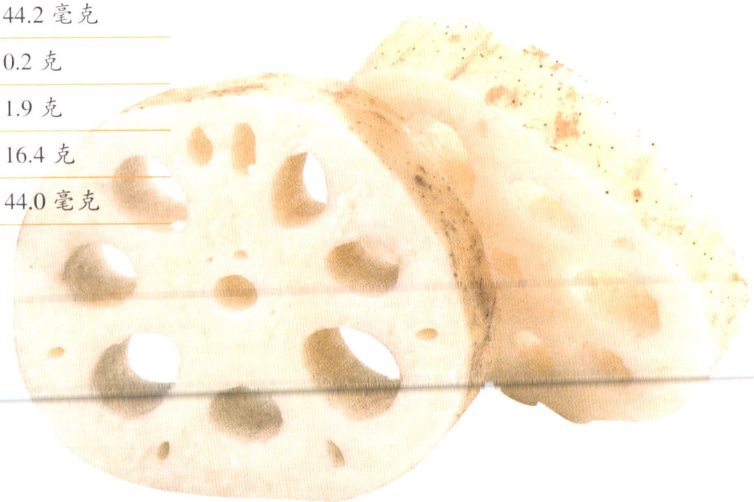

最佳食用方法

凉拌

莲藕放开水中焯1~2分钟，过凉，捞出，加调料等拌匀即可食用，能清热去火。

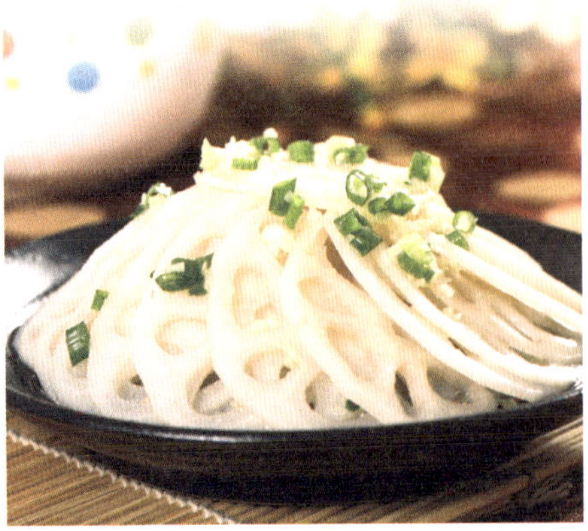

做汤

莲藕和排骨（或鱼肉、鸡肉等）一起煲汤食用，能够补充体力，提高人体免疫力。

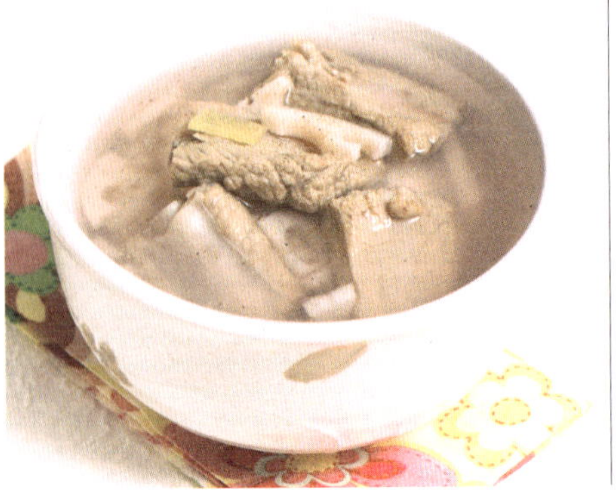

萝卜莲藕汁

生津润肺

材料

白萝卜 100 克

\+

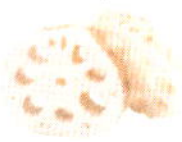

莲藕 150 克

调料

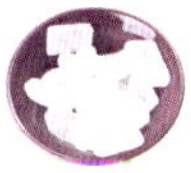

冰糖适量

做法

1 白萝卜洗净，去皮，切块；莲藕洗净，去皮，切小块。

2 将白萝卜、莲藕放入果汁机中，加入适量饮用水搅打，打好后加入冰糖调匀即可。

功效揭秘

莲藕、白萝卜均有润肺止咳、止渴的功效，冰糖可养阴生津，此果蔬汁对伴有肺燥咳嗽的高血压患者很有益处。

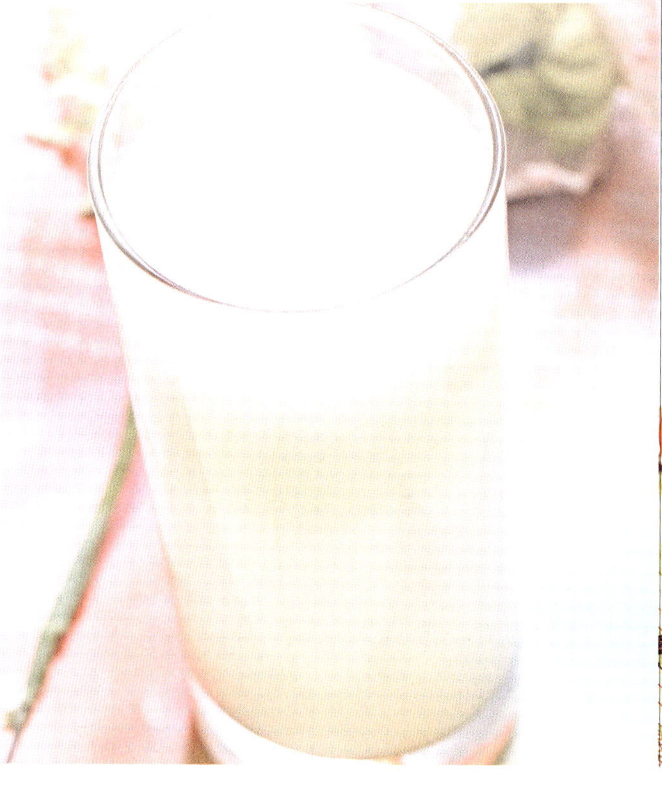

莲藕冬瓜扁豆汤

利尿消肿

材料

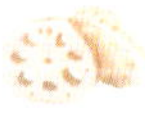

莲藕 300 克

\+

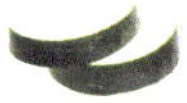

冬瓜 400 克

\+

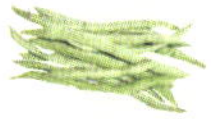

扁豆 70 克

调料

盐适量

\+

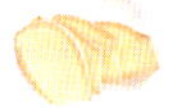

姜片适量

做法

1 莲藕去皮，洗净，切块；冬瓜洗净，去皮，除子，切厚块；扁豆洗净，掰成两段。

2 将适量水倒入锅中烧开，下莲藕、冬瓜、扁豆、姜片，煲开后改小火继续煲 1 小时，加盐调味即可。

功效揭秘

此汤能增进食欲、促进消化、利尿消肿，且其中铁、钙的含量也很丰富，高血压患者适当食用还能补益气血。

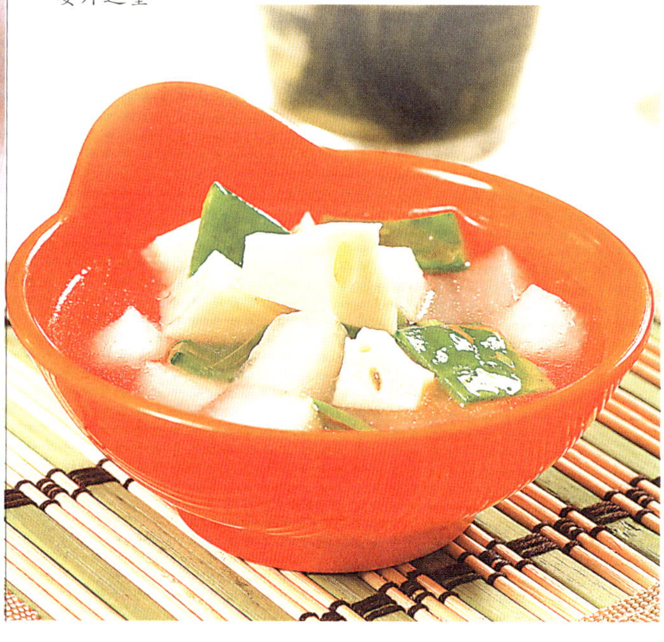

菠菜

激活钙，排出钠

性味 性平偏凉，味甘

归经 归肠、胃经

有何降压功效

菠菜中含有的镁能稳定血管平滑肌细胞膜的钙通道，加上菠菜本身也含钾，能限制钠内流，减少应激诱导的去甲肾上腺素的释放，起到降压作用。

对并发症的益处

菠菜有助于维持血糖稳定，对糖尿病性高血压有预防和辅助治疗的作用。

小贴士 新鲜菠菜500克、猪血250克，做汤，有防治便秘、润肠下气等功效，对湿热性痔疮、便秘等有一定的效果。

每100克可食部营养素

名称	含量
热量	99千卡
钠	85.2毫克
脂肪	0.3克
蛋白质	2.6克
碳水化合物	4.5克
维生素A	487.0微克

每天推荐量

每天宜摄入80~100克。

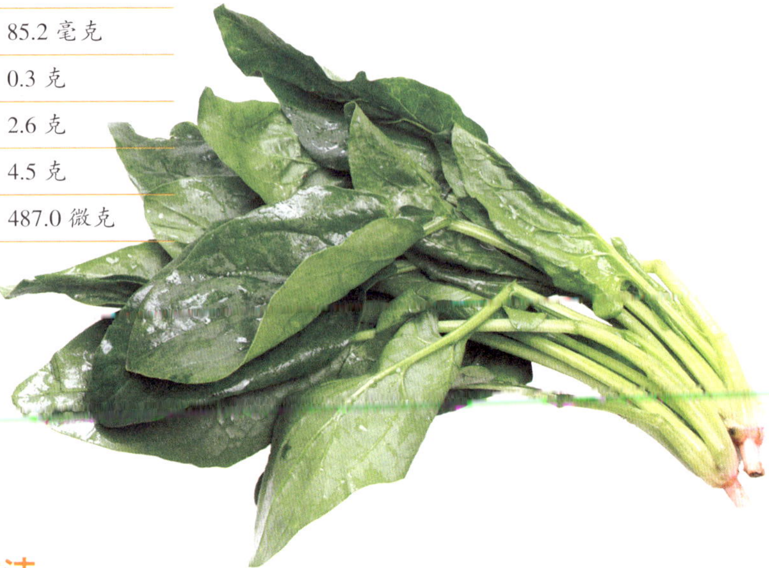

最佳食用方法

清炒

菠菜烹熟后软滑易消化，可用来清炒。患有高血压的老年人尤其适合食用。

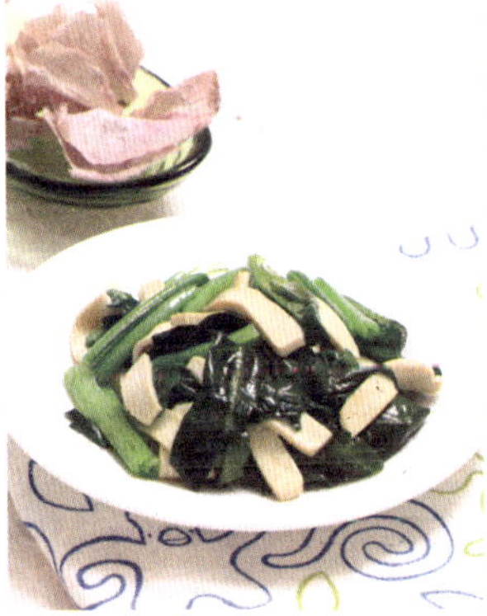

凉拌

菠菜中的维生素C和叶酸含量丰富，可以增强人体对铁元素的吸收，可用来凉拌。是高血压伴贫血的患者的理想食物。

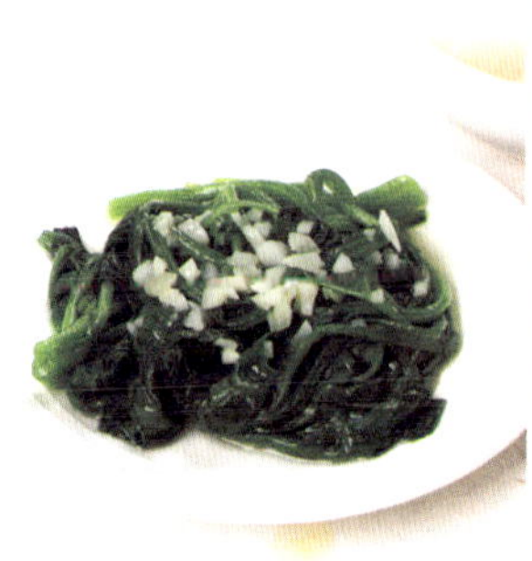

做汤

菠菜含有大量的膳食纤维，具有促进肠道蠕动的作用，利于排便，可用来做汤，有利于消化。

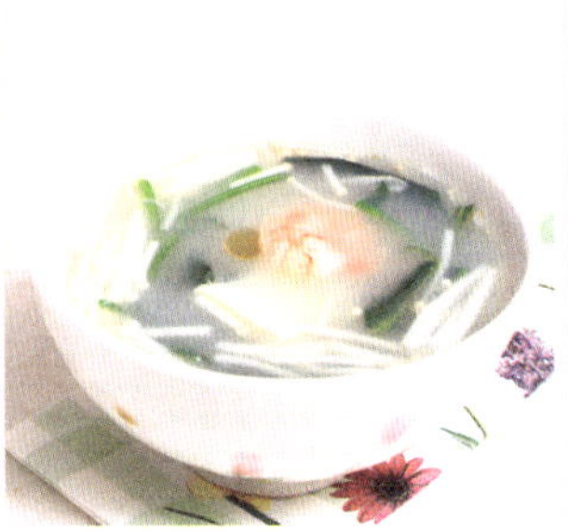

菠菜炒猪肝

滋阴补血

材料

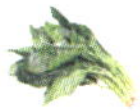

菠菜 200 克

+

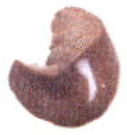

猪肝 200 克

调料

葱末 5 克

+

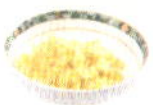

姜末 5 克

+

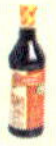

酱油 5 克

+

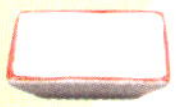

淀粉 6 克

+

盐 2 克

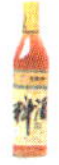

料酒 5 克

做法

1 猪肝洗净，放在清水里浸泡 2 小时，捞起沥干水分，用刀切厚片，盛入碗中，加入淀粉拌匀；菠菜择洗干净，焯水，切段，捞出沥干；另取少量淀粉，加水调成水淀粉。

2 炒锅倒油烧热，下入猪肝片，滑透至变色时捞出，沥干油。

3 锅内留少许油，放葱末、姜末炒香，放入猪肝片，依次加入酱油、料酒、盐、菠菜，翻炒均匀后，用水淀粉勾芡，翻炒 1 分钟即可。

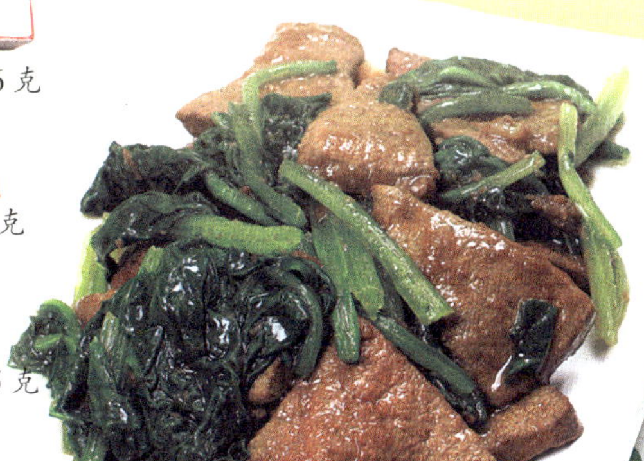

功效揭秘

猪肝富含铁、锌等造血原料，菠菜也含有较多的叶酸和铁，二者同食，对高血压患者补血效果更强。

蛋皮菠菜包

增强免疫力

材料

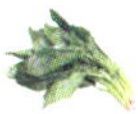

菠菜 300 克

+

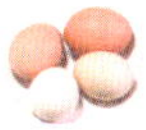

鸡蛋 2 个

调料

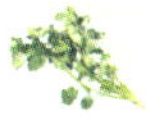

香菜适量

+

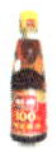

香油适量

+

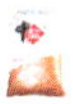

盐 1 克

做法

1 菠菜择洗干净，入沸水中焯 30 秒，捞出，凉凉，沥干水分，切末，用盐、香油调味；香菜择洗干净，送入微波炉，中火转 15 ~ 20 秒。

2 鸡蛋洗净，磕入碗内，打散，用不粘锅煎成蛋皮，将每个蛋皮 4 等分切成小蛋皮，在每张小蛋皮上放上拌好的菠菜末，用蛋皮将菠菜末包住，再用香菜梗捆绑好即可。

功效揭秘

鸡蛋中的蛋白质对肝脏组织损伤有修复作用，与菠菜搭配，可增强机体的代谢功能和免疫功能。

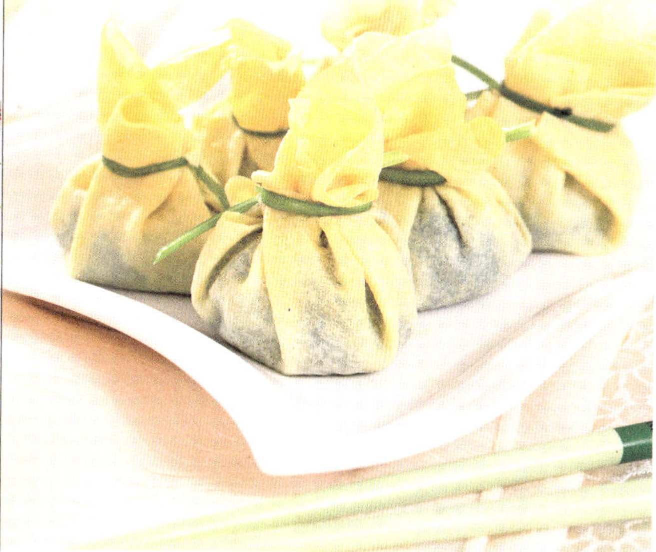

油菜

补充钙，降血压

性味 性凉，味甘

归经 归肝、脾、肺经

有何降压功效

油菜含有丰富的膳食纤维，能与食物中的胆固醇及甘油三酯结合，从而减少人体对食物中脂类的吸收，常吃可降血压。

对并发症的益处

油菜含有膳食纤维、维生素C等，有助于维持血管弹性、抗氧化，对高血压伴有便秘的患者有食疗作用。

小贴士 海米30克、油菜200克，做海米油菜，对血瘀体质有食疗效果。

每100克可食部营养素

名称	含量
热量	23千卡
钠	55.8毫克
脂肪	0.5克
蛋白质	1.8克
碳水化合物	3.8克
钙	108.0毫克

每天推荐量

每天宜摄入150克。

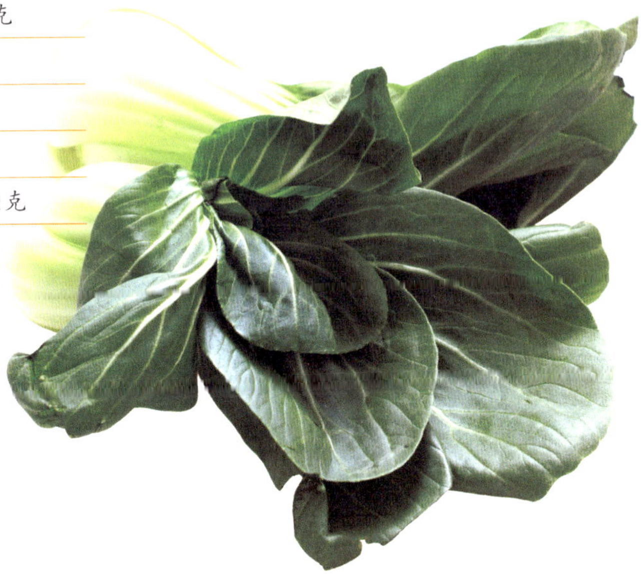

最佳食用方法

榨汁

油菜可以搭配牛奶、菠萝、白萝卜等一起榨汁饮用，可促进肠道健康。

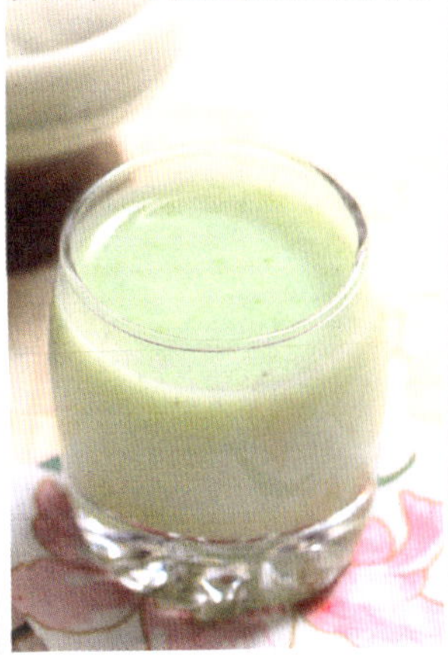

煮粥

小油菜可用来煮粥。其富含维生素C，高血压患者食用可活血化瘀，宽肠通便。

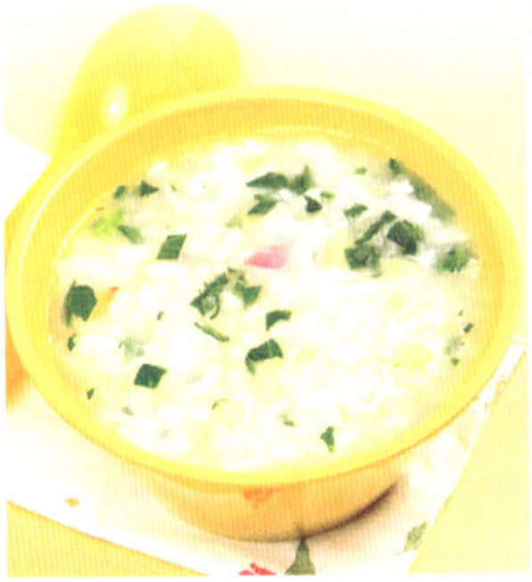

清炒

油菜可用来清炒或与其他食材搭配热炒。其含有大量的膳食纤维，高血压患者食用可促进胃肠蠕动，有效预防便秘。

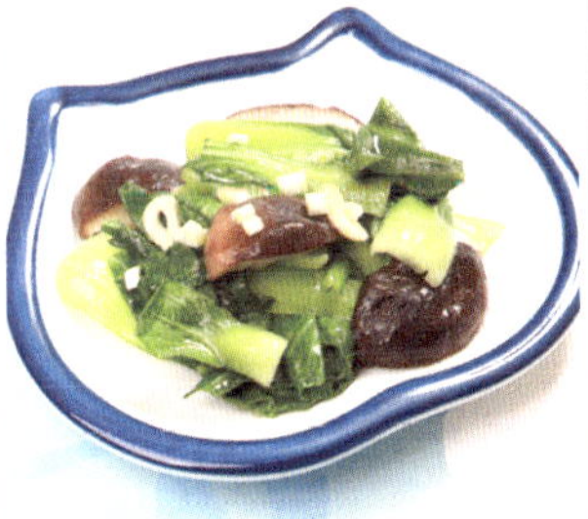

香菇油菜

降压调脂

材料

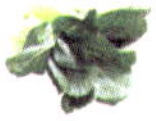
油菜 300 克
+
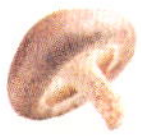
干香菇 30 克

调料

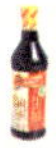
酱油 5 克
+
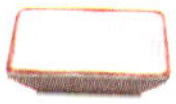
水淀粉 5 克
+
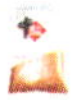
盐 2 克

做法

1 油菜洗净；香菇用温水泡发，洗净，去蒂，挤干水分，切片。

2 锅置火上，放油烧热，放入香菇翻炒，放入油菜，加盐炒熟，加酱油翻炒，用水淀粉勾芡即可。

功效揭秘

油菜中的钾能降低人体中的钠；香菇中含香菇多糖，能促进胆固醇的分解和排泄。搭配做菜，能改善动脉硬化并使血压降低。

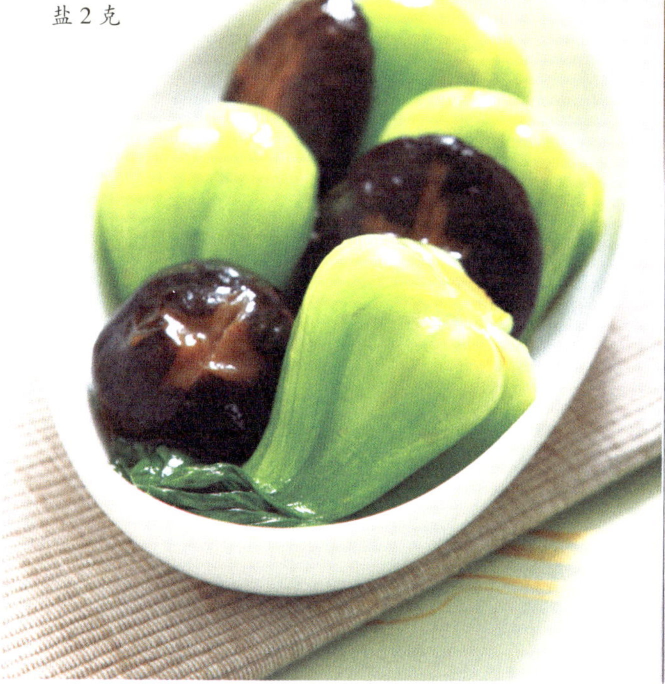

苹果油菜汁

改善口腔溃疡

材料

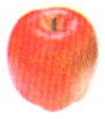
苹果 100 克
+
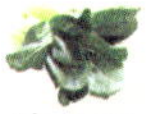
油菜 100 克
+
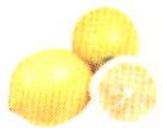
柠檬 50 克

调料

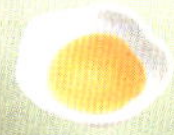
蜂蜜适量

做法

1 苹果洗净，去皮、核，切块；油菜洗净，去根，切小段；柠檬去皮、子，切块。

2 将上述食材一同放入榨汁机中，加入适量饮用水搅打成汁后倒入杯中，加蜂蜜调匀即可。

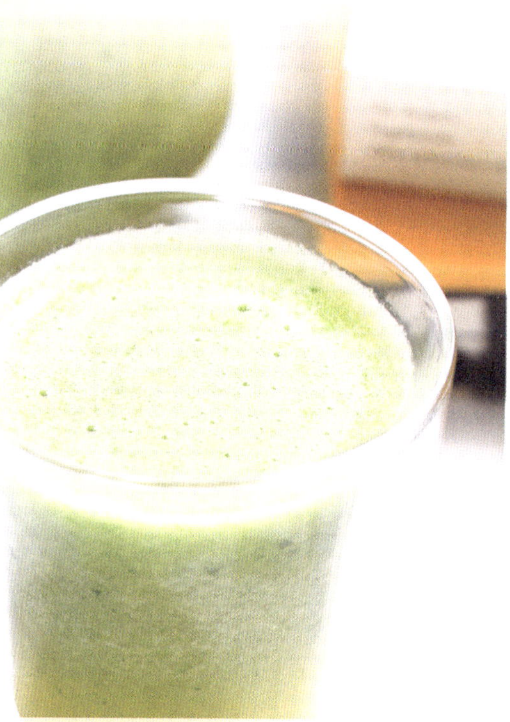

功效揭秘

此款蔬果汁富含 B 族维生素和胡萝卜素，可强化口腔上皮黏膜，有效改善高血压患者口腔溃疡症状。

黄瓜

利尿，辅助降压

性味 性凉，味甘

归经 归脾、胃、肺经

有何降压功效

黄瓜皮中所含的异槲皮苷有较好的利尿作用，使血管壁细胞含钠量下降，从而达到降压的作用。

对并发症的益处

黄瓜含丙醇二酸，可抑制糖类转化为脂肪，对防治高血压并发糖尿病、高脂血症有一定的积极意义。

小贴士 黄瓜1根、醋适量，做黄瓜饮，可去水肿。

每100克可食部营养素

名称	含量
热量	15千卡
钠	4.9毫克
脂肪	0.2克
蛋白质	0.8克
碳水化合物	2.9克
水溶性膳食纤维	0.5克

每天推荐量

每天宜摄入100克。

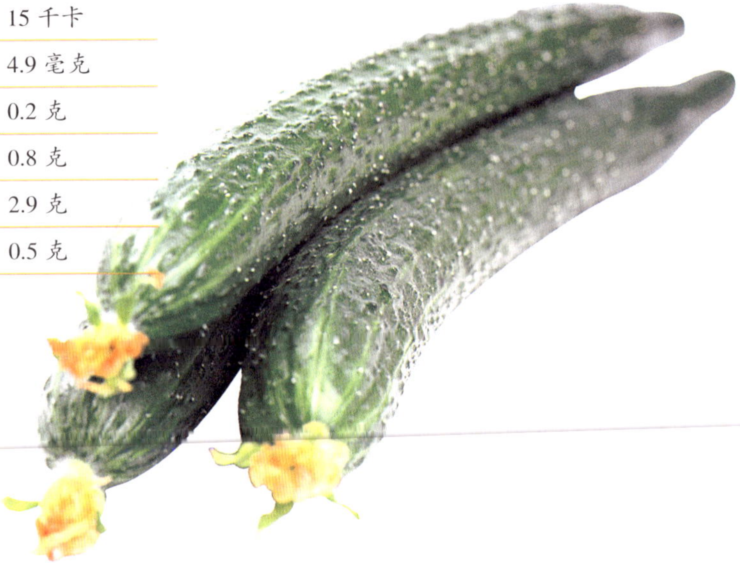

最佳食用方法

热炒

黄瓜可与其他食材搭配热炒，其含有的膳食纤维对降低胆固醇有一定作用，高血压患者食用可强身健体。

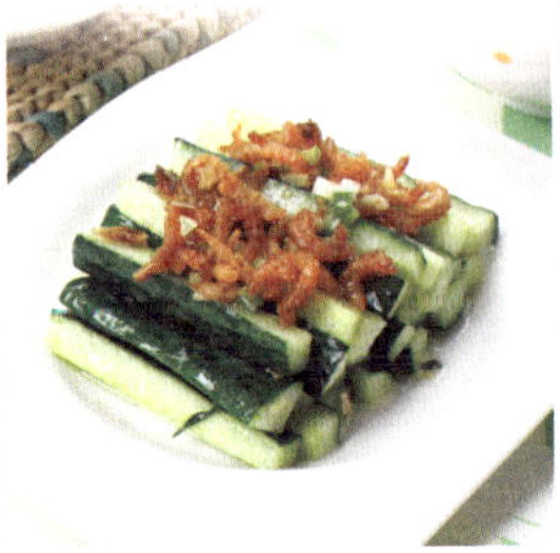

榨汁

黄瓜洗净后切块，榨汁饮用，对高血压患者有很好的调理效果，尤其适合在夏秋季节饮用。

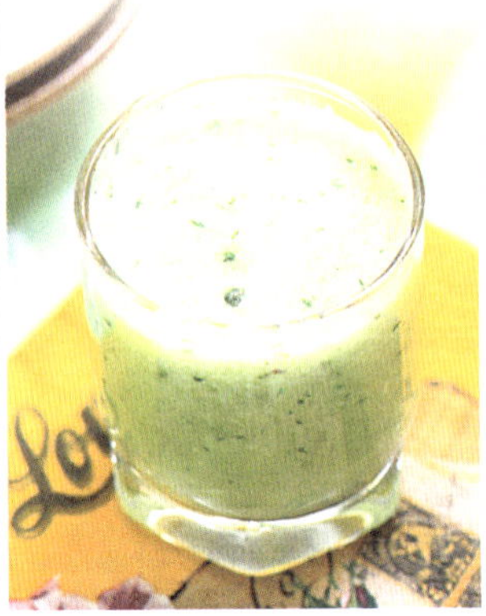

凉拌

黄瓜可以直接凉拌食用，或搭配其他蔬果做成沙拉食用，也是高血压患者值得尝试的绝佳菜肴。

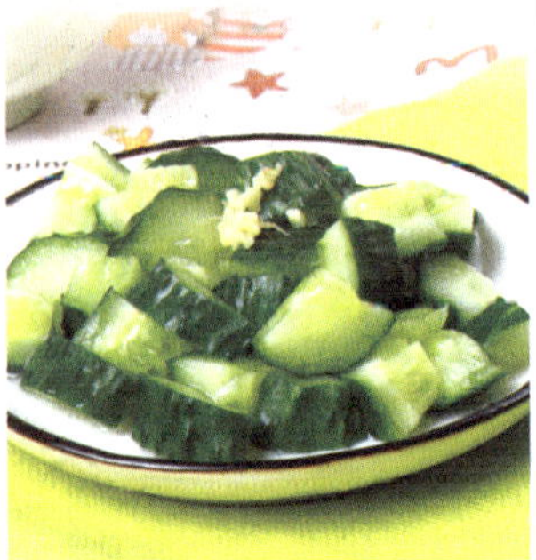

黄瓜土豆沙拉

调脂降压

材料

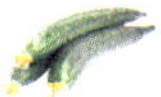
黄瓜 100 克
+
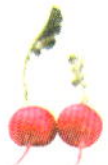
小萝卜 100 克
+
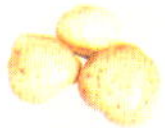
土豆 100 克

调料

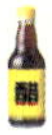
醋 10 克
+
盐 2 克
+
橄榄油适量

做法

1 土豆去皮，洗净，切块，清水浸泡 10 分钟，入沸水煮熟；小萝卜和黄瓜洗净，切块。

2 将土豆块、萝卜块、黄瓜块一起放入碗中，加橄榄油、醋、盐搅拌均匀即可。

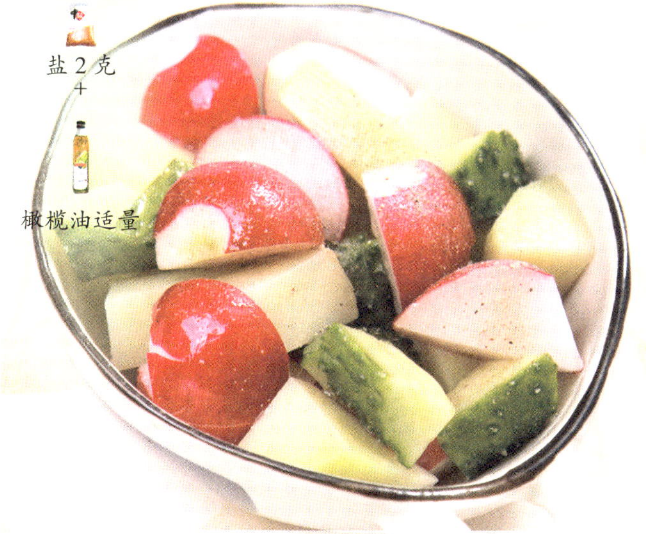

功效揭秘

此款沙拉能够调节血脂、血压、血糖，对高血压、糖尿病等疾病有很好的调理效果。

黄瓜柠檬汁

改善口腔溃疡

材料

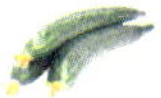
黄瓜 200 克
+
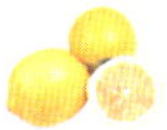
柠檬 50 克

做法

1 黄瓜洗净，切丁；柠檬去皮、子，切块。

2 将黄瓜、柠檬放入果汁机中，加入适量饮用水搅打成汁即可。

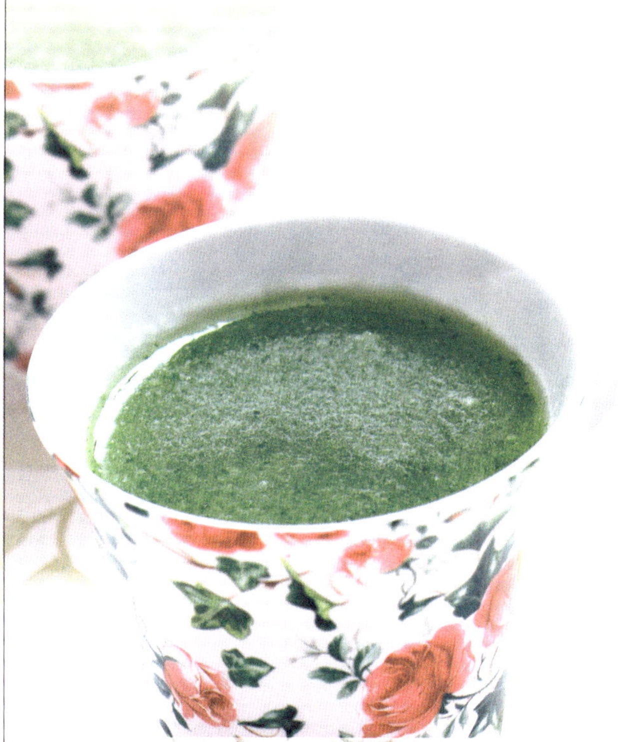

功效揭秘

此果蔬汁有改善口腔溃疡、提高免疫力等功效，适合高血压患者饮用。

西蓝花

抗氧化，保护血管

性味 性平，味甘

归经 归肾、脾、胃经

有何降压功效

西蓝花中维生素C和叶绿素的含量都很高，可抗氧化，清除自由基，保障体内舒张血管的一氧化氮的供应，能很好地降血压。

对并发症的益处

西蓝花中的类黄酮能够阻止胆固醇氧化，防止血小板凝结，从而预防心脏病、脑卒中等高血压并发症。

小贴士 木耳100克温水泡开，西蓝花200克掰小块、洗净后用开水焯过。猪腰或羊腰切丁，与木耳爆炒，酌加姜、蒜末及盐，炒至八成熟时加入西蓝花翻炒至熟，可补肾强身。

每100克可食部营养素

名称	含量
热量	33千卡
钠	18.8毫克
脂肪	0.6克
蛋白质	4.1克
碳水化合物	4.3克
维生素C	51.0毫克

每天推荐量

每天宜摄入100克。

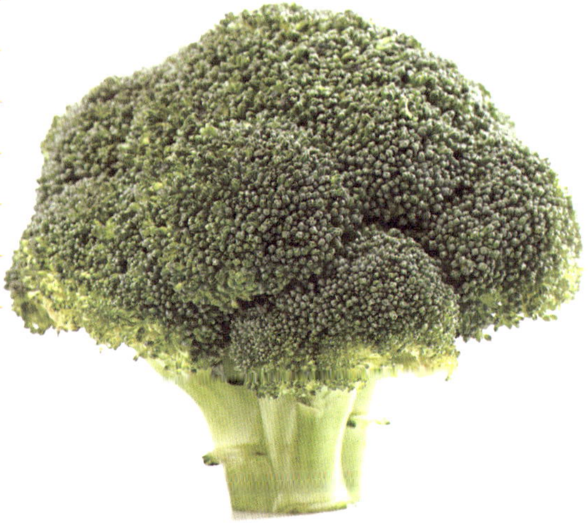

最佳食用方法

清炒

西蓝花可用来清炒或与其他食材搭配热炒，其含有丰富的维生素C，能增强高血压患者的解毒能力，提高机体免疫力。

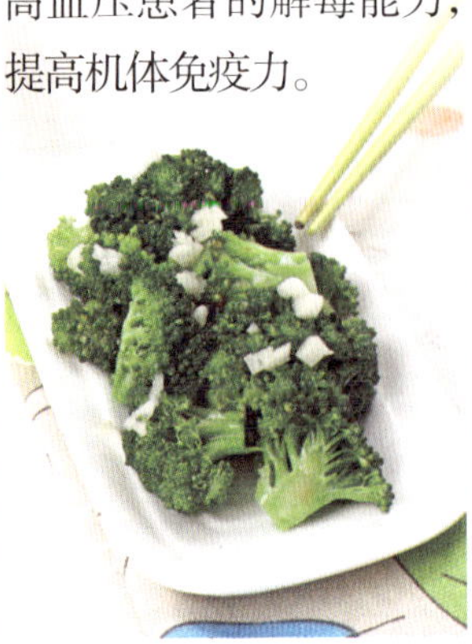

做汤

西蓝花所含的多种维生素、膳食纤维、微量元素硒，对高血压患者抗癌、防癌有益，可用来做汤羹。

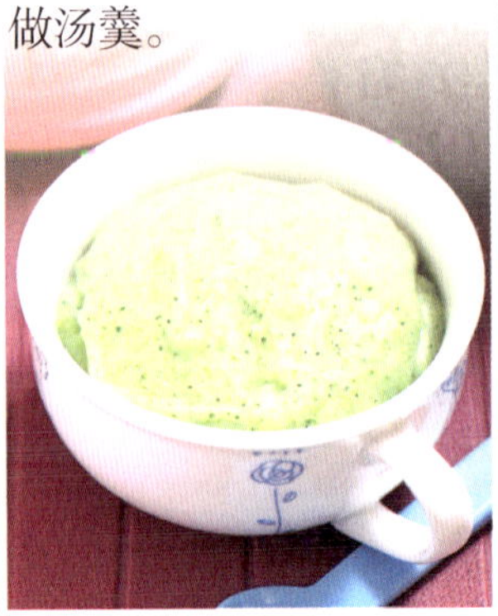

榨汁

西蓝花可用来榨汁，高血压患者食用可清肺润喉。

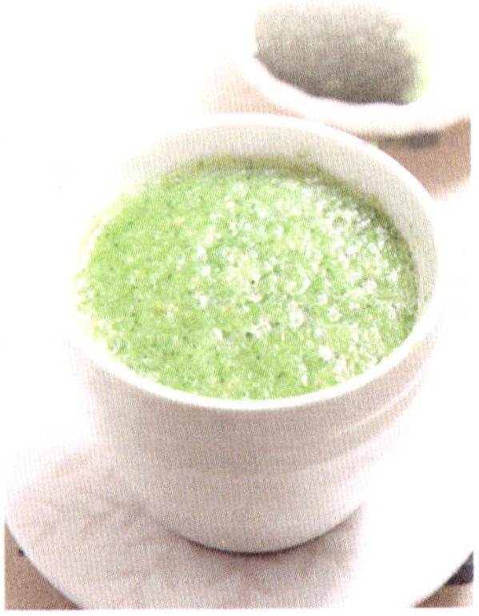

西蓝花烩胡萝卜

有效降压

材料

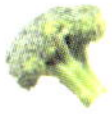
西蓝花 200 克
+
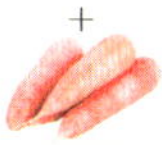
胡萝卜 100 克

调料

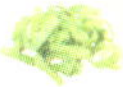
葱花 5 克
+

蒜末 5 克
+

盐 2 克

做法

1 西蓝花洗净，掰成小朵，入沸水中略焯，捞出，沥干水分；胡萝卜去皮，洗净，切片。

2 炒锅置火上，倒入油烧至七成热，加葱花、蒜末炒香，放入胡萝卜翻炒，倒入西蓝花炒熟，用盐调味即可。

功效揭秘

西蓝花和胡萝卜中富含维生素、膳食纤维，高血压患者经常食用，对降压有益。

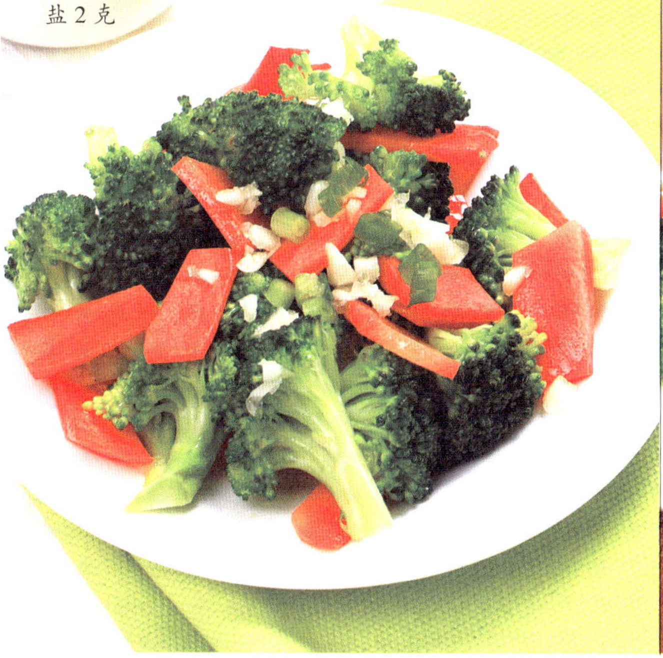

西蓝花炒牛肉

增强免疫力

材料

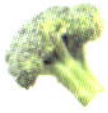
西蓝花 200 克
+
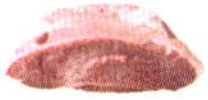
牛肉 100 克
+
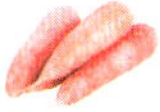
胡萝卜 50 克

调料

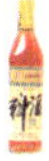
料酒 5 克
+
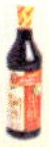
酱油 5 克
+
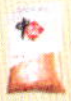
盐 1 克
+
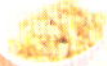
蒜蓉 5 克
+

淀粉少许

做法

1 牛肉洗净，切薄片，放入碗中，加料酒、酱油、淀粉腌渍 15 分钟；西蓝花洗净，掰小朵，用盐水洗干净，沥干；胡萝卜去皮，洗净，切片。

2 锅置火上，倒油烧至五成热，下牛肉滑散，待牛肉变色，捞出沥油。

3 锅留底油烧热，下蒜蓉炒香，加入胡萝卜、西蓝花翻炒，将牛肉下锅，加料酒后略炒，再加盐炒匀即可。

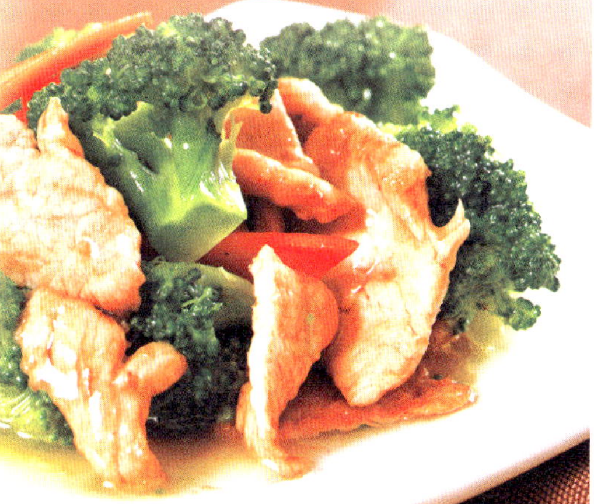

功效揭秘

牛肉富含蛋白质，西蓝花富含维生素 C，二者搭配可增强高血压患者的免疫力。

紫甘蓝

排钠降压

性味 性平，味甘

归经 归肝、肾经

有何降压功效

紫甘蓝富含钾，钾能和人体血液中的钠进行置换反应，将钠排出体外，有利于降低血压。

对并发症的益处

新鲜的紫甘蓝中含有植物功能成分，有抑菌消炎的作用，对咽喉疼痛、外伤肿痛、蚊叮虫咬、胃痛、牙痛有一定的作用。

小贴士 鲜菇250克、腐竹150克、木耳30克，做鲜菇木耳腐竹汤有助于女性安胎。

每100克可食部营养素

名称	含量
热量	19千卡
钠	27.0毫克
脂肪	0.2克
蛋白质	1.2克
碳水化合物	6.2克
不溶性膳食纤维	3.0克

每天推荐量

每天宜吃50克。

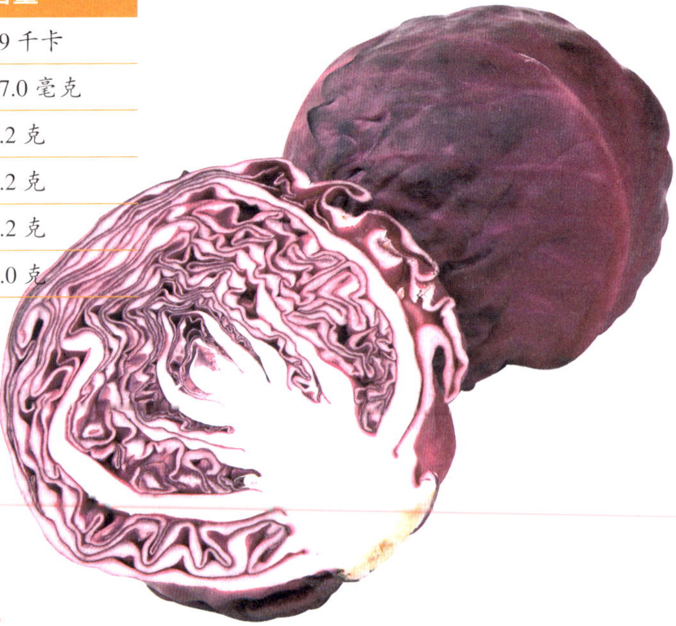

最佳食用方法

榨汁

紫甘蓝可搭配菠萝、香蕉、草莓等水果一起榨汁饮用，能帮助延缓衰老。

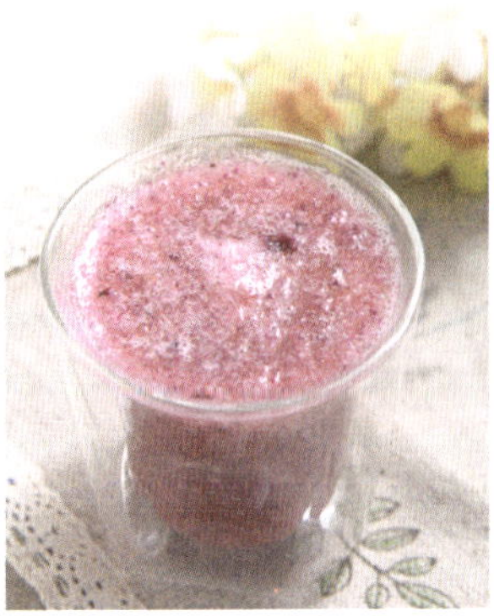

凉拌

紫甘蓝可用来凉拌或做沙拉，其含有丰富的硫元素和多种维生素，高血压患者经常食用，对维护皮肤健康有益处。

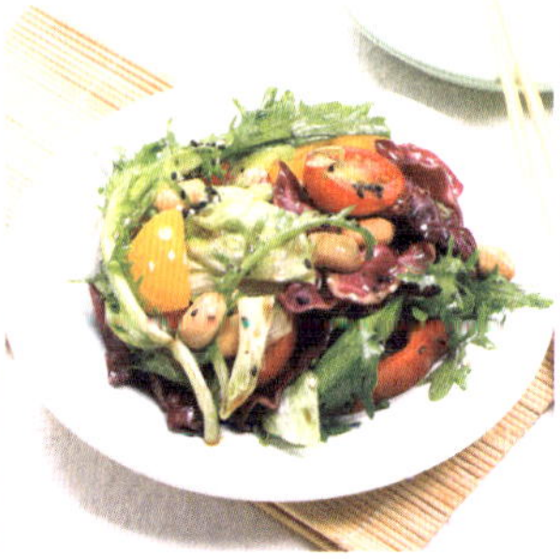

热炒

紫甘蓝可用来炒菜，可以提高高血压患者的免疫功能。

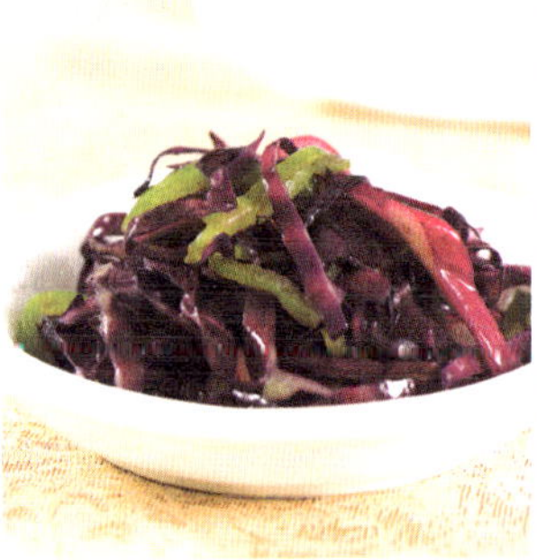

三丝紫甘蓝

有效降压

材料

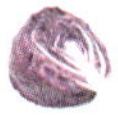

紫甘蓝 100 克

\+

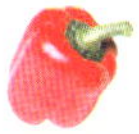

柿子椒 50 克

\+

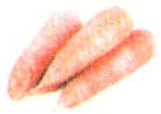

胡萝卜 50 克

\+

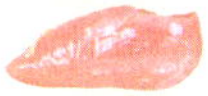

鸡胸肉 50 克

调料

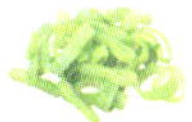

葱花 5 克

\+

盐 2 克

做法

1 紫甘蓝洗净，切丝；胡萝卜去皮，洗净，切丝；柿子椒洗净，去蒂除子，切丝；鸡胸肉洗净，切丝。

2 锅置火上，倒入油烧热，放葱花炒香，放入鸡肉丝和胡萝卜丝煸熟，下入紫甘蓝丝和柿子椒丝翻炒 1 分钟，用盐调味即可。

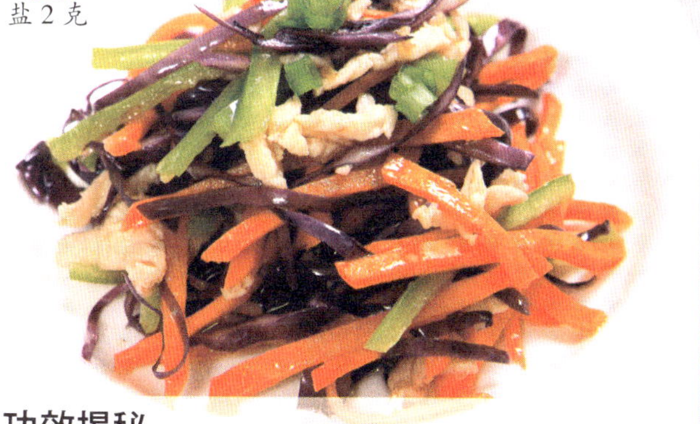

功效揭秘

紫甘蓝、胡萝卜和柿子椒中都富含维生素 C，鸡胸肉富含蛋白质，四者搭配，可起到降压作用。

紫甘蓝拌掐菜

降血脂

材料

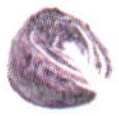

紫甘蓝 200 克

\+

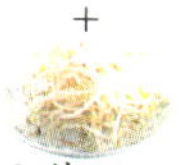

绿豆芽 100 克

\+

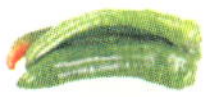

青椒 100 克

调料

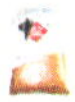

盐 2 克

\+

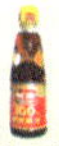

香油适量

\+

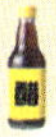

醋适量

做法

1 紫甘蓝洗净，切丝；绿豆芽洗净，去掉根和芽；青椒洗净，去蒂除子，切丝。

2 将紫甘蓝、绿豆芽和青椒分别焯水，捞出过凉，加盐、香油、醋拌匀即可。

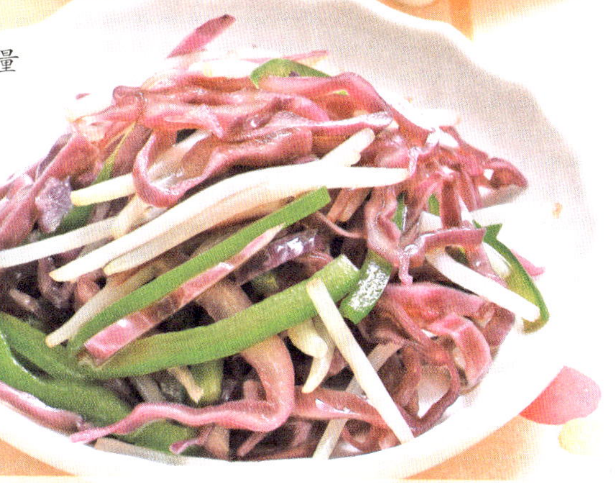

功效揭秘

此菜富含多种维生素，可对高血压患者起到降血脂、提高免疫力的功效。

南瓜

健脾益胃，辅助降压

性味 性温，味甘

归经 归脾、胃、肺经

有何降压功效

南瓜富含钾离子，可促进体内钠的排出，再配合膳食纤维的排钠作用，可有效降压。

对并发症的益处

南瓜含有钴和果胶，可促进胰岛素分泌、调节血糖，能够预防和辅助治疗高血压并发糖尿病。

小贴士 南瓜50克、黄豆80克、花生米10克，做南瓜花生豆浆，可滋润皮肤。

每100克可食部营养素

名称	含量
热量	22千卡
钠	0.8毫克
脂肪	0.1克
蛋白质	0.7克
碳水化合物	5.3克
胡萝卜素	890.0微克

每天推荐量

每天宜摄入100克。

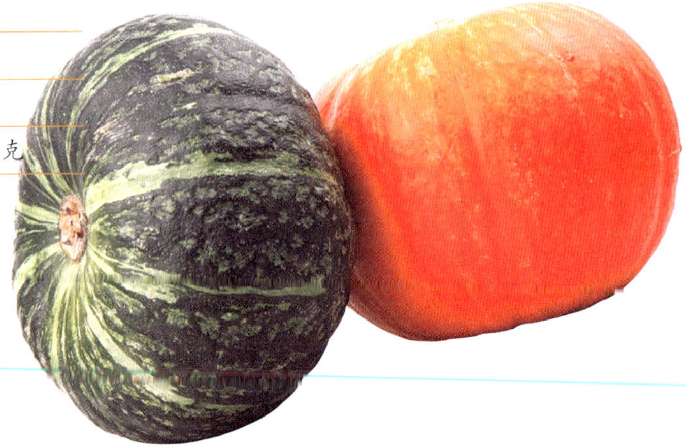

最佳食用方法

清蒸

南瓜可用来清蒸，其能消除致癌物质亚硝胺的突变作用，有防癌功效，并能帮助高血压患者肝、肾功能的恢复。

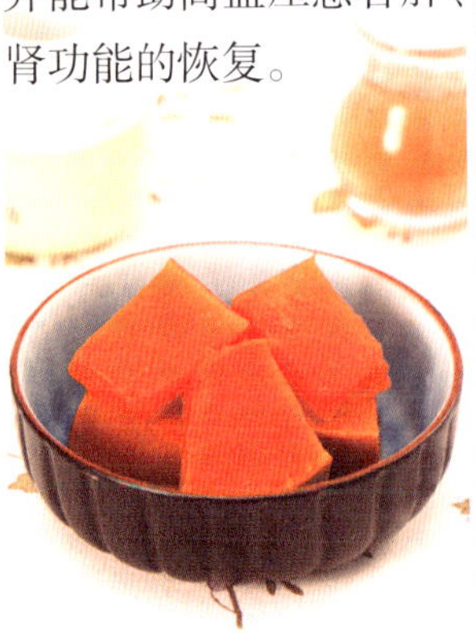

做汤

南瓜含有丰富的钴，钴能促进造血功能，可用来做汤。

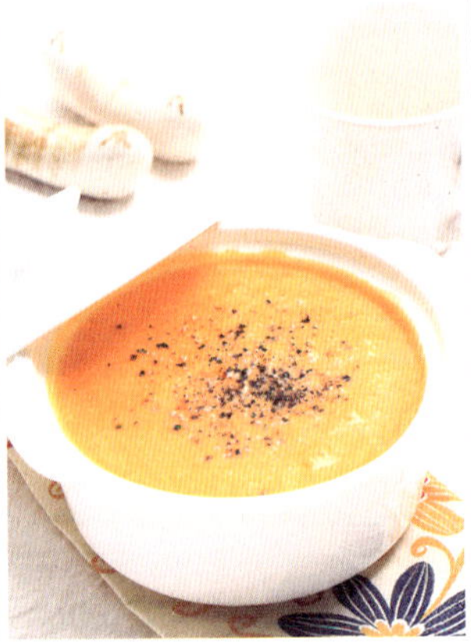

煮粥

南瓜可用来做南瓜粥，较为清淡，热量较低，适合高血压合并糖尿病患者食用。

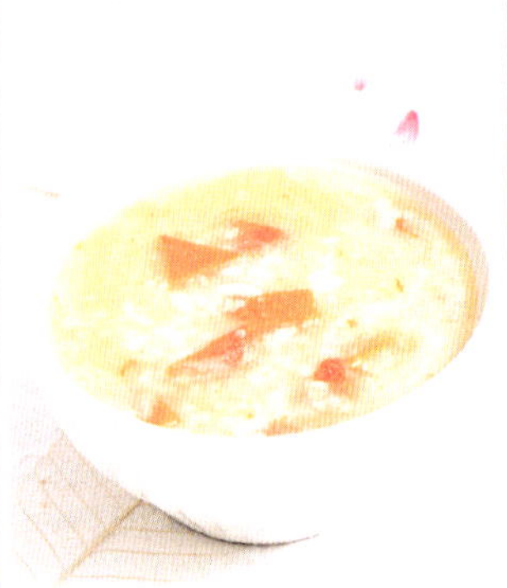

南瓜沙拉

低脂又降压

材料

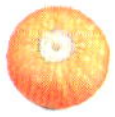

南瓜 300 克

+

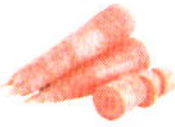

胡萝卜 50 克

+

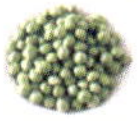

豌豆 50 克

调料

酸奶 20 克

+

盐 2 克

做法

1 南瓜洗净，去皮、瓤，切丁；胡萝卜洗净，去皮，切丁。

2 南瓜丁、胡萝卜丁和豌豆煮熟捞出，凉凉。

3 将南瓜丁、胡萝卜丁、豌豆盛入碗中，加入酸奶、盐拌匀即可。

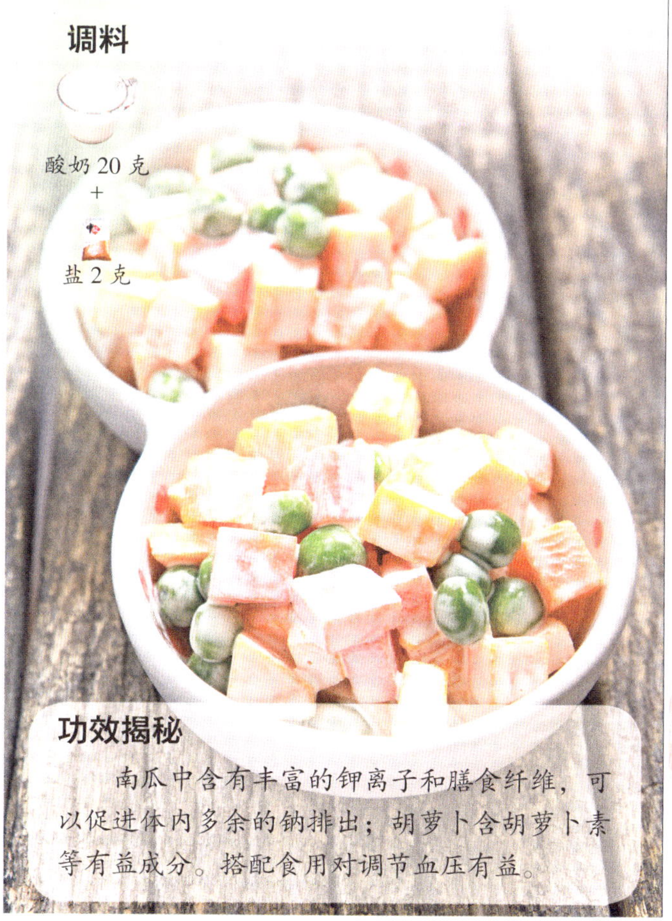

功效揭秘

南瓜中含有丰富的钾离子和膳食纤维，可以促进体内多余的钠排出；胡萝卜含胡萝卜素等有益成分。搭配食用对调节血压有益。

南瓜牛腩盅

益气血，强筋骨

材料

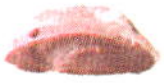

牛腩 200 克

+

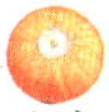

南瓜半个（约 200 克）

调料

盐 2 克

+

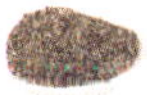

黑胡椒粉少许

做法

1 牛腩洗净，切小块，入沸水中焯透，捞出；南瓜洗净，切下顶端当盖子，用勺挖出瓜瓤。

2 锅置火上，倒入油烧至七成热，放入黑胡椒粉炒香，倒入牛肉块翻炒均匀，加入适量清水将牛腩炖至七成熟，用盐调味。

3 将炖好的牛腩盛入去了瓤的南瓜中，送入烧沸的蒸锅，中火蒸 40 分钟即可。

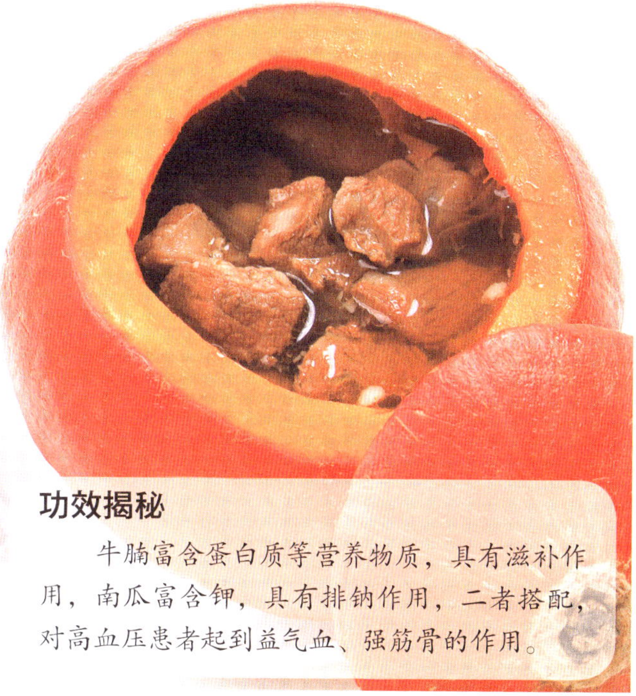

功效揭秘

牛腩富含蛋白质等营养物质，具有滋补作用，南瓜富含钾，具有排钠作用，二者搭配，对高血压患者起到益气血、强筋骨的作用。

薏米银耳南瓜粥

补脾，安神，排毒

材料

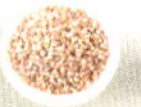

薏米 50 克

+

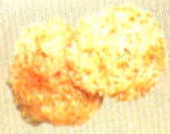

干银耳 20 克

+

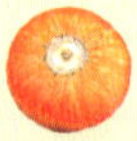

南瓜 150 克

调料

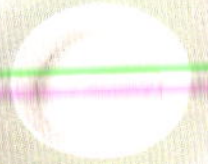

白糖适量

+

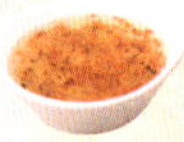

糖桂花适量

做法

1 薏米去杂质，洗净，用温水浸泡 2 小时；南瓜去皮和子，洗净后切小块；银耳泡发，择洗干净，撕成小朵。

2 锅中加入适量水，放入薏米和南瓜煮开后，改小火煮 30 分钟，下入银耳，煮至薏米软烂。

3 薏米熟透后加入白糖烧沸，加入糖桂花，出锅装碗即可。

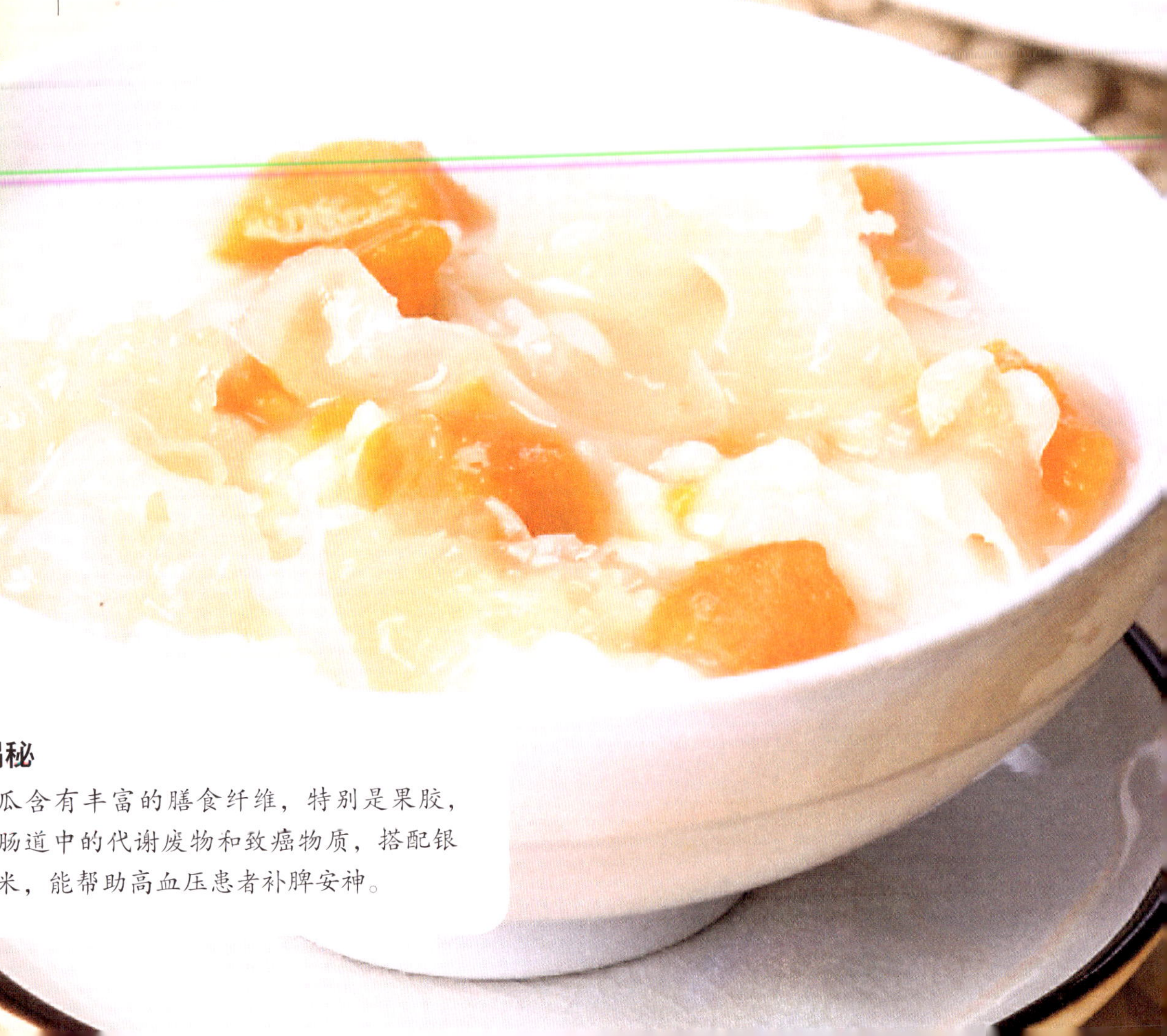

功效揭秘

南瓜含有丰富的膳食纤维，特别是果胶，能吸附肠道中的代谢废物和致癌物质，搭配银耳和薏米，能帮助高血压患者补脾安神。

芦笋

扩张末梢血管，降低血压

性味 性寒，味甘

归经 归肺、胃、膀胱经

有何降压功效

芦笋中的天门冬酰胺可扩张末梢血管，所含槲皮黄酮可增强毛细血管弹性、抗血小板凝集，从而降血压。

对并发症的益处

芦笋能扩张冠状动脉，增加冠状动脉血流量，对高血压并发冠心病有较好的防治作用。

每100克可食部营养素

名称	含量
热量	19千卡
钠	3.1毫克
脂肪	0.1克
蛋白质	1.4克
碳水化合物	4.9克
维生素C	45.0毫克

每天推荐量

每天宜摄入50克。

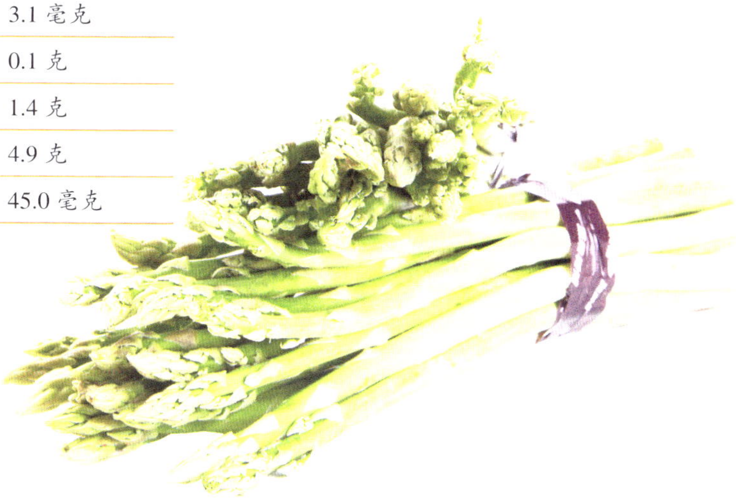

最佳食用方法

清炒

芦笋可用来清炒或与其他食材搭配热炒，高血压患者食用，可去火、清热利尿。

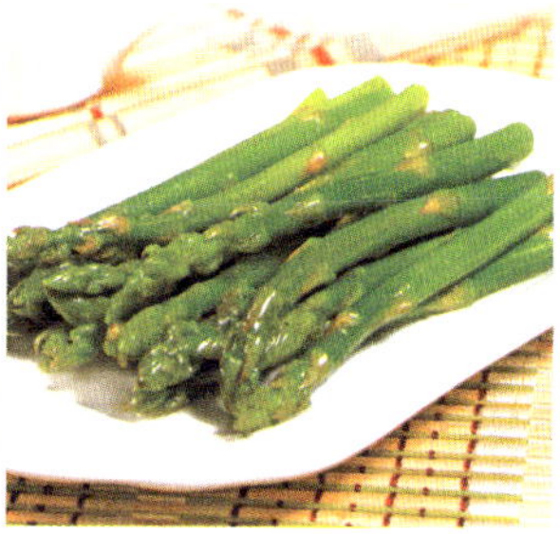

做豆浆

芦笋可用来做豆浆，如西芹芦笋豆浆，可有效降压。

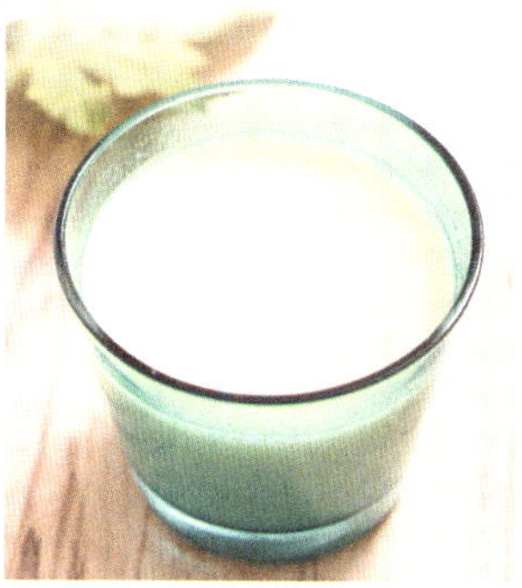

做汤

芦笋富含大量矿物质，对高血压患者有很好的保健作用。可用来做汤，如百合芦笋汤。

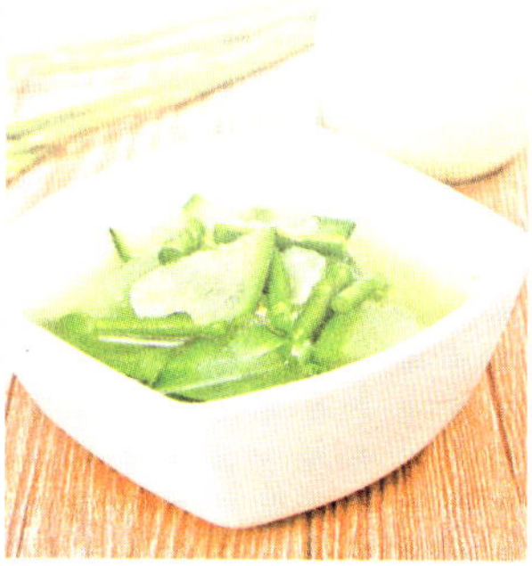

小贴士 黄豆50克，芦笋、山药各25克，做芦笋山药豆浆，可健脾胃。

芦笋炒肉片

抑制血管收缩

材料

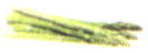

芦笋 200 克

+

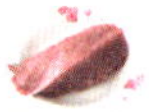

猪里脊肉 100 克

调料

葱末 5 克

+

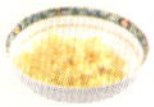

姜末 5 克

+

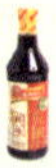

酱油 5 克

+

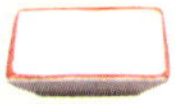

淀粉适量

+

盐 1 克

做法

1 芦笋洗净，去掉硬根部和皮，切段，焯熟，捞出。

2 猪里脊肉洗净，切片，用盐、酱油和淀粉腌渍 30 分钟，放四成热的油锅中炒至变色。

3 锅内倒油烧热，爆香葱末、姜末，下芦笋段煸炒，加酱油、盐，倒里脊肉片翻匀即可。

功效揭秘

芦笋含槲皮黄酮，可增强毛细血管弹性，保持血压平稳；猪里脊肉含有丰富的铁和锌。二者搭配可降低血压、预防贫血。

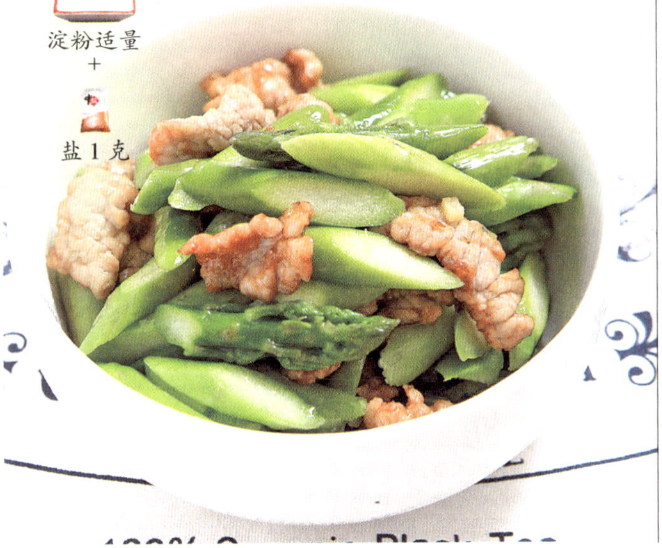

百合芦笋汤

降压降脂，清心安神

材料

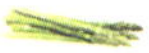

芦笋 50 克

+

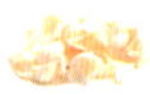

鲜百合 10 克

调料

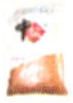

盐 1 克

做法

1 百合掰成瓣，撕去内膜，用盐揉捏后洗净。

2 芦笋洗净，去皮，切段。

3 将百合放入清水中煮至七成熟，加入芦笋稍煮即可。

功效揭秘

芦笋有降压降脂作用，百合也有清心安神、清热解暑的功效，两者搭配，降脂作用更加明显，是高血压患者的好选择。

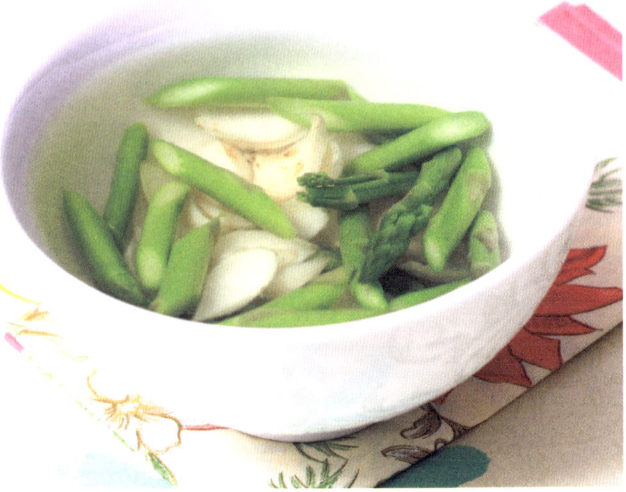

大虾芦笋

保护血管

材料

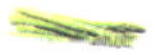
芦笋 250 克
+
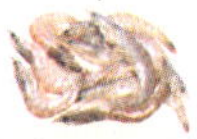
大虾 100 克

调料

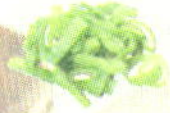
葱花 3 克
+
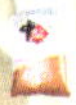
盐 1 克

做法

1 大虾洗净；芦笋洗净，切长段。

2 炒锅倒入植物油烧至七成热，下葱花炒出香味，放入大虾、芦笋和适量水翻炒至熟，用盐调味即可。

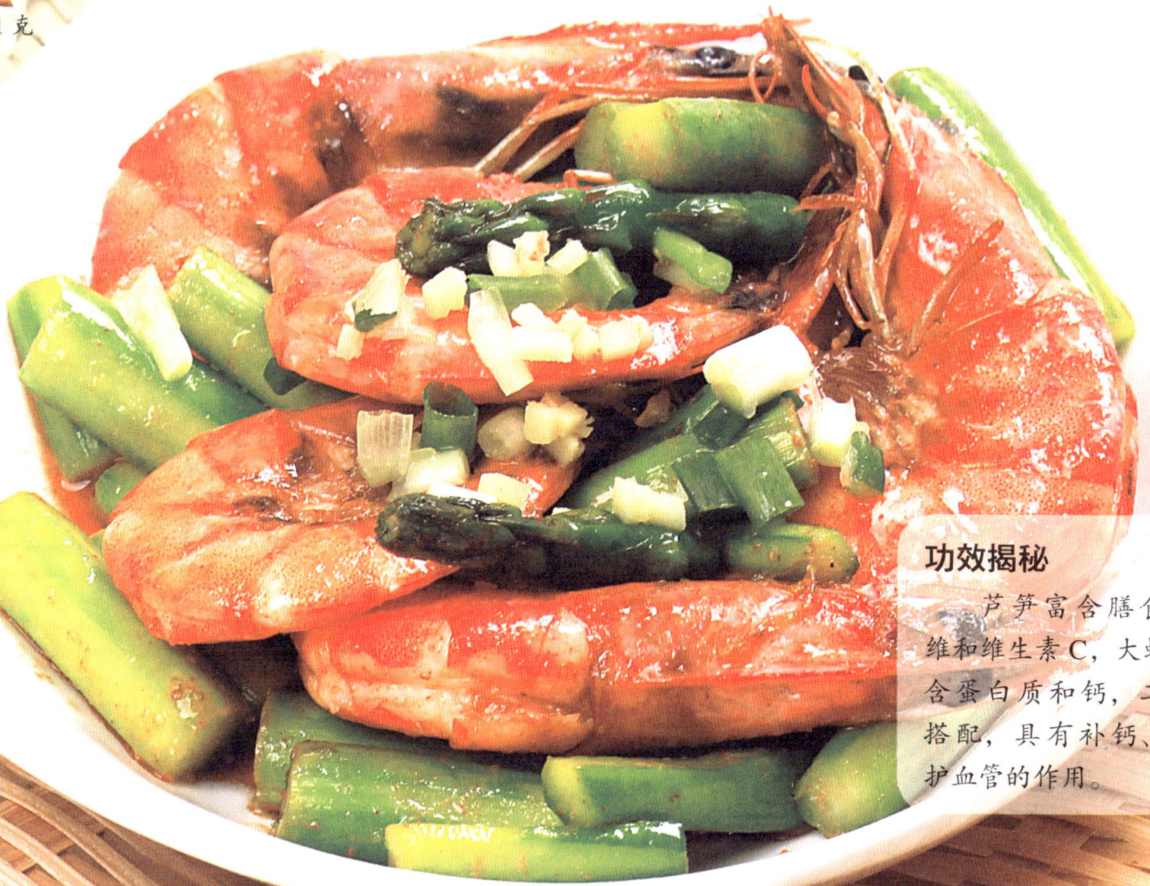

功效揭秘

芦笋富含膳食纤维和维生素 C，大虾富含蛋白质和钙，二者搭配，具有补钙、保护血管的作用。

木耳

防止动脉硬化和血栓的形成

性味 性平，味甘

归经 归肺、脾、肝经

有何降压功效

木耳中的多糖能抑制胆固醇在血管壁上的沉积，防止动脉硬化和血栓的形成，减轻血液对血管壁的压力，起到降血压的作用。

对并发症的益处

木耳富含胶质，经常食用可把残留在人体消化系统内的灰尘、杂质集中并吸附起来排出体外，对高血压患者起到清胃涤肠的作用。

小贴士 取红枣50克、水发木耳100克、白糖适量，一起炖汤食用，可保护肝脏。

每100克可食部营养素

名称	含量
热量	205千卡
钠	48.5毫克
脂肪	1.5克
蛋白质	12.1克
碳水化合物	65.6克
维生素E	11.3毫克

每天推荐量

每天宜摄入50～70克（水发）。

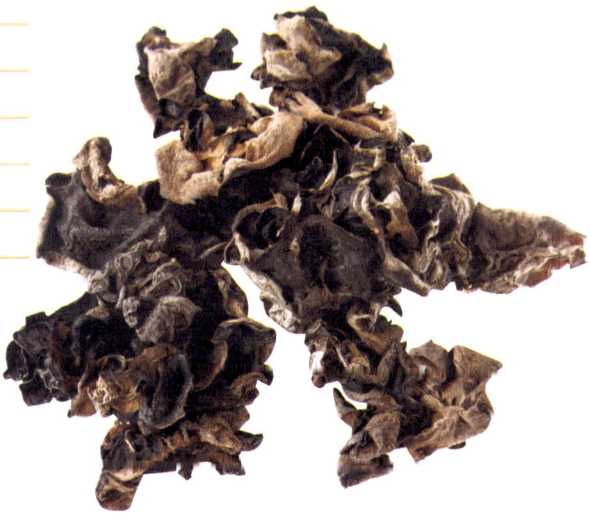

最佳食用方法

凉拌或热炒

木耳可用来凉拌或热炒，其含有抗肿瘤活性物质能增强机体免疫力，高血压患者经常食用可防癌抗癌。

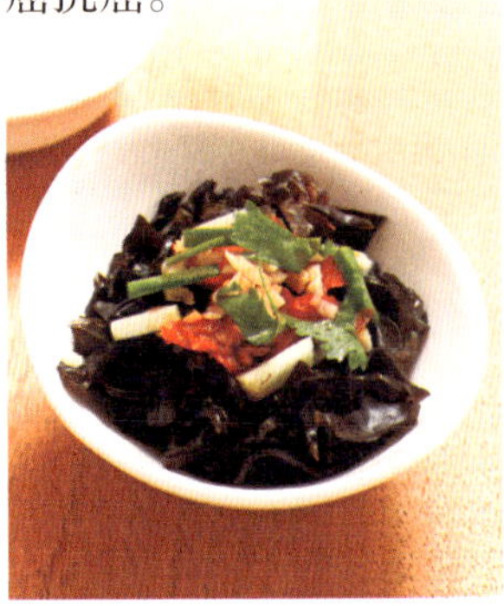

做汤

木耳可用来做汤，其铁的含量极为丰富，故高血压患者经常食用能养血驻颜，防治缺铁性贫血。

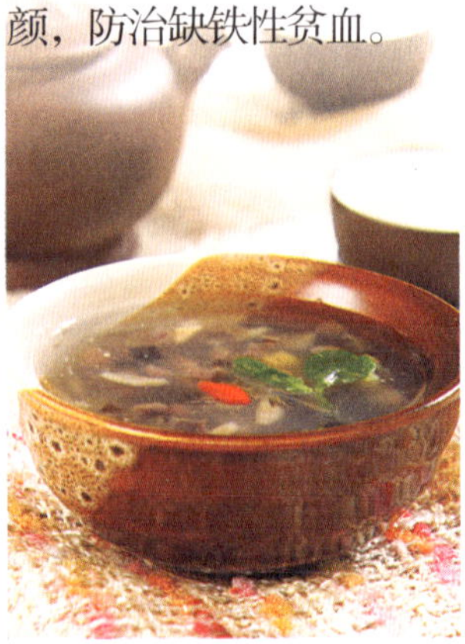

煮粥

木耳煮粥，可以把残留在人体消化系统内的灰尘、杂质吸附集中起来排出体外，对高血压患者有清胃涤肠的作用。

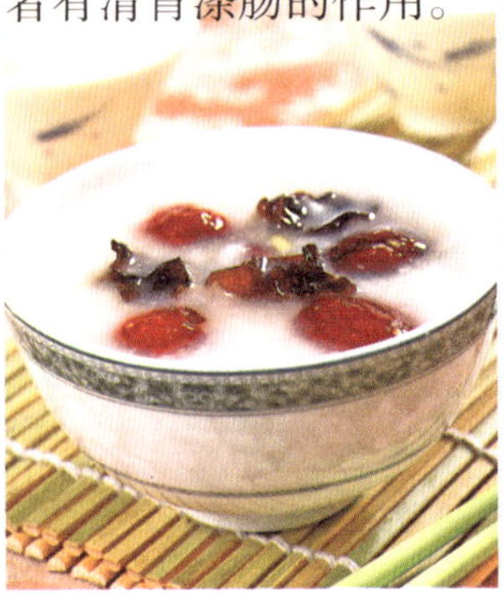

鸡蛋木耳炒肉

补血

材料

水发木耳100克 + 猪肉50克 + 鸡蛋2个

调料

葱末5克 + 姜末5克 + 料酒10克 + 盐2克

做法

1 鸡蛋洗净，磕入碗内，打散，加盐搅拌；水发木耳去蒂，洗净，撕朵；猪肉洗净，切丝，加料酒、盐抓匀，腌渍15分钟。

2 炒锅内倒油烧热，倒入搅匀的鸡蛋液炒熟，盛出。

3 锅内倒油烧热，下葱末、姜末爆香，放入猪肉丝煸炒至断生，加入料酒、盐略炒，再放入鸡蛋、木耳翻炒均匀即可。

功效揭秘

鸡蛋、猪肉富含蛋白质，木耳含有膳食纤维和铁，三者搭配食用，营养素能更好地被吸收利用。

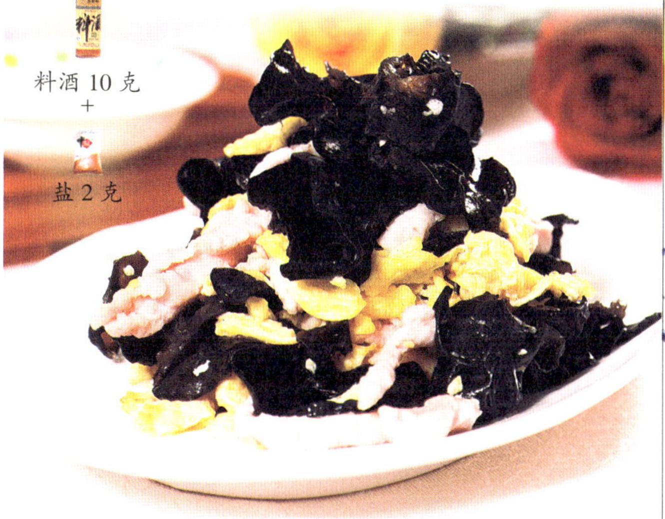

爽口木耳

益气血、排毒养颜

材料

水发木耳100克 + 黄瓜100克 + 红椒2个

调料

盐2克 + 葱丝5克 + 香油5克 + 醋10克

做法

1 水发木耳去蒂，洗净，撕小片备用；黄瓜洗净，切片；红椒洗净，切丝。

2 锅内放水煮沸，放入洗好的木耳焯烫一下，捞出，冲凉，沥水。

3 将木耳片、黄瓜片、红椒丝放入容器中，加入盐、香油、葱丝、醋拌匀即可。

功效揭秘

木耳富含多糖，可清除血管中的垃圾，对高血压患者起到排毒养颜的作用。

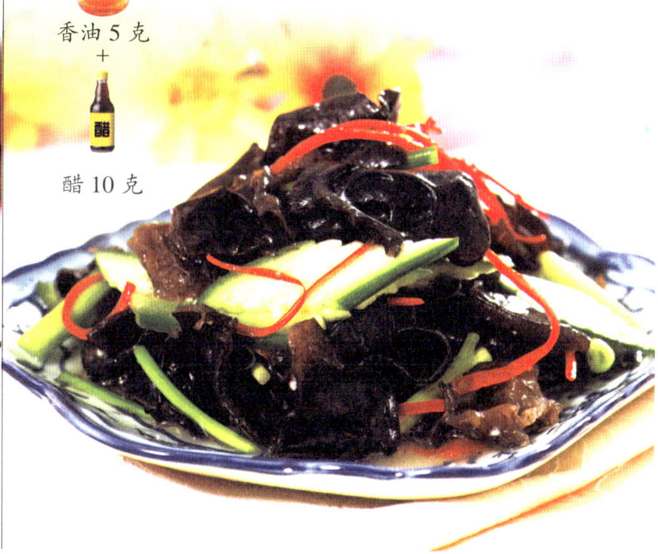

土豆

保钾排钠，防止血压升高

性味 性平，味甘

归经 归脾、胃、大肠经

有何降压功效

土豆富含钾，能促进钠排出体外，防止血压升高。

对并发症的益处

土豆中的黏液蛋白，可防止心血管内壁脂肪沉积，保持血管的弹性，降低高血压患者发生脑卒中和心肌梗死的风险。

小贴士 土豆、胡萝卜各200克，白糖10克，做土豆胡萝卜汁，治产后便秘有奇效。

每100克可食部营养素

名称	含量
热量	76千卡
钠	2.7毫克
脂肪	0.2克
蛋白质	2.0克
碳水化合物	17.2克
钾	342.0毫克

每天推荐量

每天宜摄入150克。

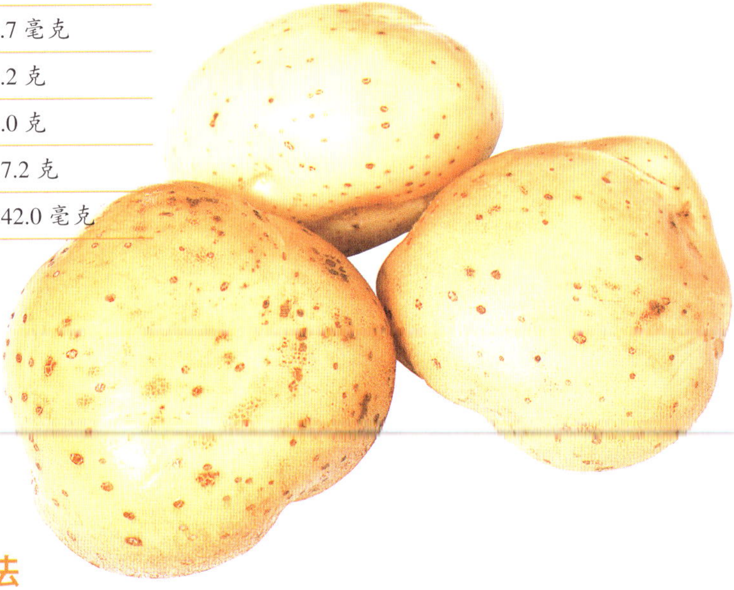

最佳食用方法

清炒

土豆可用来清炒，如酸辣土豆丝，可促进高血压患者脾胃的消化功能。

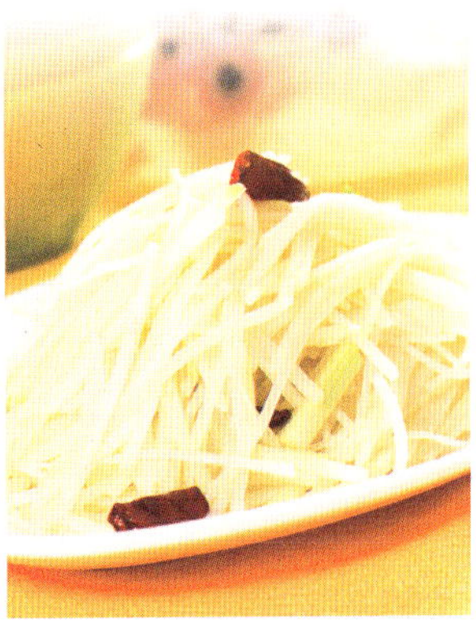

做汤

土豆可做汤，其含有大量膳食纤维，有助于高血压患者宽肠通便。

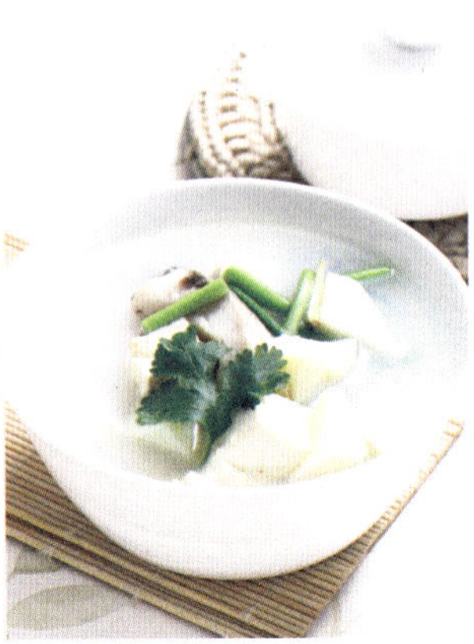

凉拌

土豆可与其他食材搭配凉拌，对高血压患者平稳血压非常有益。

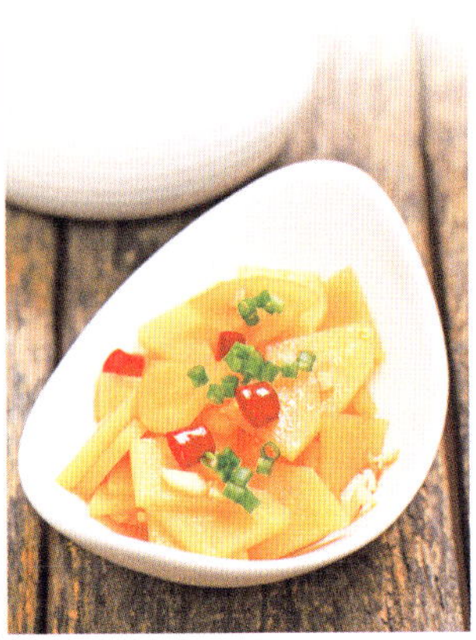

醋熘土豆丝

健胃消食

材料

土豆 500 克

调料

葱段 10 克 + 醋 15 克 + 盐 2 克 + 花椒少许 + 干辣椒少许

做法

1 土豆洗净，去皮，切细丝，放入凉水中浸泡 10 分钟，沥干水分。

2 锅内放油烧热，放入花椒炸至表面开始变黑，捞出，放入干红辣椒，随后立即将沥干水的土豆丝倒进去，翻炒几下，放入醋、盐，土豆丝将熟时加入葱段，拌匀即可。

功效揭秘

醋、辣椒都可促进消化，土豆保钾排钠，所以此道菜可以对高血压患者起到健胃消食、降血压的作用。

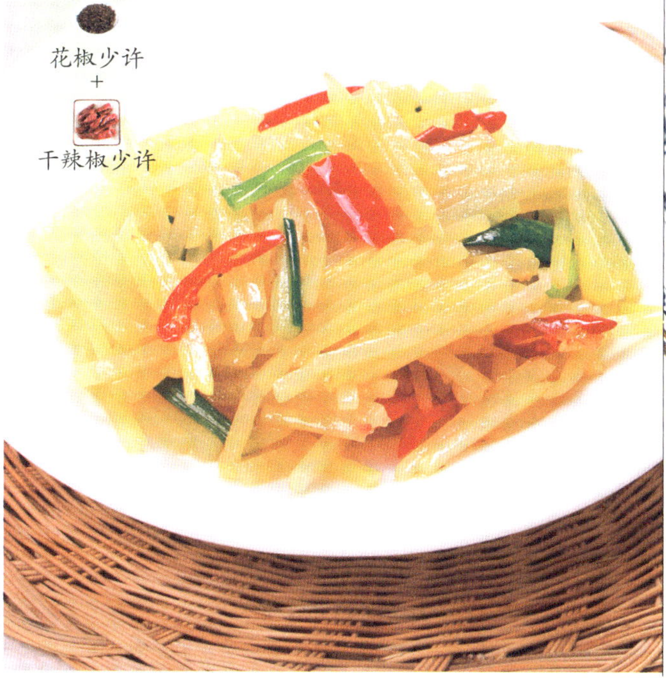

地三鲜

保证血液循环通畅

材料

土豆 200 克 + 茄子 200 克 + 柿子椒 100 克

调料

葱末 2 克 + 盐 2 克 + 老抽 5 克 + 水淀粉 10 克

做法

1 土豆洗净，去皮，切块；茄子洗净，去皮，切块；柿子椒洗净，去蒂及子，切片。

2 锅中放油烧热，将茄子块、土豆块和柿子椒片分别过油，茄子炸软，土豆炸黄，柿子椒稍微过油即可。

3 锅内倒油烧热，放茄子块、土豆块，倒老抽翻炒后，加盖烧 5 分钟。

4 倒柿子椒片，加盐调味，用水淀粉勾芡，撒葱末即可。

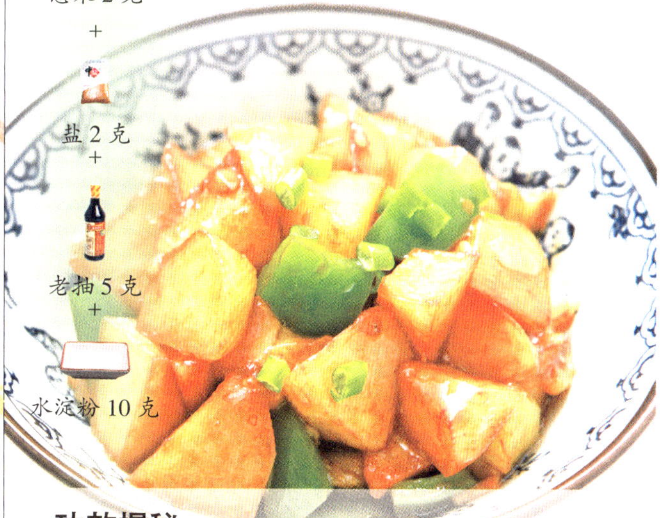

功效揭秘

土豆含钾多，能有效排出体内的钠；茄子含芦丁，能增加微血管的韧性和弹性。搭配食用，能起到保证血液循环通畅、平稳血压的作用。

莴笋

有利于稳定血压

性味 性凉，味甘、苦

归经 归小肠、胃经

有何降压功效

莴笋高钾低钠，有利于体内水盐的平衡，维持血压稳定，对高血压患者十分有益。

对并发症的益处

莴笋中含有一种芳香烃化合物，可分解食物中的致癌物亚硝胺，防止高血压患者癌细胞的形成。

小贴士 用莴笋叶100克榨汁，可消除口腔异味。

每100克可食部营养素

名称	含量
热量	14 千卡
钠	36.5 毫克
脂肪	0.1 克
蛋白质	1.0 克
碳水化合物	2.8 克
不溶性膳食纤维	0.6 克

每天推荐量

每天宜摄入 100 克。

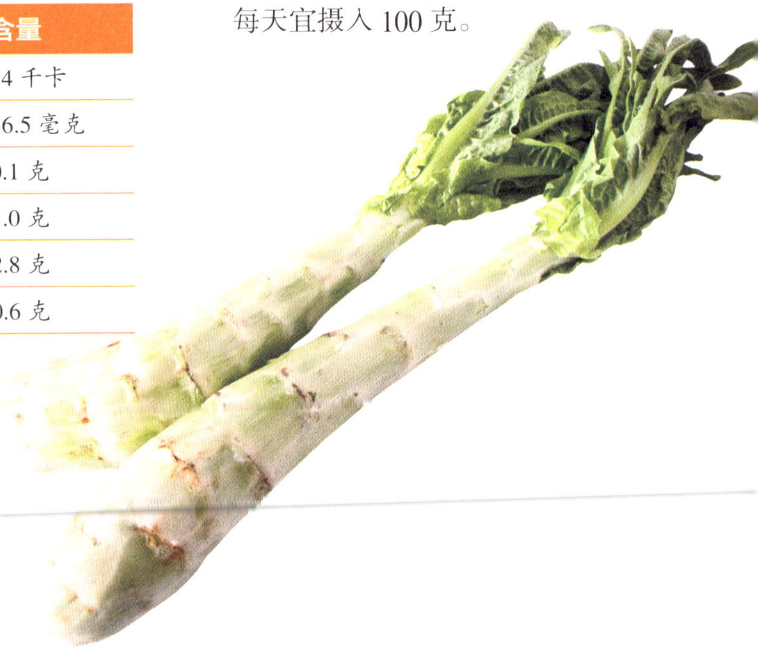

最佳食用方法

热炒

莴笋可用来热炒，味道清新且略带苦味，可刺激高血压患者消化酶分泌，增进食欲。

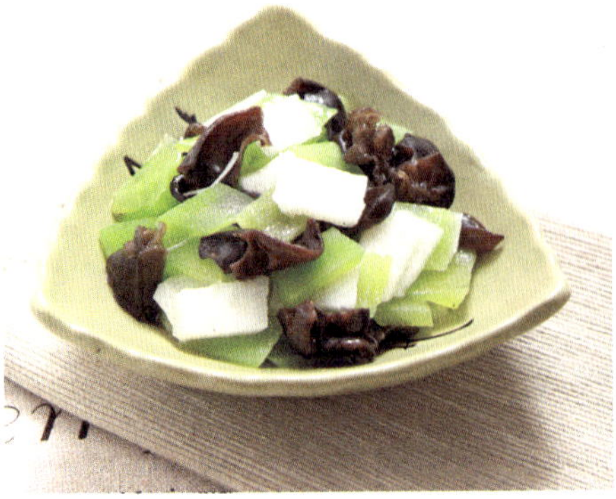

凉拌

莴笋可用来凉拌，其含有多种维生素和矿物质，高血压患者食用可调节神经系统功能。

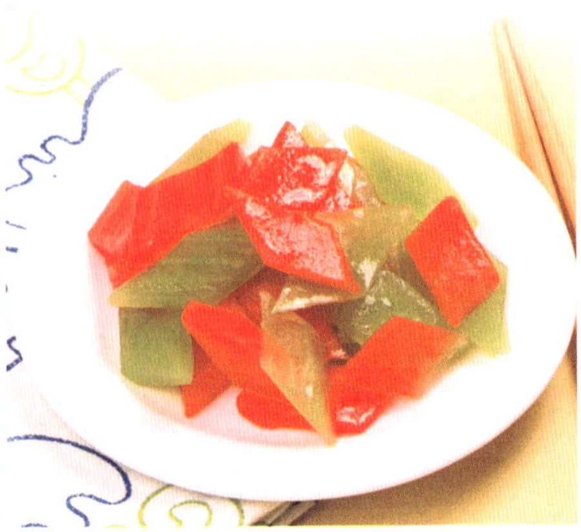

平菇炒莴笋

促进消化，防便秘

材料

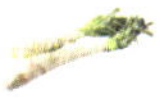

莴笋 200 克

\+

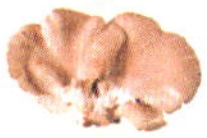

平菇 50 克

调料

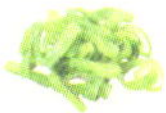

葱花 5 克

\+

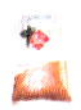

盐 2 克

做法

1 莴笋去老皮和叶子，洗净，切片，沸水焯熟；平菇洗净，撕成小片，放入沸水中焯烫，捞出。

2 炒锅置火上倒油烧热，炒香葱花，放入莴笋片翻炒均匀，淋入少许清水烧至熟透，下入焯好的平菇，加盐调味即可。

功效揭秘

平菇、莴笋中均含有膳食纤维，可吸收多余的胆固醇，将其排出体外，对预防便秘、肠癌、动脉硬化、高脂血症、糖尿病、高血压等都十分有利。

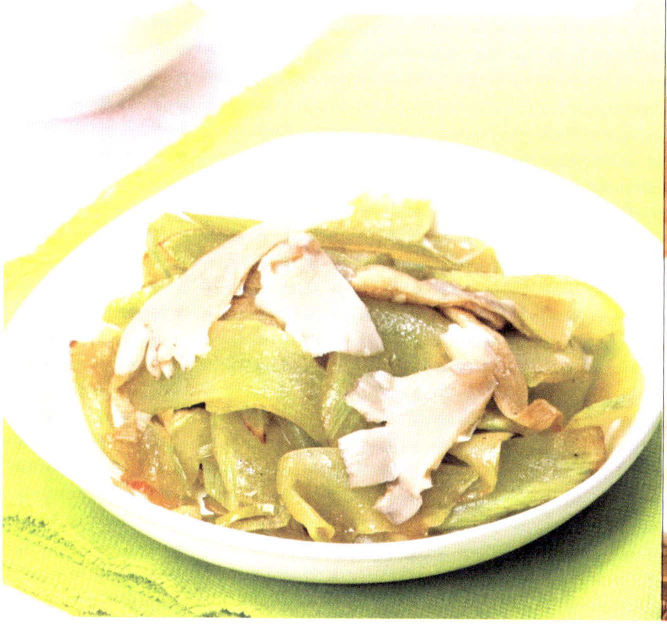

凉拌莴笋

刺激消化酶分泌

材料

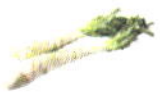

莴笋 300 克

\+

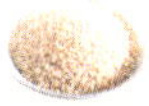

熟白芝麻适量

调料

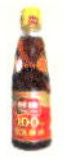

香油适量

\+

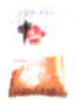

盐 2 克

\+

白糖少许

做法

1 莴笋去掉叶和皮，取茎肉，洗净，切细丝，入沸水中焯烫一下，捞出过凉，沥干水分备用。

2 取小碗，加白糖、盐、香油拌匀，对成调味汁。

3 取盘，放入莴笋丝，淋上调味汁拌匀，撒上熟白芝麻即可。

功效揭秘

此道菜味道清新且略带苦味，可刺激消化酶分泌，增进食欲，很适合高血压患者经常食用。

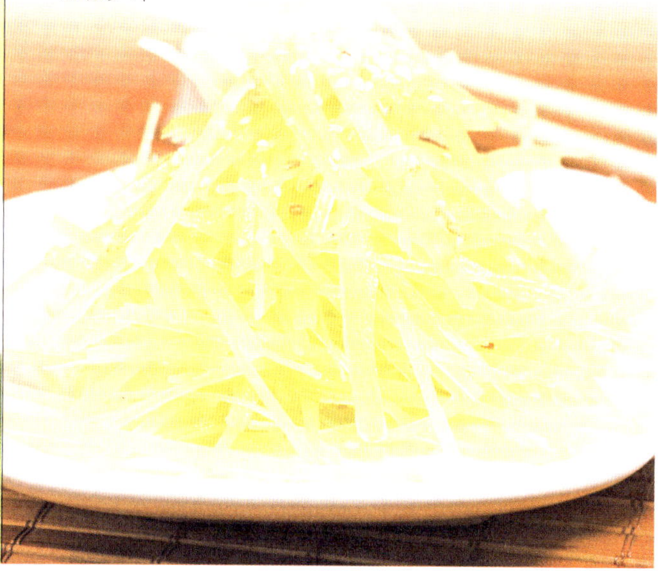

胡萝卜

健脾益气，调节血压

性味 性平，味甘

归经 归肺、脾、肝经

有何降压功效

胡萝卜含有胡萝卜素、膳食纤维等物质，可调节血压、健脾益气。

对并发症的益处

常吃胡萝卜有利于血糖保持正常水平，减少高血压患者并发糖尿病的危险。

小贴士 胡萝卜1根、玉米1~2根、瘦肉或排骨适量、生姜1小块，做胡萝卜玉米汤，防晒、淡化黑色素。

每100克可食部营养素

名称	含量
热量	37千卡
钠	71.4毫克
脂肪	0.2克
蛋白质	1.0克
碳水化合物	8.8克
钾	190.0毫克

每天推荐量

每天宜摄入70克。

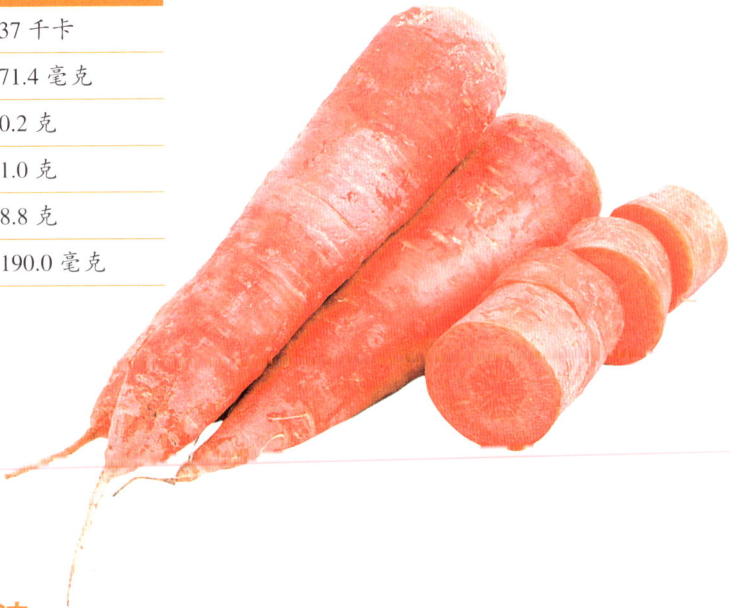

最佳食用方法

热炒

胡萝卜可热炒，有利于营养素的吸收，是高血压患者的食疗佳品。

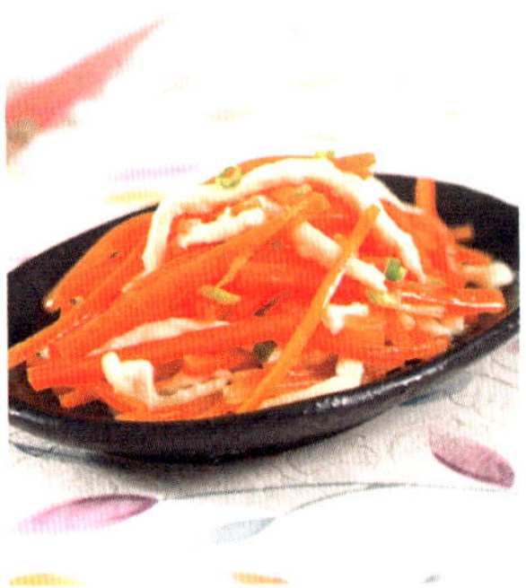

做汤

胡萝卜可用来做汤，其含有的膳食纤维可增加高血压患者的胃肠蠕动，促进代谢，通便防癌。

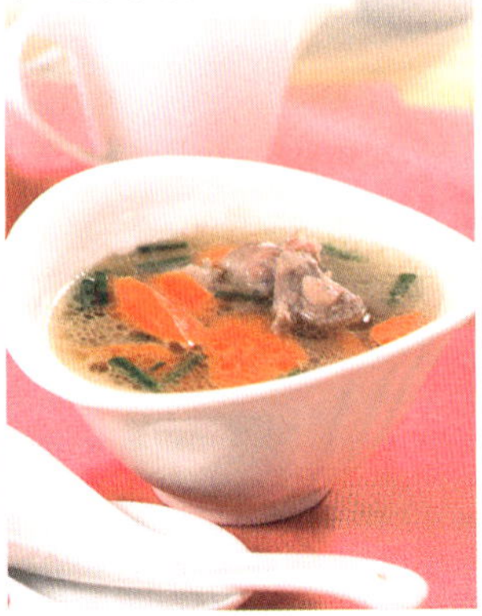

榨汁

胡萝卜含有大量胡萝卜素，高血压患者可榨汁饮用，有明目的功效。

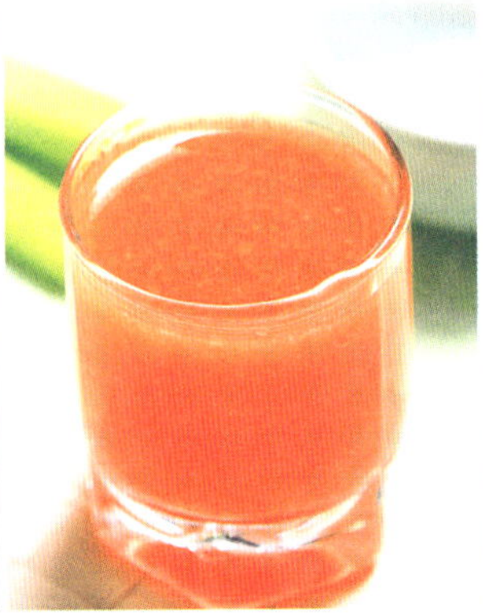

胡萝卜雪梨炖瘦肉

提高免疫力

材料

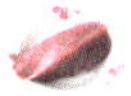

猪瘦肉 100 克

+

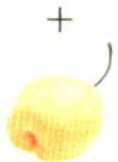

雪梨 2 个

+

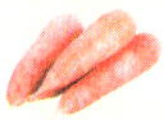

胡萝卜 1 根

做法

1 猪瘦肉洗净，切成小块；雪梨洗净，去皮去核，切小块；胡萝卜洗净，去皮，切片。

2 锅中加入冷水，然后将猪瘦肉、雪梨、胡萝卜、姜片放入锅内，大火烧开，再用小火慢炖 30 分钟，最后加盐调味即可。

调料

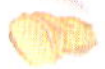

姜片适量

+

盐 2 克

功效揭秘

因为胡萝卜和雪梨中含有丰富的维生素，猪瘦肉含有丰富的蛋白质，三者搭配可提高高血压患者的免疫力。

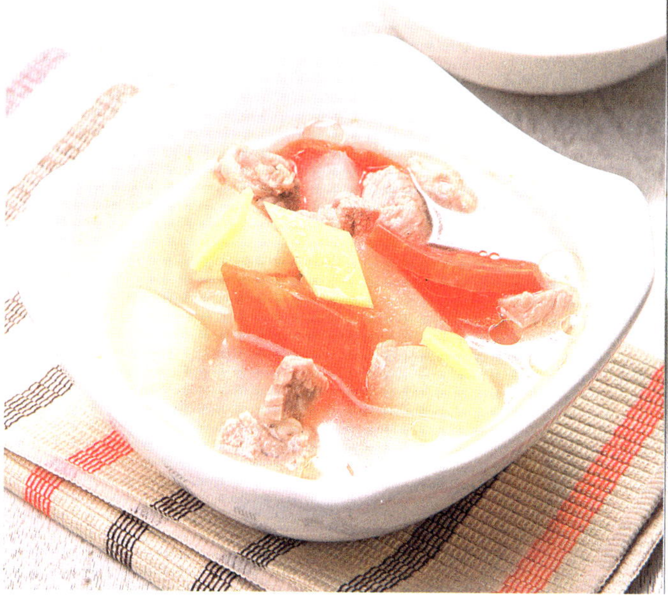

红薯拌胡萝卜丝

补肝明目

材料

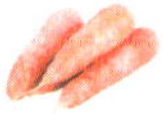

胡萝卜 200 克

+

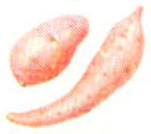

红薯 200 克

+

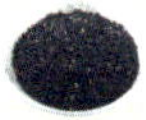

黑芝麻适量

做法

1 红薯去皮，洗净，切丝；胡萝卜洗净，去皮，切丝。

2 将红薯丝和胡萝卜丝分别放入沸水中焯烫至熟，捞出沥干水分，混合放入容器内，加盐、香油拌匀，撒上黑芝麻即可。

调料

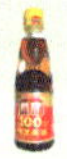

香油适量

+

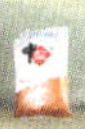

盐 2 克

功效揭秘

胡萝卜含有大量胡萝卜素，有补肝明目的作用，红薯能有效地阻止糖类变为脂肪，二者搭配可对高血压患者起到平稳血糖、解毒、补肝明目的功效。

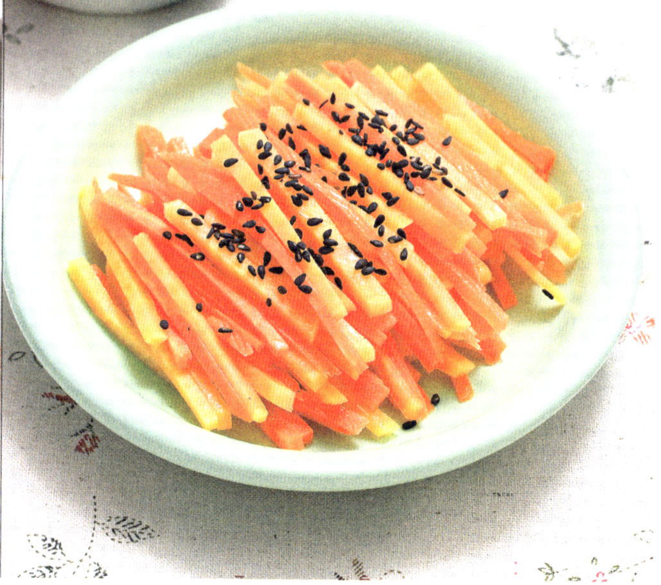

香菇

预防动脉硬化，降血压

性味 性平，味甘

归经 归肝、胃经

有何降压功效

香菇中含有的香菇嘌呤等核酸物质能促进胆固醇的分解和排泄，降低血胆固醇，防止动脉硬化，是高血压人群的理想食物。

对并发症的益处

香菇可降低血胆固醇，防止动脉硬化，是高血患者防治并发心血管疾病的理想食物。

小贴士 香菇与豆腐一起烹调，有利于脾胃虚弱、食欲不振者更好地吸收营养，可作为高血压、高脂血症患者的辅助食疗菜谱。

每100克可食部营养素

名称	含量
热量	26千卡
钠	1.4毫克
脂肪	0.3克
蛋白质	2.2克
碳水化合物	5.2克
膳食纤维	3.3克

每天推荐量

每天宜摄入4~8朵。

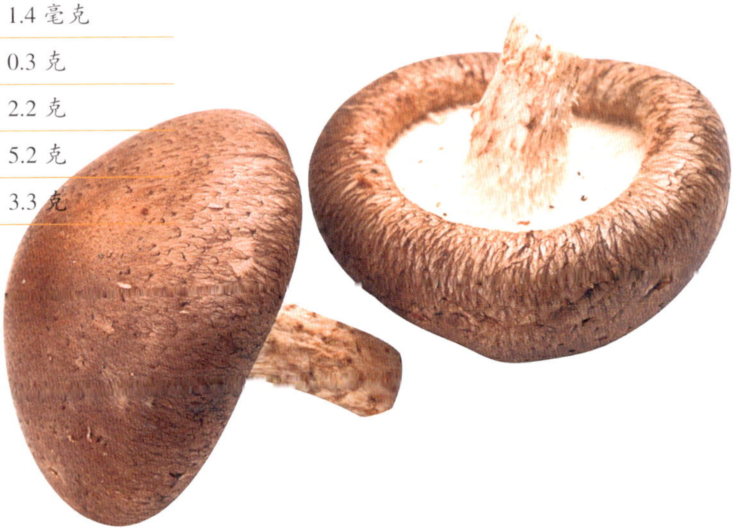

最佳食用方法

煮粥

香菇营养丰富，香气沁脾，味道鲜美，可用来煮粥，是高血压患者的营养养生粥。

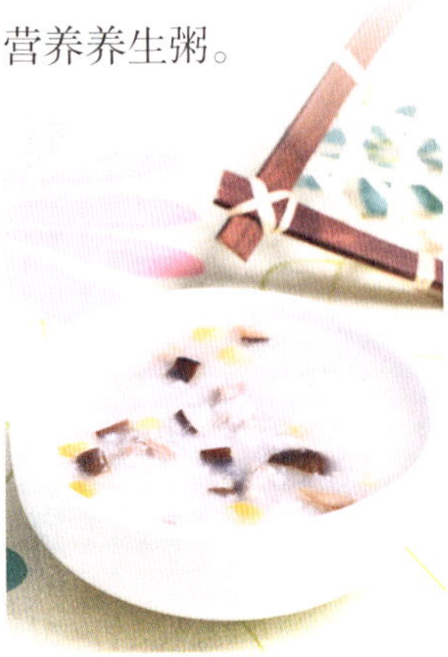

热炒

香菇可用来与其他食材搭配热炒，其富含嘌呤和膳食纤维，故高血压患者食用可有效降脂。

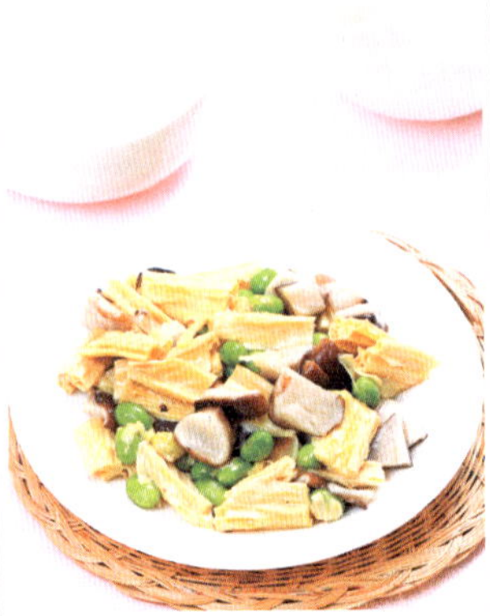

做汤

香菇具有高蛋白、低脂肪、多维生素的营养特点，可用来做汤，有助于高血压患者营养物质的吸收。

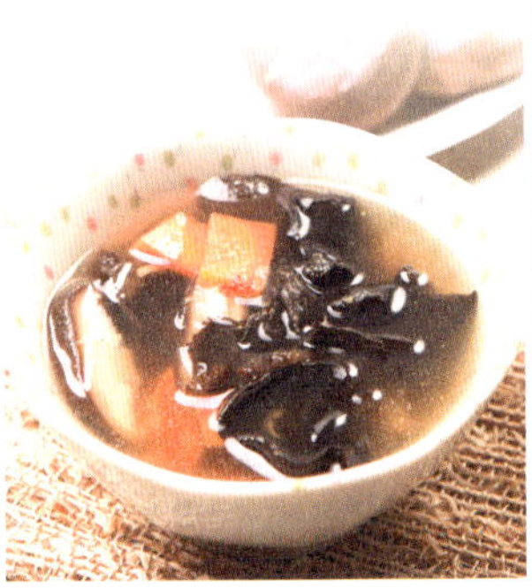

三鲜拌春笋

提高免疫力

材料

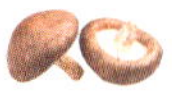
鲜香菇 100 克
+

春笋 100 克
+
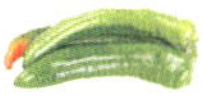
青椒 50 克
+
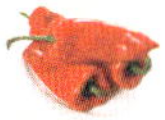
红椒 50 克

调料

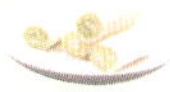
葱段适量
+
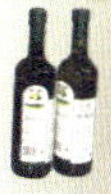
橄榄油适量
+
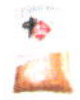
盐 2 克

做法

1 将春笋洗净，去皮，切成菱形；香菇去蒂，洗净，切片；青椒、红椒洗净，去子，切片。

2 锅置火上，加入适量清水烧开，加入盐，烧沸后放入春笋、香菇、青椒、红椒焯一下，捞出凉凉，加葱段、橄榄油拌匀即可。

功效揭秘

春笋是低能量、低脂肪、高膳食纤维的食物，香菇富含嘌呤，椒类含丰富的维生素 C 等，彼此搭配可促进食欲，提高高血压患者的免疫力。

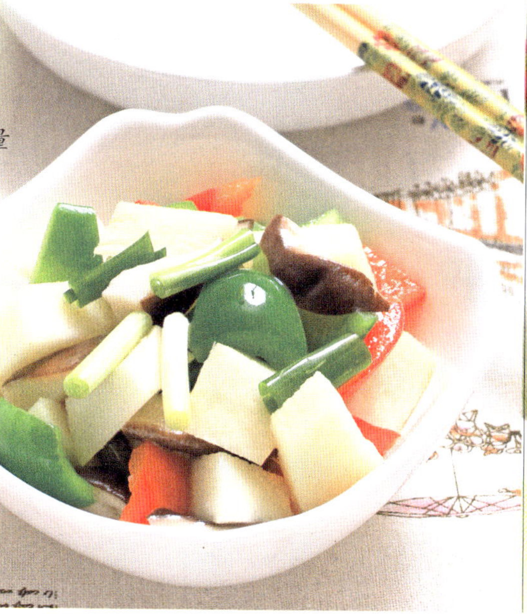

香菇西蓝花

预防动脉硬化

材料

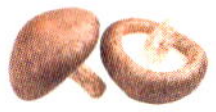
鲜香菇 150 克
+
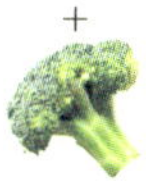
西蓝花 150 克

调料

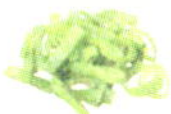
葱花适量
+

盐适量

做法

1 鲜香菇去蒂，洗净，入沸水中焯透，捞出，凉凉，切片；西蓝花洗净，掰成小朵，入沸水中焯 1 分钟，捞出。

2 炒锅置火上，倒入适量植物油，待油温烧至七成热，放葱花炒出香味，放入香菇片和西蓝花翻炒均匀，用盐调味即可。

功效揭秘

西蓝花含有特殊的芥子油等物质，能预防动脉硬化，且其膳食纤维的含量也很丰富，对高血压伴有高脂血症、动脉硬化的患者有益。

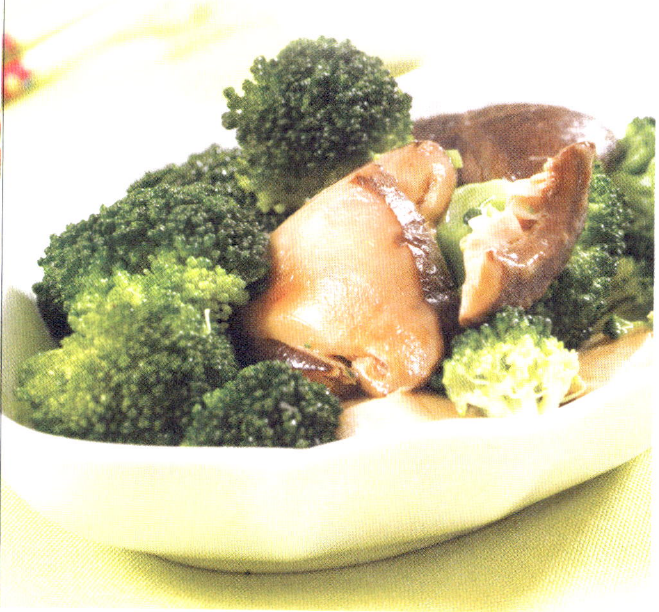

金针菇

降低高血压患者发生脑卒中的概率

性味 性寒，味甘、咸

归经 归肝、胃、肠经

有何降压功效

高血压患者服用了利尿药物后，排尿量增多，会使钾的流失量增大。金针菇含钾多钠少，可保护血管，防止动脉壁受损。

对并发症的益处

金针菇含有植物多糖，可增强机体对癌细胞的抵抗能力，从而起到防癌作用。

小贴士 金针菇300克、胡萝卜1根，做胡萝卜拌金针菇，可增强抵抗力。

每100克可食部营养素

名称	含量
热量	26千卡
钠	4.3毫克
脂肪	0.4克
蛋白质	2.4克
碳水化合物	6.0克
维生素E	1.1毫克

每天推荐量

每天宜摄入20～30克。

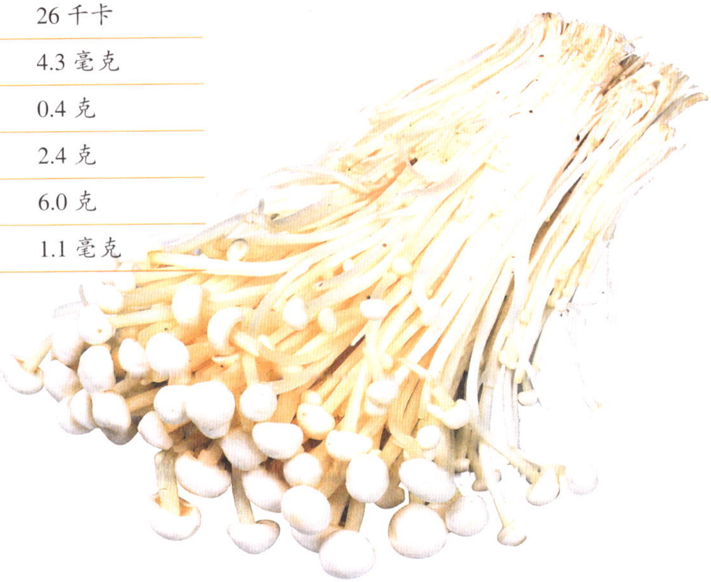

最佳食用方法

凉拌

金针菇可用来凉拌，抑制高血压患者血脂升高，防止高血脂症，从而减少心血管疾病的发生。

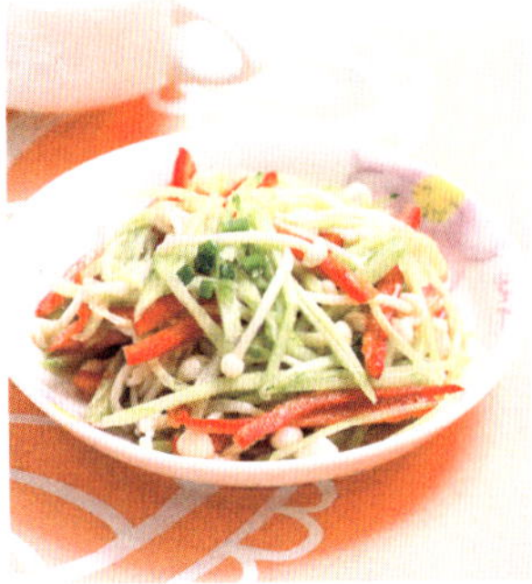

热炒

金针菇可用来炒菜，降脂降压，有助于高血压患者稳定病情。

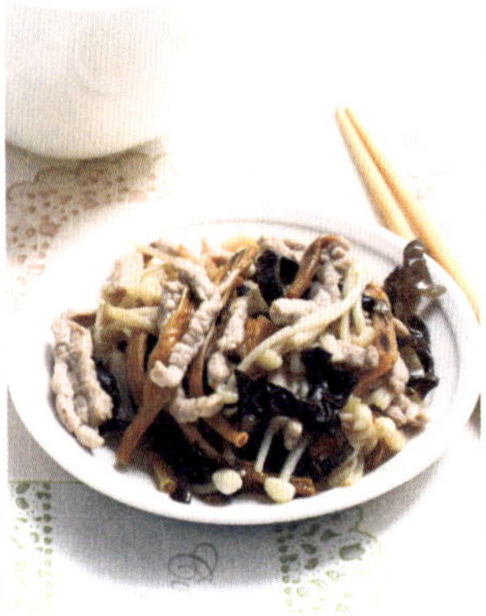

做汤

金针菇可用来做汤，可增强体内的生物活性，促进新陈代谢，有益于高血压患者营养素的吸收。

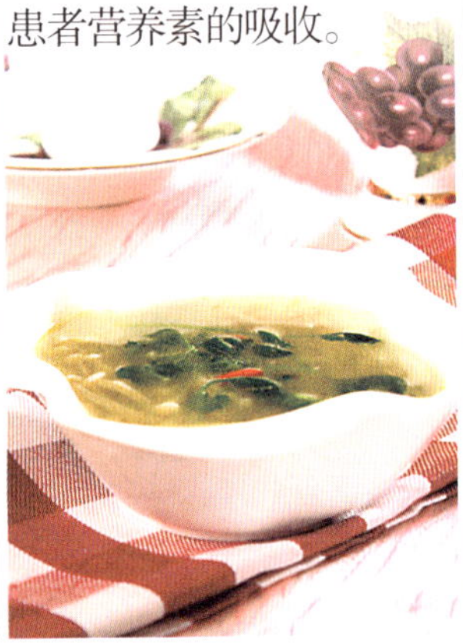

金针菇鸡丝

增强免疫力

材料

鸡胸肉 200 克
+
金针菇 50 克
+
青椒 50 克

调料

葱丝 5 克
+
姜末 5 克
+
淀粉 15 克
+
盐 2 克
+
香油少许

做法

1 鸡胸肉洗净，切丝，放入碗中，加入姜末、淀粉抓匀，腌 10 分钟；金针菇洗净，切除根部备用；青椒洗净，去子，切丝。

2 锅内倒油烧热，放入鸡丝、金针菇炒熟，加盐调匀，放入葱丝及青椒丝炒熟，淋上香油即可。

功效揭秘

金针菇和鸡肉中都富含蛋白质，能够刺激人体产生更多的抗过敏因子，加速人体新陈代谢，增强人体免疫力，从而预防高血压患者患过敏性疾病。

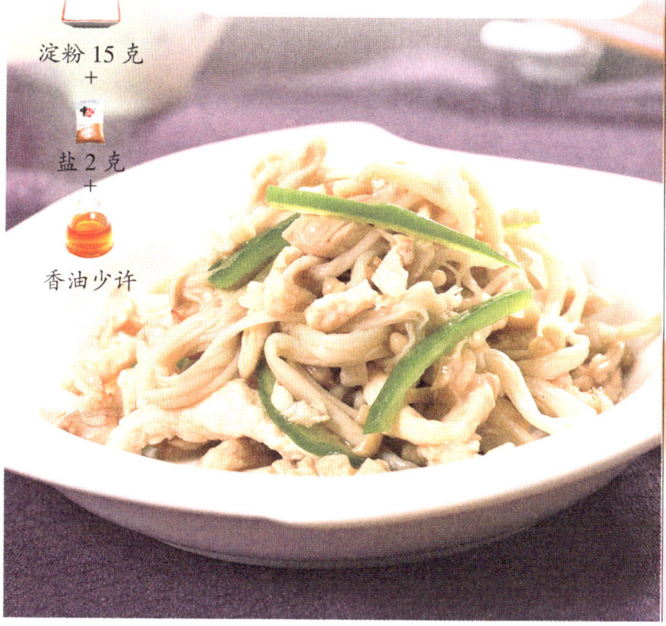

萝卜金针菇拌鸡丝

增强抵抗力

材料

金针菇 100 克
+
鸡胸肉 200 克
+
心里美萝卜 100 克

调料

蒜末适量
+
香油适量
+
酱油适量
+
醋适量
+
盐 2 克

做法

1 将鸡胸肉洗净，切丝，入沸水中焯烫至熟，捞出过凉；金针菇洗净，入沸水中焯熟，捞出过凉，沥干水分；心里美萝卜去皮，洗净，切成丝。

2 将鸡丝、金针菇丝、萝卜丝放入容器内，加入蒜末、酱油、香油、盐、醋拌匀即可。

功效揭秘

萝卜所含热量较少，膳食纤维较多，鸡胸肉富含蛋白质，金针菇含有多糖体朴菇素，三者搭配，可降脂降压，增强高血压患者抵抗力。

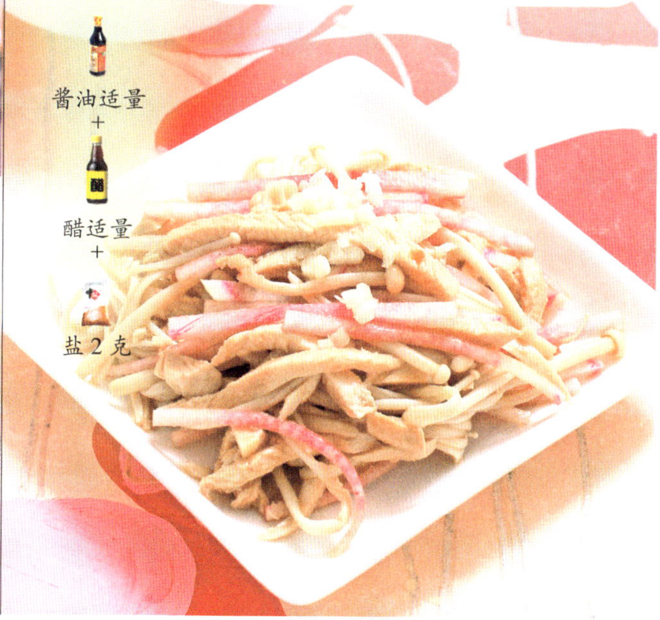

海带

降低血液黏度

性味 性寒，味咸

归经 归脾、肾经

有何降压功效

海带中所含盐藻多糖可防治血栓和因血液黏度增大而引起的血压上升，还含能扩张外周血管的钾和有利尿、降压作用的甘露醇，对高血压患者十分有益。

对并发症的益处

海带中的多糖类物质能降低血液中胆固醇和甘油三酯的含量，对高血压并发冠心病、高脂血症的患者有益。

小贴士 海带、生菜各100克，可做海带生菜汤，能够清热散结，防治乳腺增生。

每100克可食部营养素

名称	含量
热量	12千卡
钠	8.6毫克
脂肪	0.1克
蛋白质	1.2克
碳水化合物	2.1克
钾	246.0毫克

每天推荐量

每天宜摄入50~70克（水发）。

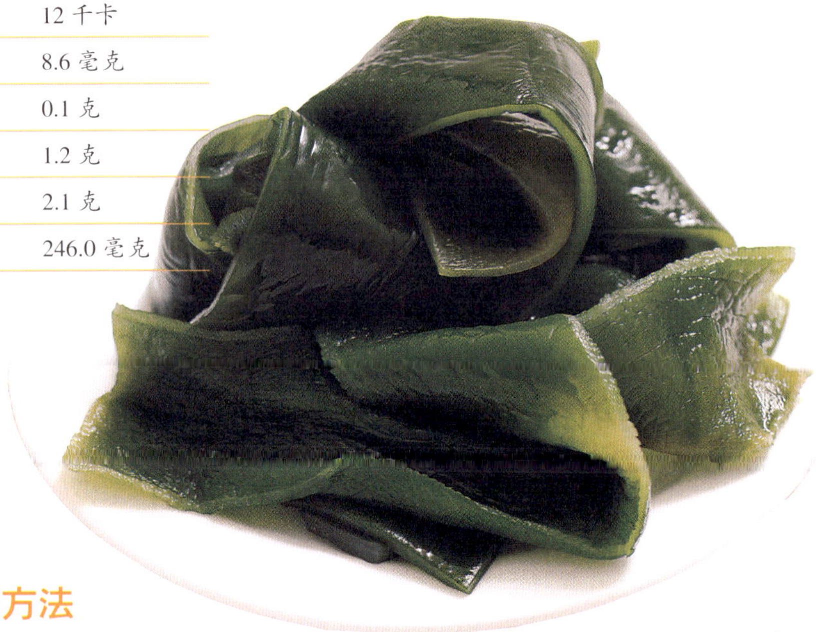

最佳食用方法

凉拌

海带营养丰富，含有较多的碘质、钙质，可用来凉拌，高血压患者食用，可清热解毒。

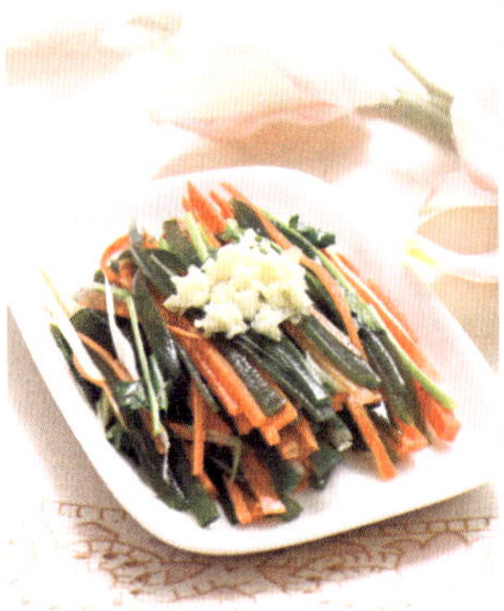

做汤

海带中所含有的碘，是体内合成甲状腺素的主要原料，可用来做汤，如海带排骨汤，有助于高血压患者补充钾元素。

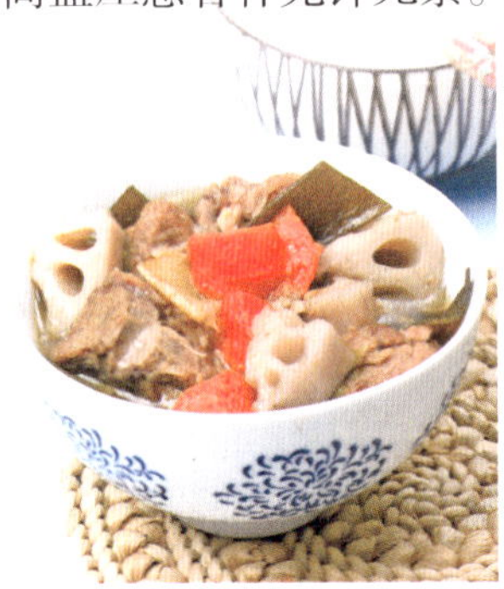

榨汁

海带可以榨汁，高血压患者饮用，清新又养生。

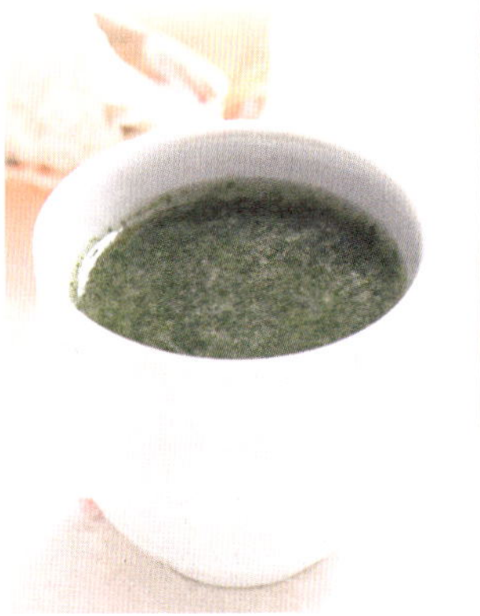

海带炖豆腐

抑制脂肪吸收

材料

豆腐 300 克

\+

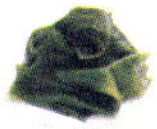

海带 100 克

调料

葱花 5 克

\+

姜末 5 克

\+

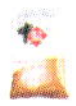

盐 2 克

做法

1 将海带用温水泡发，洗净，切成块；豆腐先切成大块，放入沸水中煮一下，捞出凉凉，然后切成小方块备用。

2 锅内倒入适量油，待油烧热时，放入姜末、葱花煸香，然后放入豆腐块、海带块，加入适量清水大火煮沸，再加入盐，改用小火炖至海带、豆腐入味时出锅即可。

功效揭秘

海带炖豆腐能抑制脂肪的吸收，阻止动脉硬化产生，还能使体内碘元素处于平衡状态。

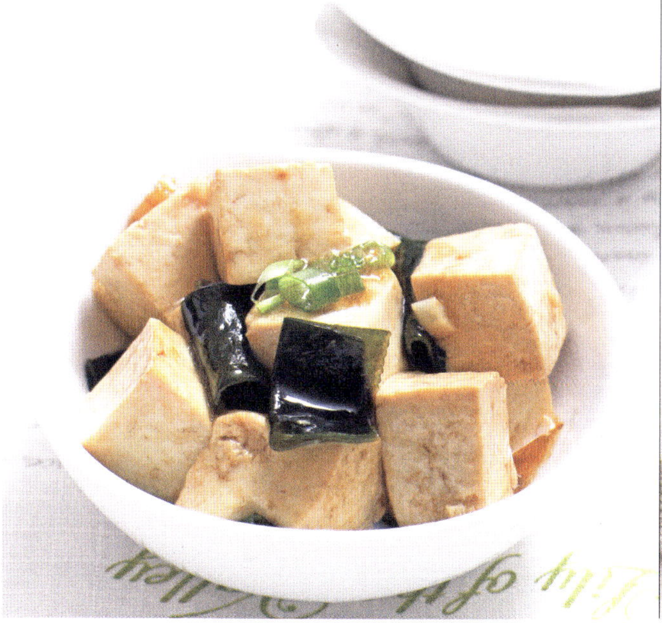

海带冬瓜粥

排毒消火

材料

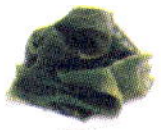

海带 50 克

\+

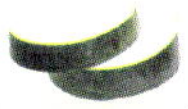

冬瓜 100 克

\+

大米 50 克

调料

葱末 10 克

\+

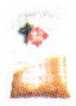

盐 2 克

做法

1 冬瓜洗净，去皮去瓤，切块；海带泡软洗净，切丝；大米淘洗干净，用水浸泡 30 分钟。

2 锅置火上，倒入适量清水烧开，放入大米，大火煮沸 10 分钟后加入冬瓜块、海带丝，继续熬煮至米烂粥稠，出锅前撒上葱末，放盐调味即可。

功效揭秘

冬瓜和海带两者均能起到消痰、祛湿、清热解毒的功效，搭配大米一起煮粥食用，能防止高血压患者上火。

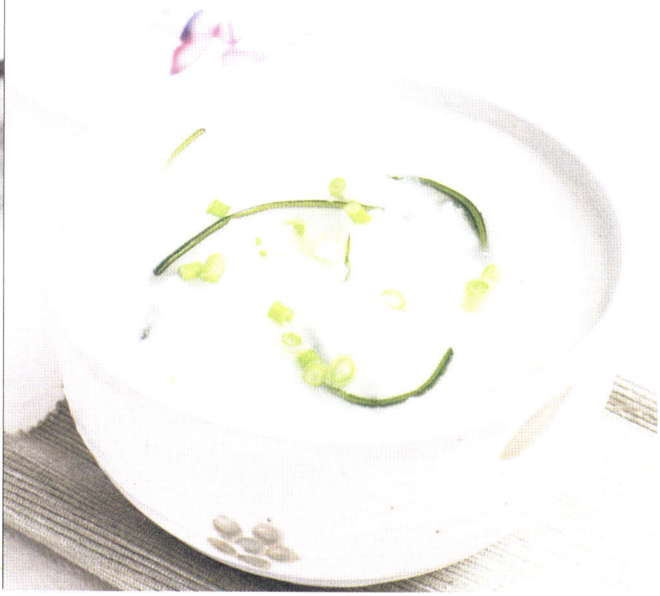

牛瘦肉

补锌强体

性味 性平，味甘

归经 归脾、胃经

有何降压功效

牛瘦肉含丰富的优质蛋白质，适量摄入有利于降低高血压的发病率。牛瘦肉还富含锌元素，研究表明，饮食中增加锌的含量，有助于防止高血压。

对并发症的益处

牛瘦肉可健脾益胃、调补气血，对人体胰岛健康有益，常吃牛肉可预防高血压并发糖尿病。

小贴士 牛瘦肉100克、胡萝卜200克、姜片10克，做牛肉胡萝卜汤可增强体力。

每100克可食部营养素

名称	含量
热量	106千卡
钠	53.6毫克
脂肪	2.3克
蛋白质	20.2克
碳水化合物	1.2克
钾	284.0毫克

每天推荐量

每天宜摄入50~75克。

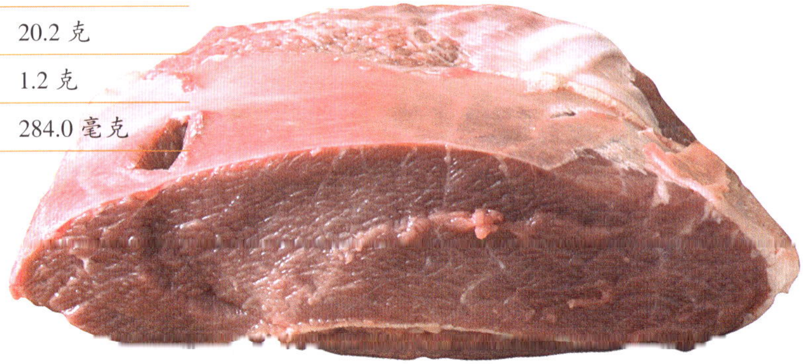

最佳食用方法

热炒

牛肉具有补脾胃、益气血的作用，可用来炒菜。

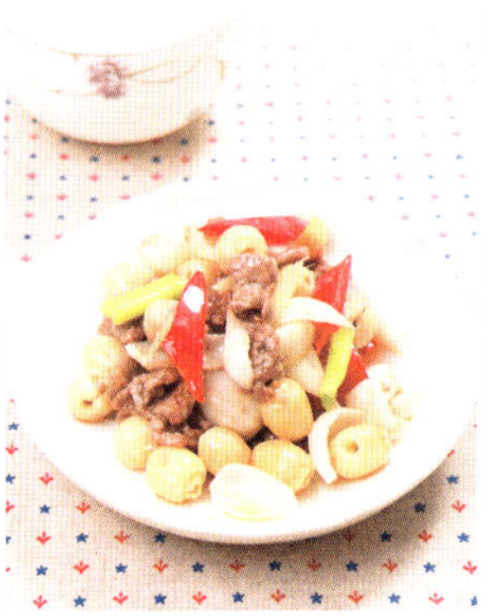

炖汤

牛肉可用来炖汤，可对高血压患者起到补血、强体健胃的作用。

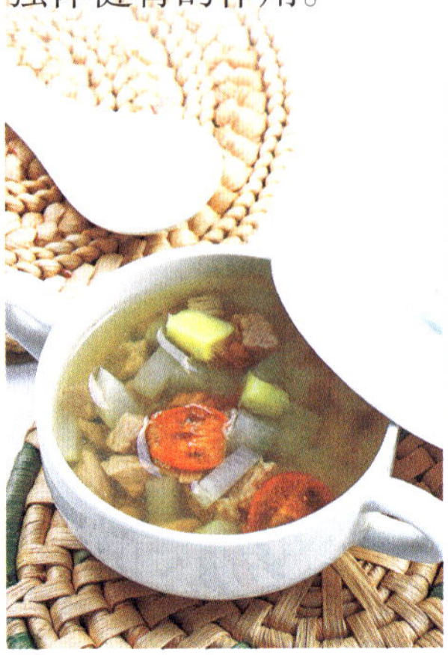

煮粥

牛肉可用来煮粥，对高血压患者可起到补中益气、滋养脾胃、强健筋骨的作用。

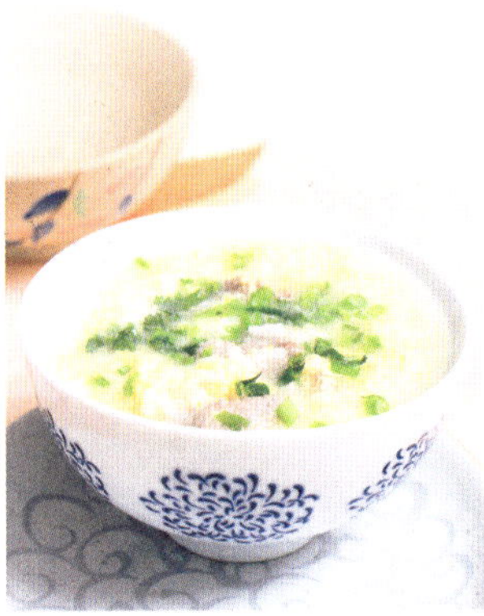

金针牛肉

防止动脉壁受损

材料

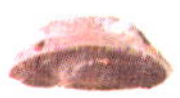

牛瘦肉 200 克
+

金针菇 150 克
+

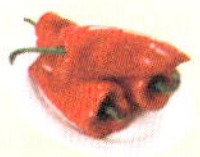

红椒 50 克

调料

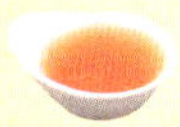

清汤适量
+

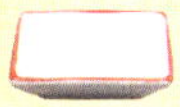

淀粉 8 克
+

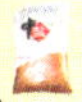

盐 2 克
+

水淀粉 5 克

做法

1 牛瘦肉洗净，切薄片，用淀粉、盐拌匀；金针菇去根，洗净；红椒洗净，切碎。

2 锅置火上，倒油烧至六成热，爆香红椒碎。

3 加入清汤、牛瘦肉片和金针菇，炒至将熟，调入盐，再用水淀粉勾芡即可。

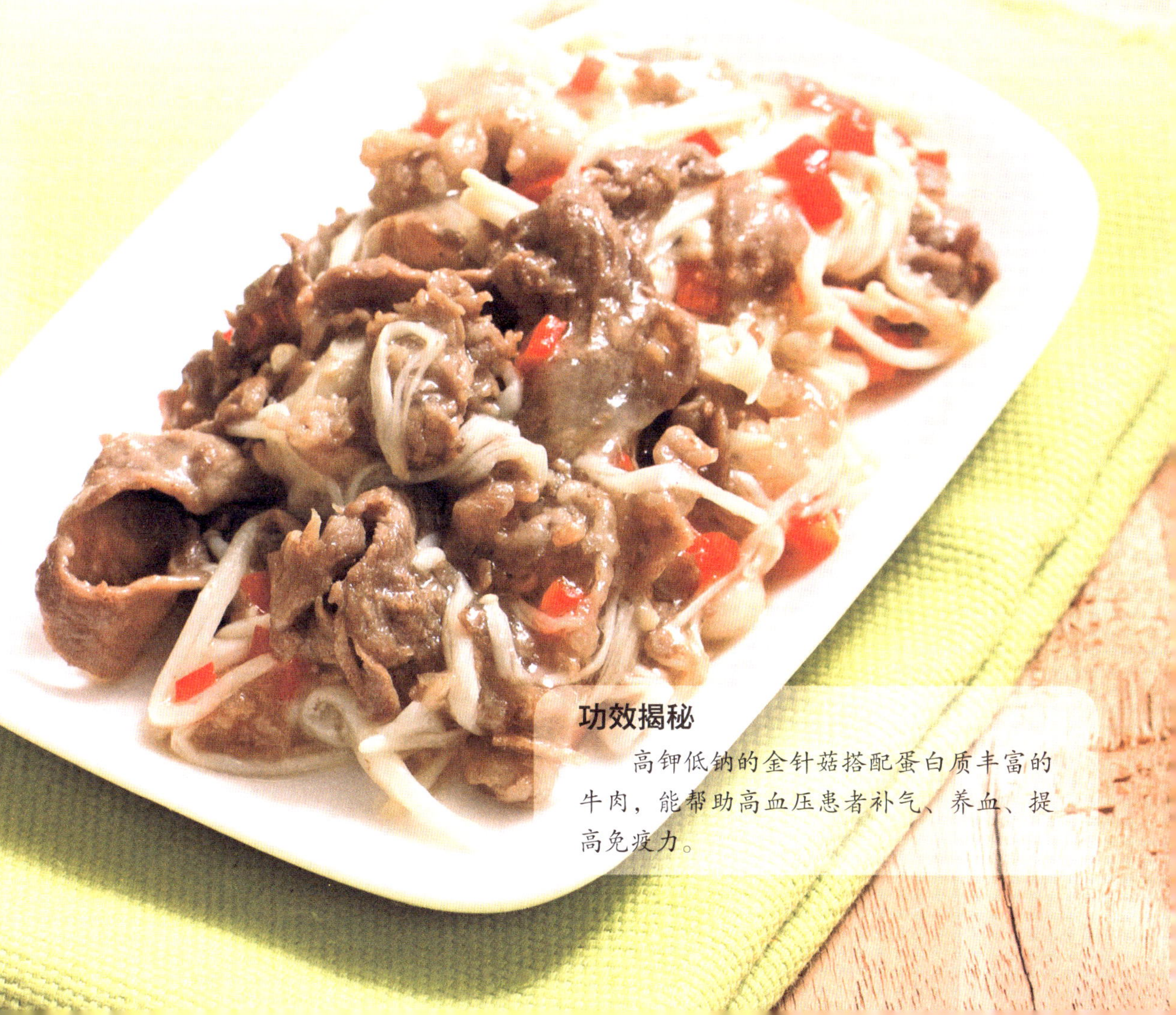

功效揭秘

高钾低钠的金针菇搭配蛋白质丰富的牛肉，能帮助高血压患者补气、养血、提高免疫力。

鸡肉

健脾益气

性味 性温，味甘

归经 归脾、胃经

有何降压功效

鸡肉尤其是鸡爪和鸡腿中含丰富的胶原蛋白，有助于抑制血管紧张素转化酶活性，减少血管紧张素Ⅱ的生成，可使血管舒张，血容量减少，血压下降。

对并发症的益处

鸡肉中含有较多的B族维生素，具有恢复体力、保护皮肤的作用，还对造血有很大帮助，对高血压患者有滋阴补血的功效。

小贴士 净乌鸡半只、黄芪30克、红枣6颗、盐适量，做乌鸡黄芪红枣汤，可辅治体倦、乏力。

每100克可食部营养素

名称	含量
热量	167千卡
钠	63.3毫克
脂肪	9.4克
蛋白质	19.3克
碳水化合物	1.3克
钾	251.0毫克

每天推荐量

每天宜摄入50~75克。

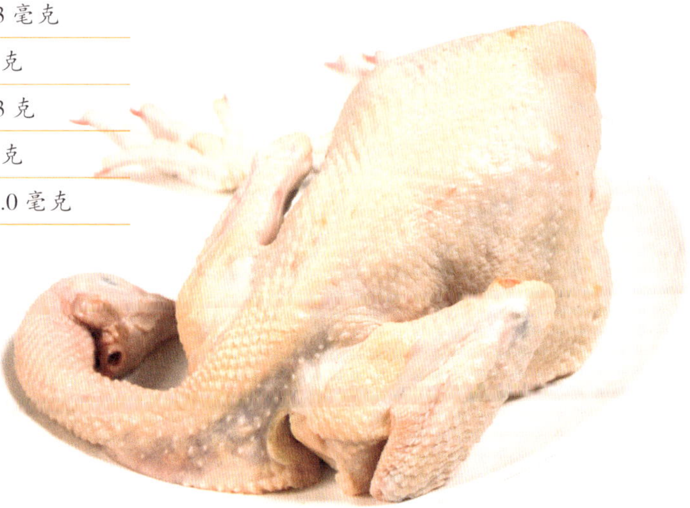

最佳食用方法

热炒

鸡肉可用来炒菜，高血压患者食用可增强体力、强健身体。

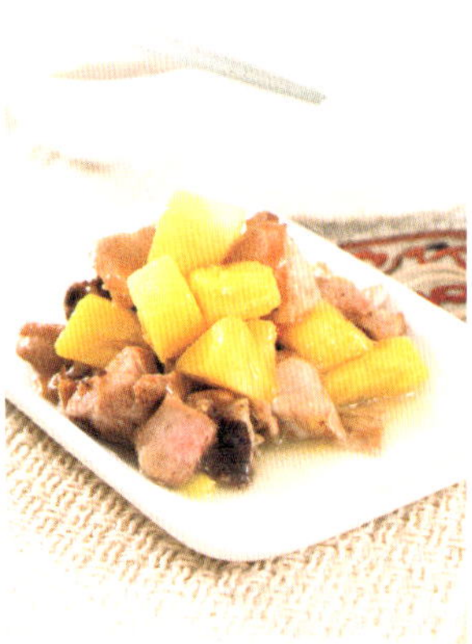

炖汤

鸡肉可用来炖汤，高血压患者经常食用，可健脾补肾、养颜。

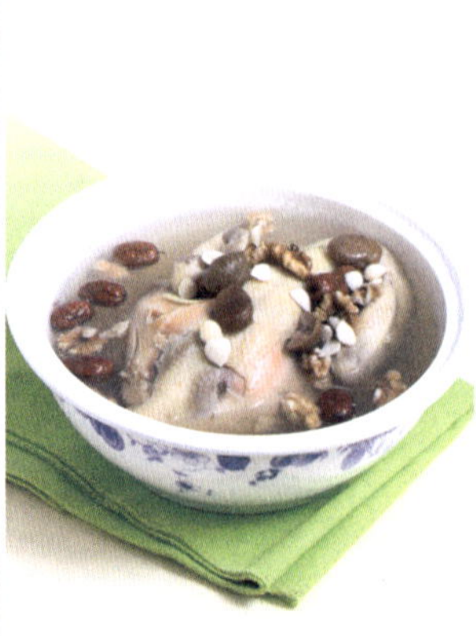

煮粥

鸡肉可用来煮粥，高血压患者经常食用，能够养肝明目、健脾。

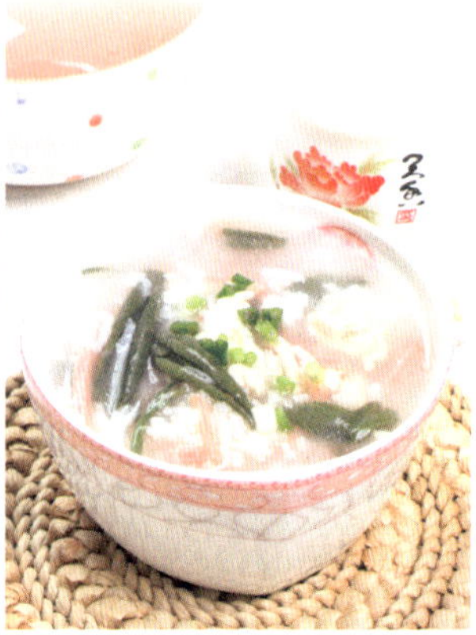

鸡丝豌豆汤

补血壮骨

材料

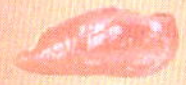

鸡胸肉 100 克

+

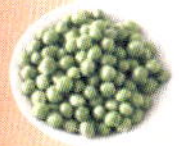

豌豆粒 50 克

调料

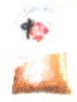

盐 2 克

+

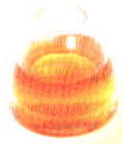

香油少许

做法

1 鸡胸肉洗净，入蒸锅蒸熟，取出来撕成丝，放入汤碗中。

2 豌豆粒洗净，入沸水锅中焯熟，捞出，沥干水分，放入汤碗里。

3 锅置火上，倒入水煮开，加盐调味，浇入放有鸡丝和豌豆粒的汤碗中，淋上香油即可。

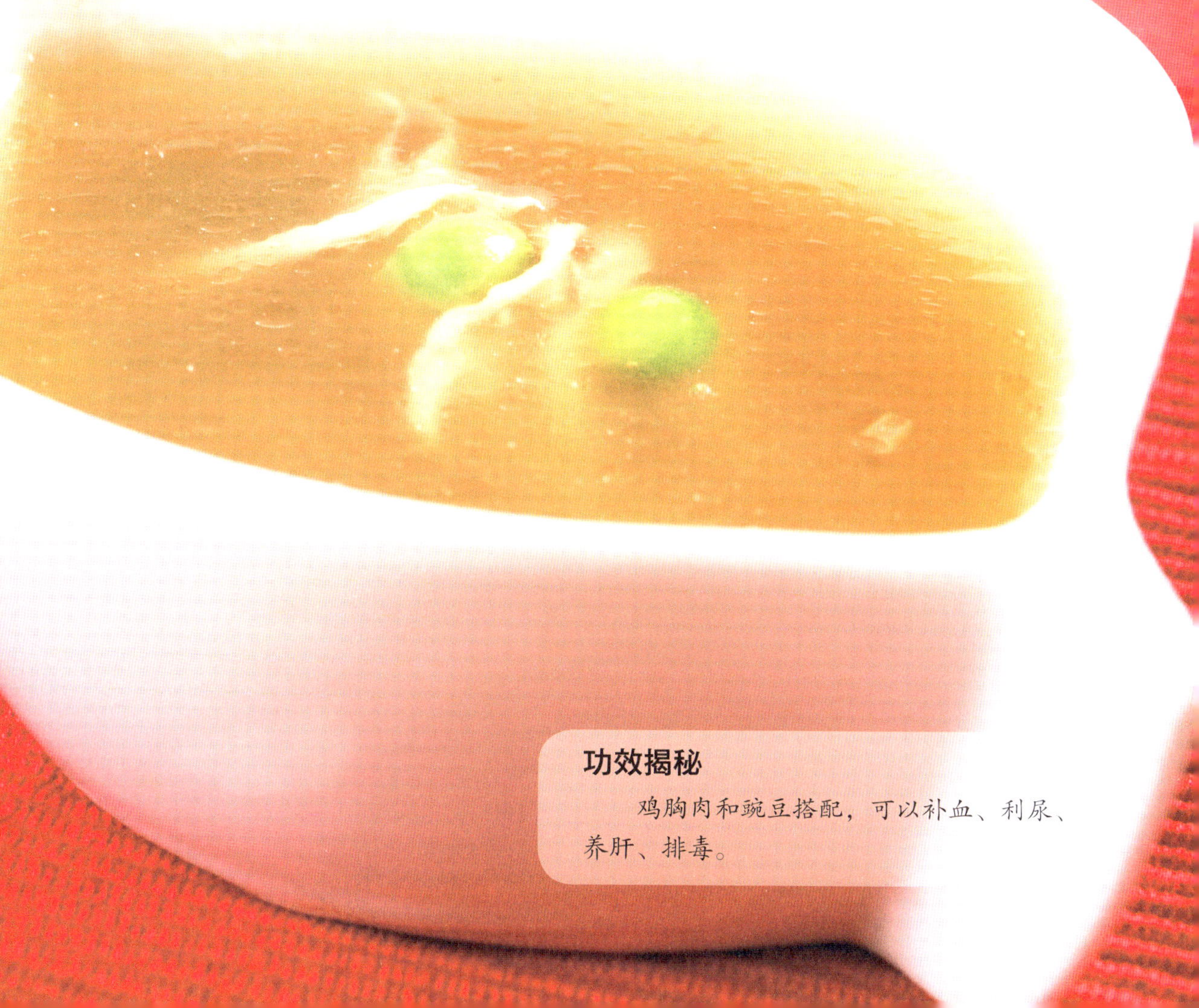

功效揭秘

鸡胸肉和豌豆搭配，可以补血、利尿、养肝、排毒。

鸭肉

凉血，强身

性味 性微凉，味甘、微咸

归经 归肺、脾、肾经

有何降压功效

鸭肉中的钾能有效对抗钠的升压作用，维持血压的稳定。另外，中医认为，鸭肉有清热润燥的功效，能缓解血压升高引起的头晕目眩等症状。

对并发症的益处

鸭肉含有较多B族维生素和维生素E，能有效抵抗脚气病、神经炎和多种炎症，还能抗衰老。

小贴士 大米100克，鸭肉50克，红豆30克，姜片、白糖各适量，做红豆鸭肉粥，可止泻、补血、养颜。

每100克可食部营养素

名称	含量
热量	240千卡
钠	69.0毫克
脂肪	19.7克
蛋白质	15.5克
碳水化合物	0.2克
钾	191.0毫克

每天推荐量

每天宜吃50～75克。

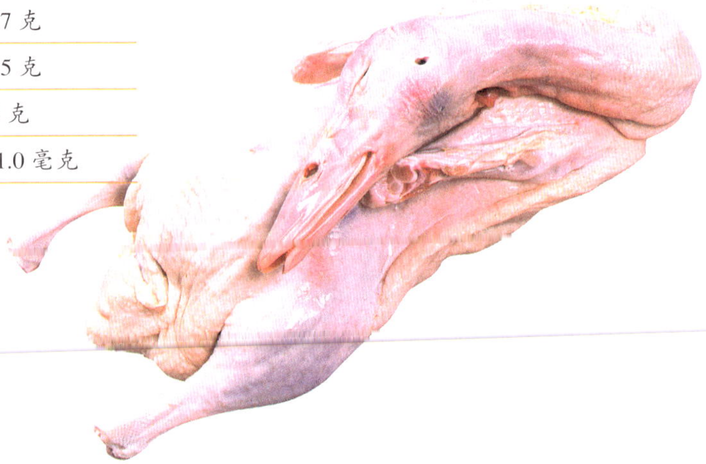

最佳食用方法

炖汤

鸭肉可用来炖汤，对高血压患者具有养胃滋阴、清虚热的作用。

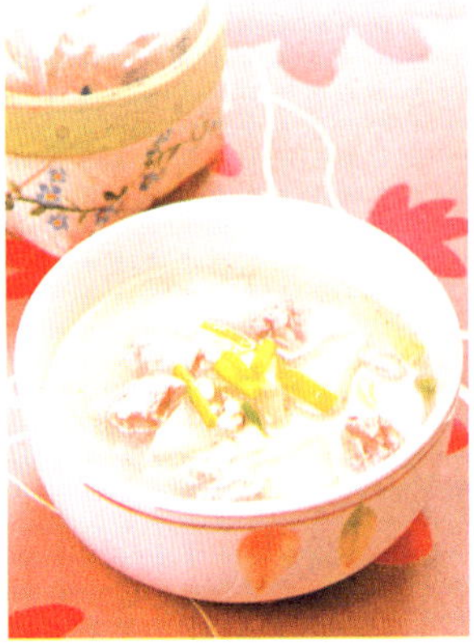

热炒

鸭肉可与其他食材搭配热炒，有助于高血压患者益气补虚。

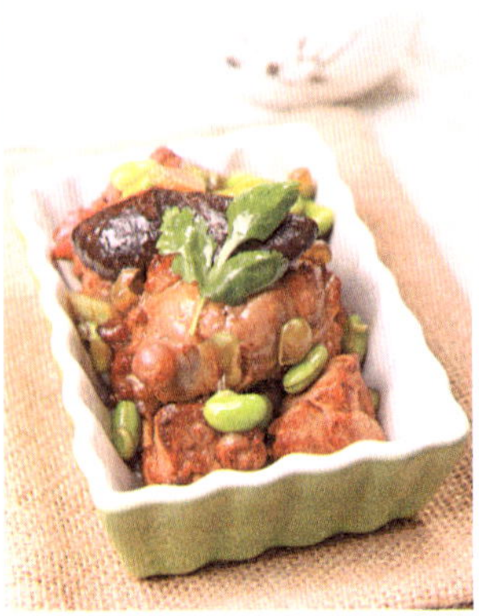

煮粥

鸭肉是一种热量较低、高水分、高蛋白的食品，可用来煮粥，适合高血压患者食用。

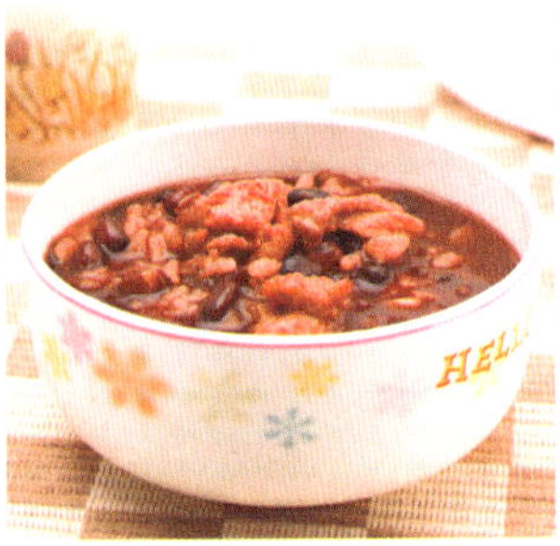

蒜薹鸭丝

润肺补肾

材料

鸭肉 300 克

\+

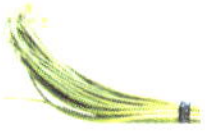

蒜薹 100 克

调料

盐 2 克

\+

白糖适量

\+

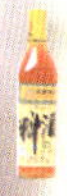

料酒适量

\+

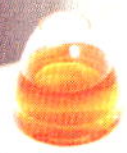

香油适量

做法

1 将蒜薹洗净，切段。

2 鸭肉洗净，焯烫，捞出，沥干水分，切丝。

3 锅内倒油烧热，下鸭丝翻炒，再加蒜薹段，调入盐、白糖、料酒，翻炒均匀，淋上香油即可。

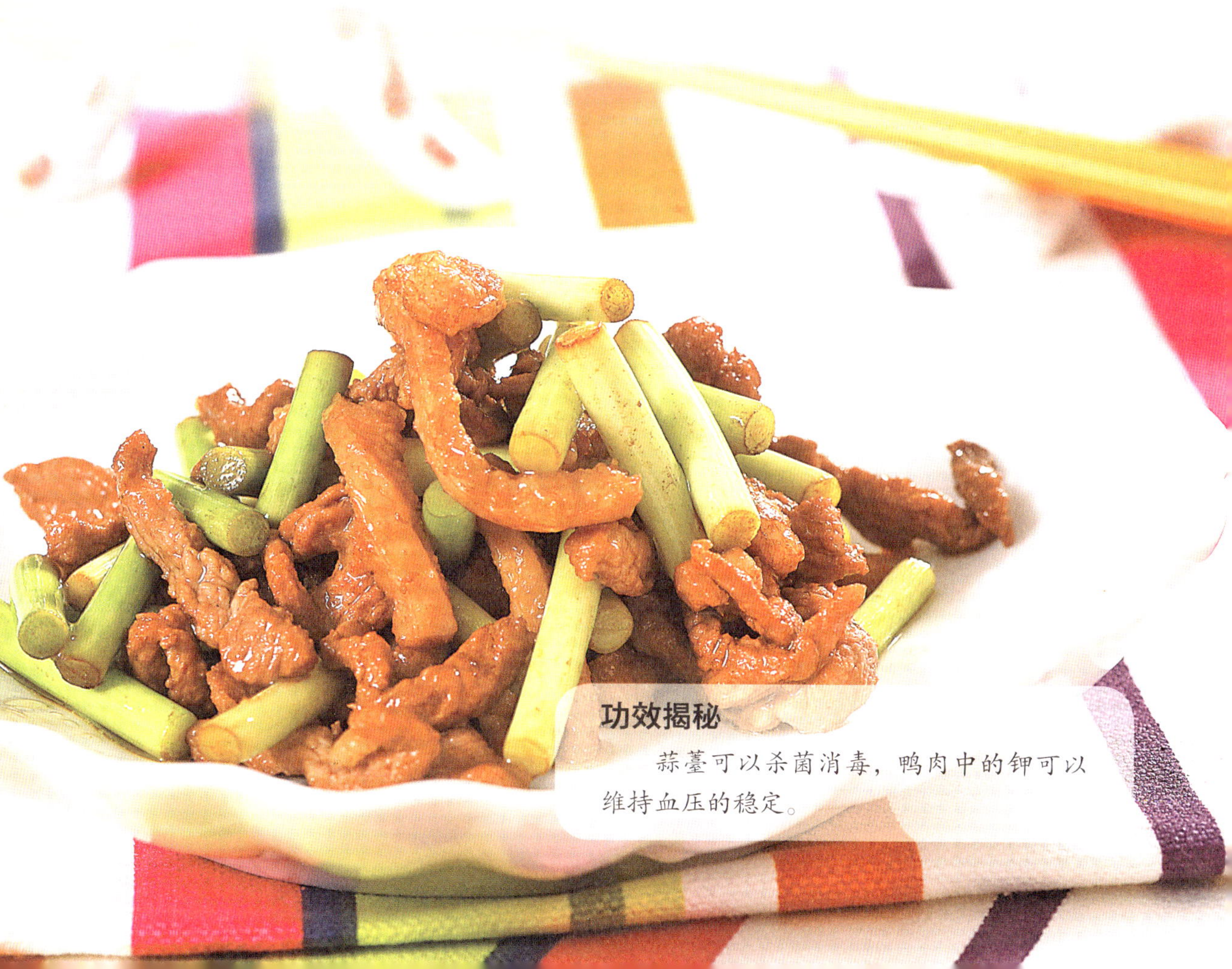

功效揭秘

蒜薹可以杀菌消毒，鸭肉中的钾可以维持血压的稳定。

鸡蛋

改善血液循环

性味　性平，味甘

归经　归肺、脾、胃经

有何降压功效

鸡蛋中的蛋白质可以被胃部和小肠中的酶催化转换，产生具有抑制血管紧张素转换酶活性能力的多肽，使其不能转换为血管紧张素Ⅱ，从而改善血液循环和血压状态。

对并发症的益处

蛋黄中的卵磷脂可促进肝细胞的再生，还对神经系统和身体发育有很大的作用，适合高血压伴有神经衰弱、记忆力减退的人食用。

小贴士　桂圆30克、鸡蛋1个炖食，可以缓解心脾虚损、气血不足。

每100克可食部营养素

名称	含量
热量	144千卡
钠	131.5毫克
脂肪	8.8克
蛋白质	13.3克
碳水化合物	2.8克
维生素A	234.0微克

每天推荐量

每天宜摄入1个。

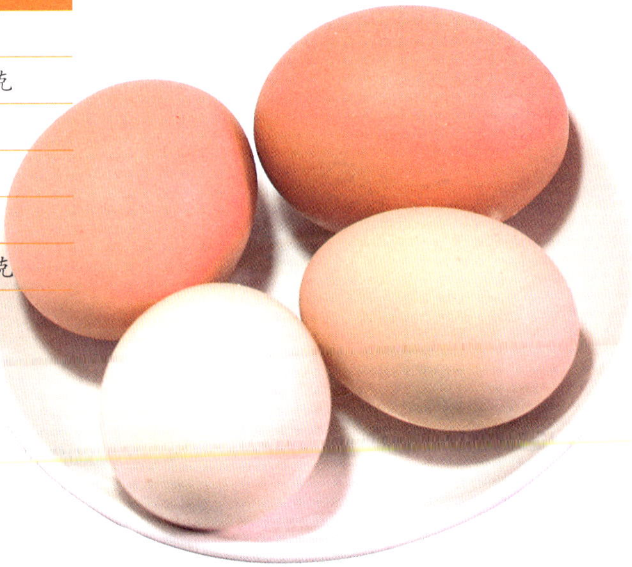

最佳食用方法

做汤

鸡蛋可用来做汤，高血压患者食用可美容护肤。

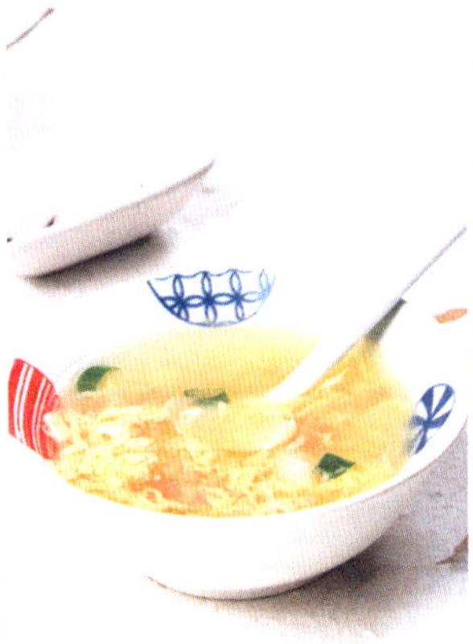

热炒

鸡蛋搭配其他蔬菜炒食，如青椒、番茄等，更有利于帮高血压患者补充身体所需营养素。

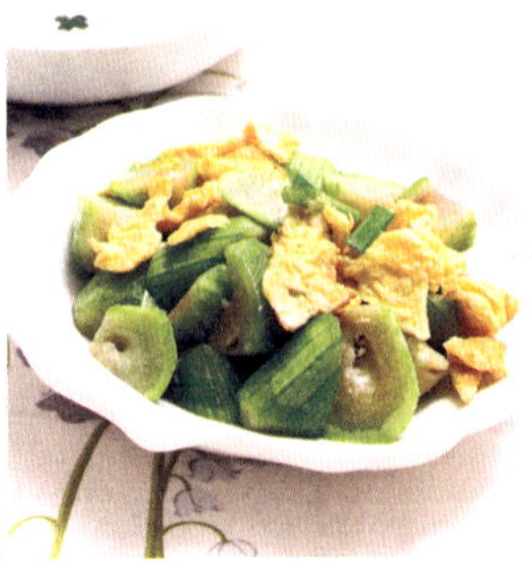

煮食

鸡蛋还可以打成荷包蛋，搭配面条一起食用，是高血压患者不错的主食选择。

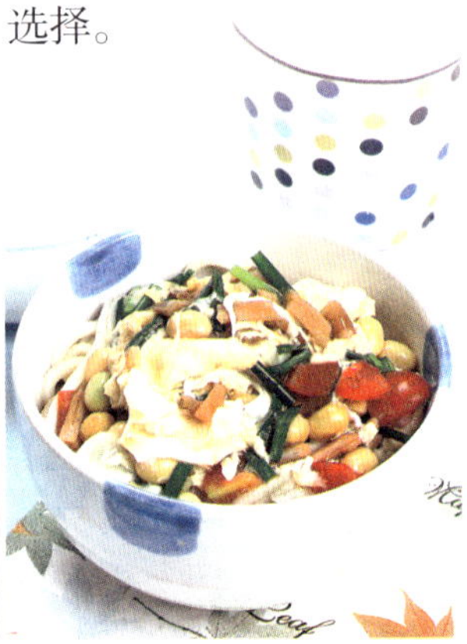

青椒炒蛋

增强脑力

材料

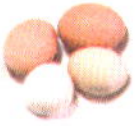
鸡蛋 2 个
+
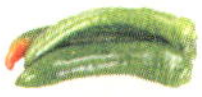
青椒 200 克

调料

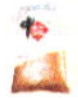
盐 1 克
+
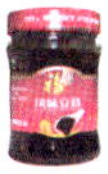
豆豉 30 克

做法

1 鸡蛋打散，加盐搅匀；青椒洗净，去蒂及子，切菱形片；豆豉剁碎待用。

2 炒锅置火上，倒油烧热，倒入鸡蛋液翻炒至熟，盛出。

3 锅留底油烧热，倒入豆豉炒香，然后加入青椒炒至断生，加鸡蛋炒匀，加盐调味即可。

功效揭秘

青椒富含维生素C，鸡蛋富含蛋白质，搭配食用可帮助消化，增强高血压患者的脑力。

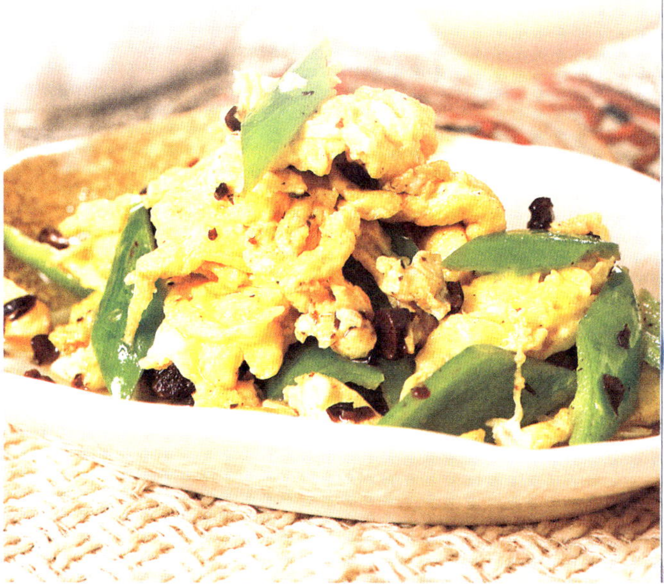

香菇蒸蛋

提高免疫力

材料

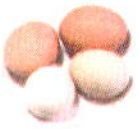
鸡蛋 1 个
+
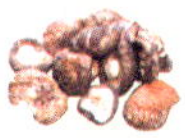
干香菇 2 朵

调料

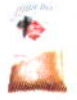
盐 2 克
+
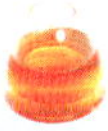
香油适量

做法

1 将干香菇泡发，沥干，去蒂，切成细丝。

2 鸡蛋打散，加适量水、香油和香菇丝搅匀，加少许盐调味，放入蒸锅中蒸 8 ~ 10 分钟即可。

功效揭秘

此道菜富含铁、蛋白质等营养物质，高血压患者食用可润燥、护眼明目、提高免疫力。

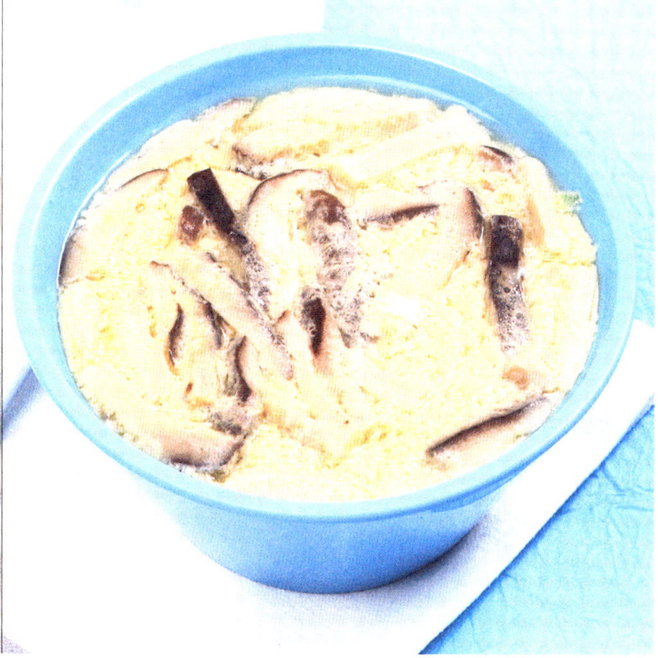

三文鱼

有效降低血压，防止血栓

性味 性温，味甘

归经 归肾、肝经

有何降压功效

三文鱼中含有的多不饱和脂肪酸可以提升体内一氧化氮的水平，能更好地舒张血管平滑肌，使血液流通顺畅，从而降低血压。

对并发症的益处

三文鱼中含有一种强效抗氧化成分——虾青素，能有效抗击自由基，延缓皮肤衰老。

小贴士 三文鱼适量，洗净，切块，用盐、料酒和蒜粉腌10分钟，沥干；炒香适量姜片，放入三文鱼，煸至熟且表面微焦即可。能够起到抗皱的效果。

每100克可食部营养素

名称	含量
热量	139千卡
钠	63.3毫克
脂肪	7.8克
蛋白质	17.2克
碳水化合物	0克
钾	361.0毫克

每天推荐量

每天宜摄入60~80克。

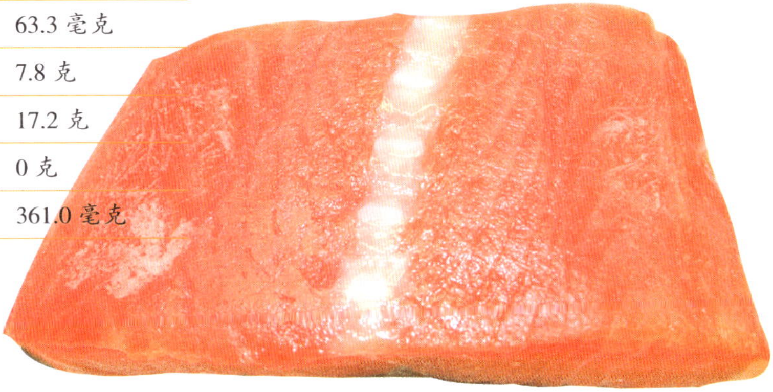

最佳食用方法

做寿司

三文鱼可用来做寿司，高血压患者经常食用，可防治心脑血管疾病。

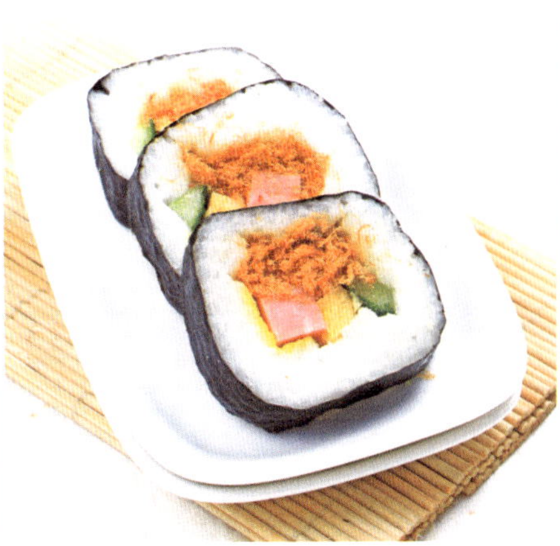

凉拌

三文鱼可用来凉拌做成沙拉，如三文鱼蔬果沙拉，高血压患者食用可健脾胃、增强抵抗力。

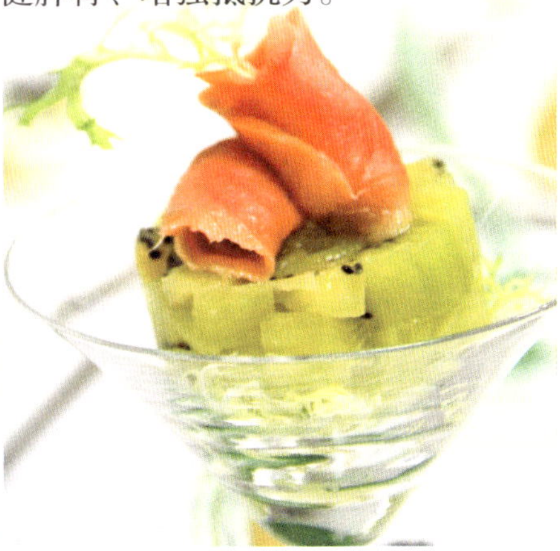

清蒸三文鱼

健脑，降压

材料

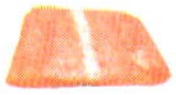

三文鱼肉 300 克

+

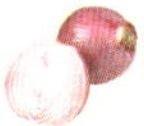

洋葱 50 克

+

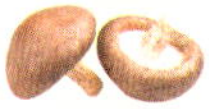

鲜香菇 50 克

调料

葱丝 5 克

+

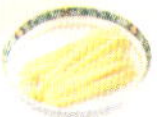

姜丝 5 克

+

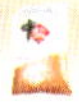

盐 2 克

+

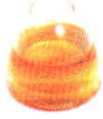

香油少许

做法

1 洋葱去皮，洗净，切丝；香菇洗净，切丝。洋葱丝、香菇丝先放入锅中，蒸熟，取出，放入盘底。

2 三文鱼洗净，切片，撒少许盐抓匀，腌渍半小时，放至洋葱丝、香菇丝的上面。

3 再放上葱丝、姜丝、香油，用蒸锅大火蒸 5 分钟即可。

功效揭秘

三文鱼含有较多的多不饱和脂肪酸，可有效降低血压、防止血栓。高血压人群常吃三文鱼能起到降压的作用。

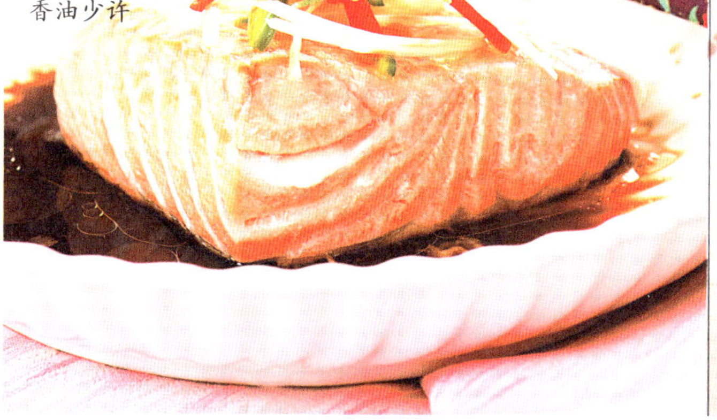

三文鱼蒸蛋羹

益智补脑

材料

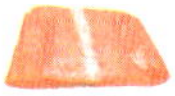

三文鱼 50 克

+

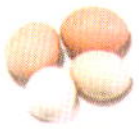

鸡蛋 2 个

调料

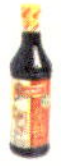

酱油 5 克

+

葱末少许

+

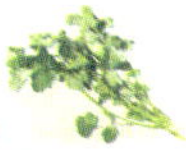

香菜末少许

做法

1 鸡蛋磕入碗中，加入 50 克冷水打散；三文鱼洗净，切粒，倒入蛋液中，搅匀。

2 将蛋液放入蒸锅隔水蒸至定形，取出，撒上葱末、香菜末，淋入酱油即可。

功效揭秘

鸡蛋富含蛋白质，三文鱼含有较多的多不饱和脂肪酸，二者搭配可以益智补脑。

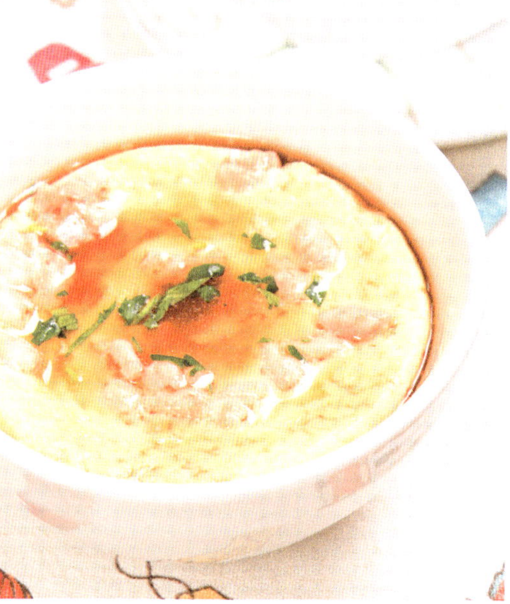

金枪鱼

扩张血管，平稳降压

性味 性平，味甘、咸

归经 入肝、肾经

有何降压功效

金枪鱼所含的镁和钾，能使心脏正常工作，具有扩张血管的作用，使血压平稳下降。

对并发症的益处

金枪鱼所含的多不饱和脂肪酸可预防血栓的形成，保护心脑血管系统，预防高血压患者并发心脑血管疾病。

小贴士 金枪鱼富含EPA，可预防心血管疾病；而山药含多酚类物质，对胃有益。因此，金枪鱼100克、山药100克，二者搭配可预防动脉硬化。

每100克可食部营养素

名称	含量
热量	198千卡
钠	<100毫克
脂肪	8.2克
蛋白质	29.1克
碳水化合物	0克
钾	260.0毫克

每天推荐量

每天宜摄入60～80克。

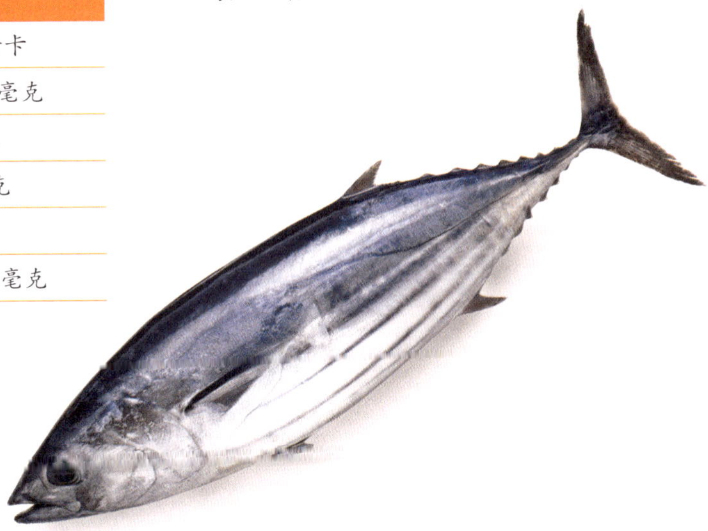

最佳食用方法

生食

金枪鱼最佳食用方法是生食，味道鲜美，弹滑多汁，高血压患者可经常食用。

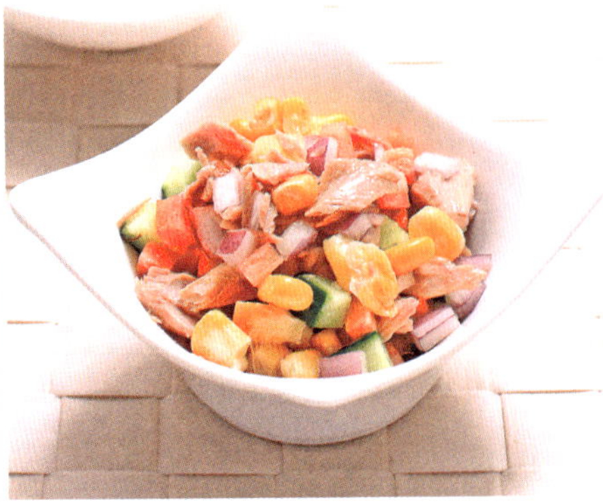

煮粥

金枪鱼可用来煮粥，如金枪鱼大米粥，对高血压患者有和胃、理气、解毒的功效。

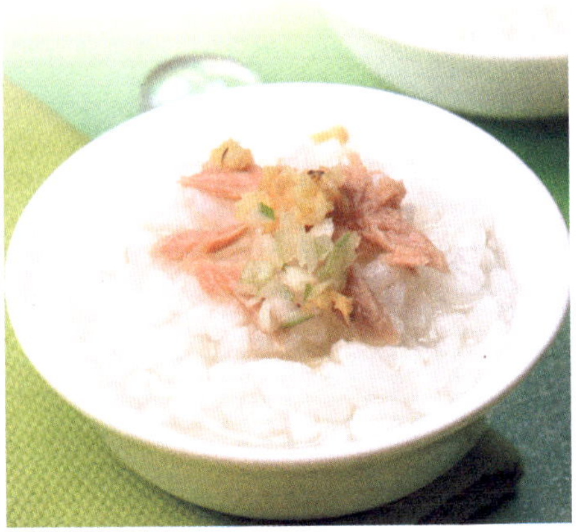

红烧金枪鱼

扩张血管

材料

金枪鱼 200 克

调料

姜片 5 克
+
葱花 5 克
+
盐 1 克
+
酱油 5 克

做法

1 将金枪鱼洗净，在鱼身两侧各剞花刀，用盐腌渍备用。

2 炒锅置火上，倒入油烧至八成热，下入金枪鱼煎至皮酥，捞起沥油待用。

3 锅内留底油，下入姜片炒香，注入适量水，放入金枪鱼烧沸，撇去浮沫，然后加入酱油，转小火烧至金枪鱼酥烂，再转大火收浓汤汁，撒上葱花即可。

功效揭秘

金枪鱼所含的钾等元素能够帮助扩张血管，辅助降压。

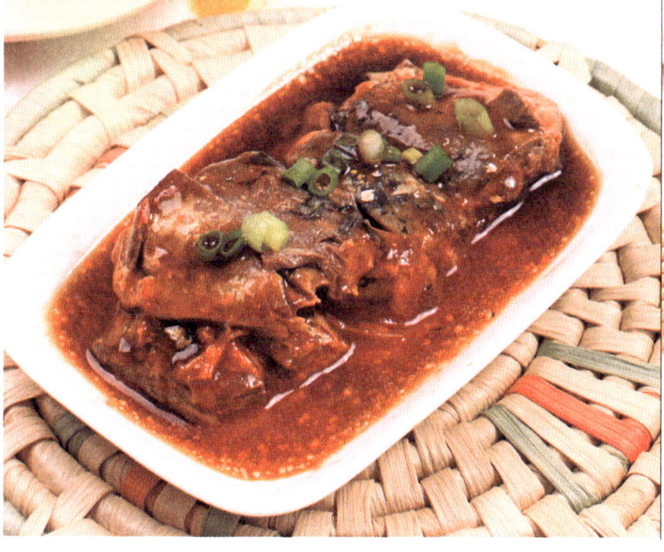

金枪鱼土豆沙拉

降压

材料

罐头金枪鱼 50 克
+
土豆 200 克
+
洋葱 50 克

调料

沙拉酱适量
+
盐 2 克
+
胡椒粉少许

做法

1 金枪鱼去掉汁水，用手撕成小块；洋葱洗净，切碎；土豆洗净，去皮，切片。

2 土豆放蒸锅中蒸 20 分钟左右，稍凉，装入保鲜袋，封口，用擀面杖擀成泥，凉凉。

3 将土豆泥放入大碗中，加入金枪鱼肉和洋葱碎，放入沙拉酱、盐和胡椒粉，搅匀即可。

功效揭秘

金枪鱼富含钾，洋葱富含的前列腺素 A 能够减少外周血管阻力，土豆能够保钾排钠，三者搭配可以对高血压患者起到良好的降压作用。

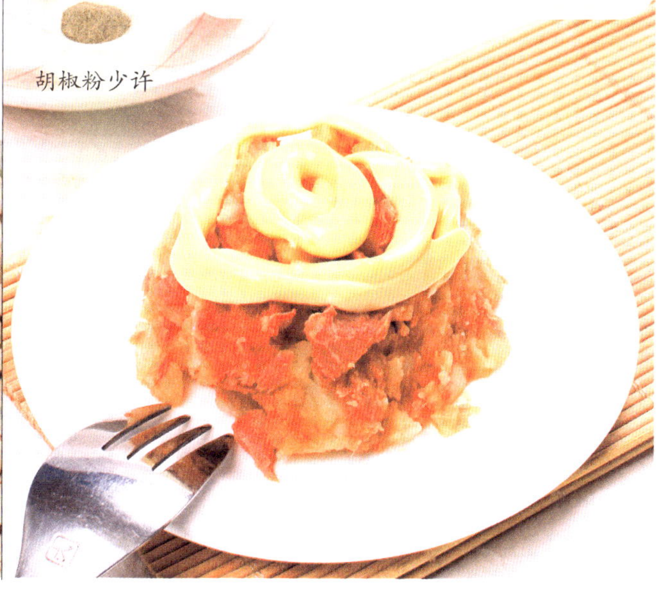

牡蛎

补锌，壮骨

性味 性平，味甘、咸

归经 归心、肝、肾经

有何降压功效

食用牡蛎肉可增加机体的含锌量，改变机体的锌/镉比值，降低并减少镉对人体的危害，可有效控制和阻断镉所致高血压病。

对并发症的益处

牡蛎中的功能化合物有降低血胆固醇浓度的作用，可防止高血压脑病及脑卒中的发生。

小贴士

晒干后的牡蛎具有潜阳补阴、软坚散结、收敛固涩的功效，可用于阴虚阳亢引起的烦躁、失眠、头晕头痛、耳鸣目眩等症，尤其适合体虚而燥热的女性煲汤服用。

每100克可食部营养素

名称	含量
热量	73千卡
钠	462.1毫克
脂肪	2.1克
蛋白质	5.3克
碳水化合物	8.2克
锌	9.4毫克

每天推荐量

每天宜摄入15~30克。

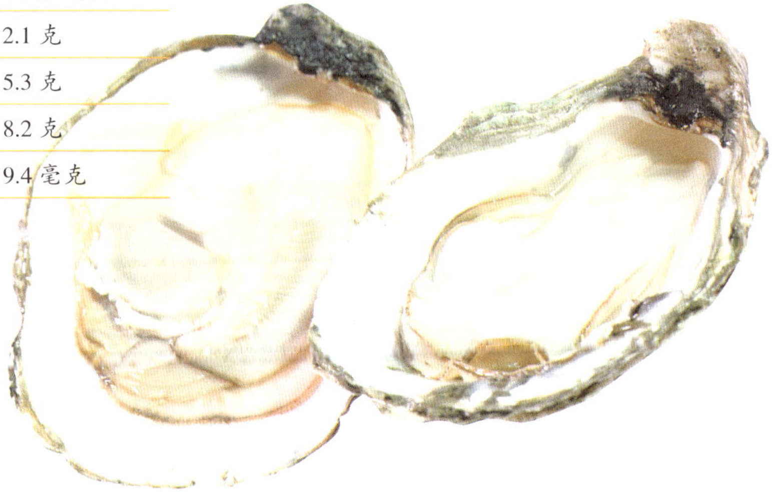

最佳食用方法

清蒸

牡蛎可清蒸，可保持原汁原味，避免营养素的流失，是高血压患者食用牡蛎的最佳烹饪方式。

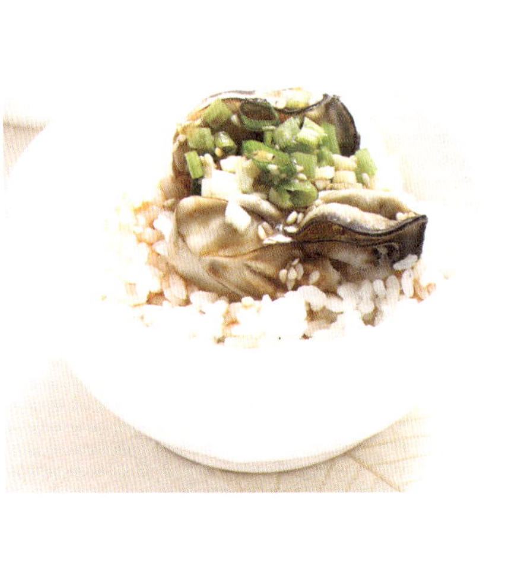

做汤

牡蛎可用来做汤，清香淡雅、降脂降压，是高血压患者的不错汤品。

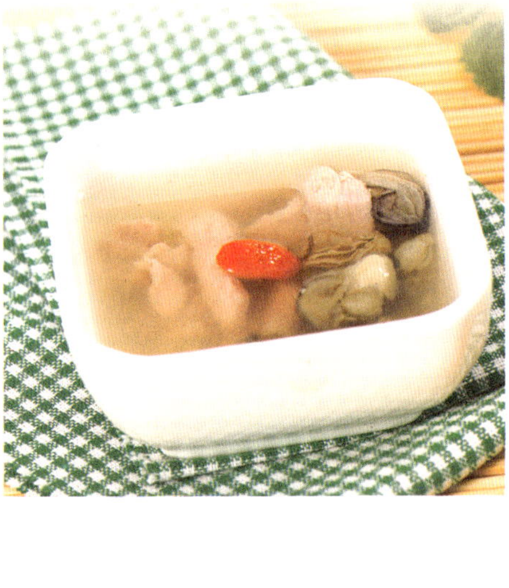

牡蛎煎蛋

预防贫血

材料

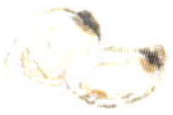

净牡蛎肉 50 克

+

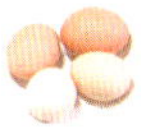

鸡蛋 1 个

调料

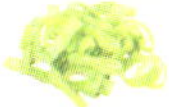

葱花 5 克

+

盐 1 克

+

花椒粉少许

做法

1 牡蛎肉洗净；鸡蛋洗净，磕入碗内，打散，放入牡蛎肉、葱花、花椒粉、盐，搅拌均匀。

2 锅置火上，倒入适量油烧至六成热，淋入蛋液煎至两面呈金黄色即可。

功效揭秘

牡蛎肉和鸡蛋中的蛋白质均可帮助高血压患者控制血压。

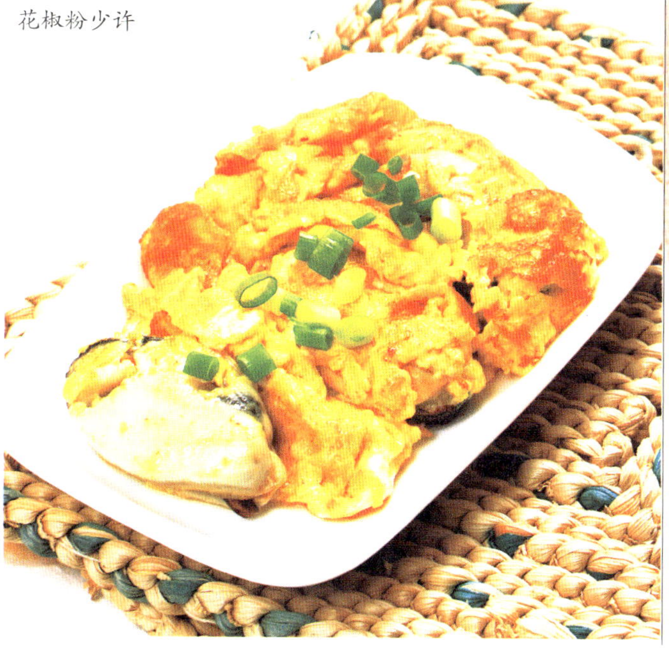

清蒸牡蛎

预防骨质疏松

材料

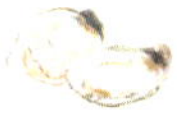

新鲜牡蛎 300 克

调料

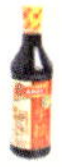

生抽适量

+

芥末适量

做法

1 新鲜牡蛎用刷子刷干净；生抽和芥末调成味汁。

2 锅内放水烧开，将牡蛎平面朝上、凹面向下地放入蒸屉，蒸至牡蛎开口，再蒸 3~5 分钟，蘸味汁食用即可。

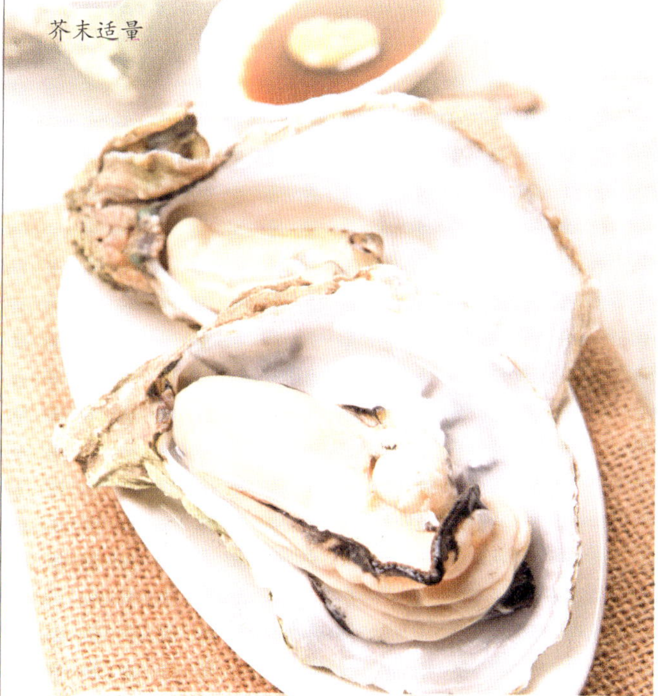

功效揭秘

牡蛎肉中富含钙质，能预防女性更年期高血压患者骨质疏松。

零食和饮品要科学选择

除了主食和副食之外，高血压患者在选择零食（在此将水果也归为零食）时也要注意，尤其是合并有其他并发症的人。虽然“没有不能吃的食材”，但是“量”是关键。

零食选择要当心

2014 年 10 月的一个报道：一个年仅 13 岁的男孩，身高 1.65 米，体重达 70 千克。去医院看病，最后发现得了高血压。孩子的奶奶告诉医生，孩子平时喜欢吃洋快餐、火锅、薯片，放学回家就吃零食，很少运动，从 10 岁开始体重直线飙升，平时饭菜却不想吃！

由此可以看出，平时的饮食习惯对于高血压的发生起到了决定性的作用。而案例中的小孩，经常以各种非主食类的零食为主食，又缺乏运动，导致肥胖，而肥胖是高血压的一个危险因素。

1 平时吃的薯片，一袋的含盐量超过 1 克量，所以还是少吃。

2 对于巧克力，纯黑巧克力有一定的稳定血压的作用，但大部分都不是纯黑巧克力，通常热量都较高，少吃为妙。在低盐、低糖、低脂的饮食情况下，可以偶尔吃些。

3 冰激凌等要少吃或不吃。冰激凌对健康的威胁在某种程度上超过了动物性食品——高脂肪、高热量、高反式脂肪酸、各种甜味剂等。特别是对高血压、高脂血症、冠心病等慢性病患者，冰激凌等是潜在的升压祸首。

4 烧烤类的零食小吃要少吃。这类食物的脂肪含量较高，容易引起动脉粥样硬化，加重高血压的病情。

鱿鱼丝、海苔的含盐量在多种零食中“名列前茅”。

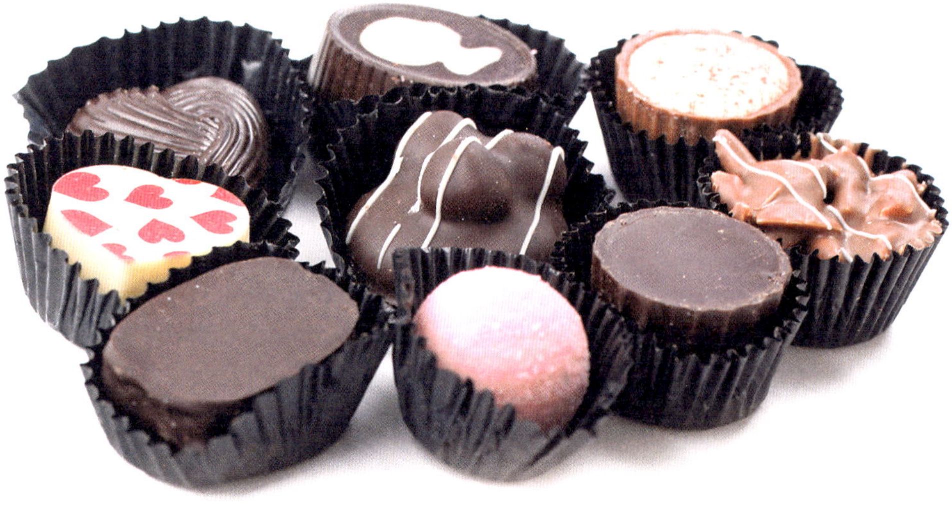

饮品到底应该怎么选

新鲜果汁辅助调节血压

用新鲜水果亲自打的果汁，多富含多种维生素和钾、钙、镁等元素，这些营养素对高血压患者来说是非常有益的。如橙汁、草莓汁、猕猴桃汁均含有丰富的维生素 C，对防止动脉血压升高很有帮助。

然而，果汁中也含有一定量的糖分，对于肥胖超重、血糖不正常的高血压患者，喝果汁应当有所限制，不宜长期、大量饮用。

喝咖啡要因人而异

有的人喝咖啡，发现血压不会升高，而有的人则相反，不仅血压升高了，手心出汗、心悸、耳鸣等症状也出来了。所以，对于高血压患者能否喝咖啡这个问题，要因人而异，如果每天喝一两杯不会影响血压，可以适当喝。但是如果是对咖啡敏感、代谢能力差的人，一喝咖啡血压明显升高，则不应喝咖啡。

少喝含糖饮料

大家都知道，喝含糖饮料（如碳酸饮料）会使人发胖，新的研究表明，常喝它们还会导致血压升高。

《美国心脏病学会杂志》最新的一项研究发现，喝含糖饮料与高血压之间存在很强的关联性。研究显示，饮用含糖饮料的人患高血压的概率比那些不喝含糖饮料的人高出26%~70%。而且每天喝 3 罐或 3 罐以上含糖饮料的青少年，患高血压的概率会提高 87%。含糖饮料降低人体内一氧化氮的水平，导致血管收缩，可能是使血压升高的主要原因。

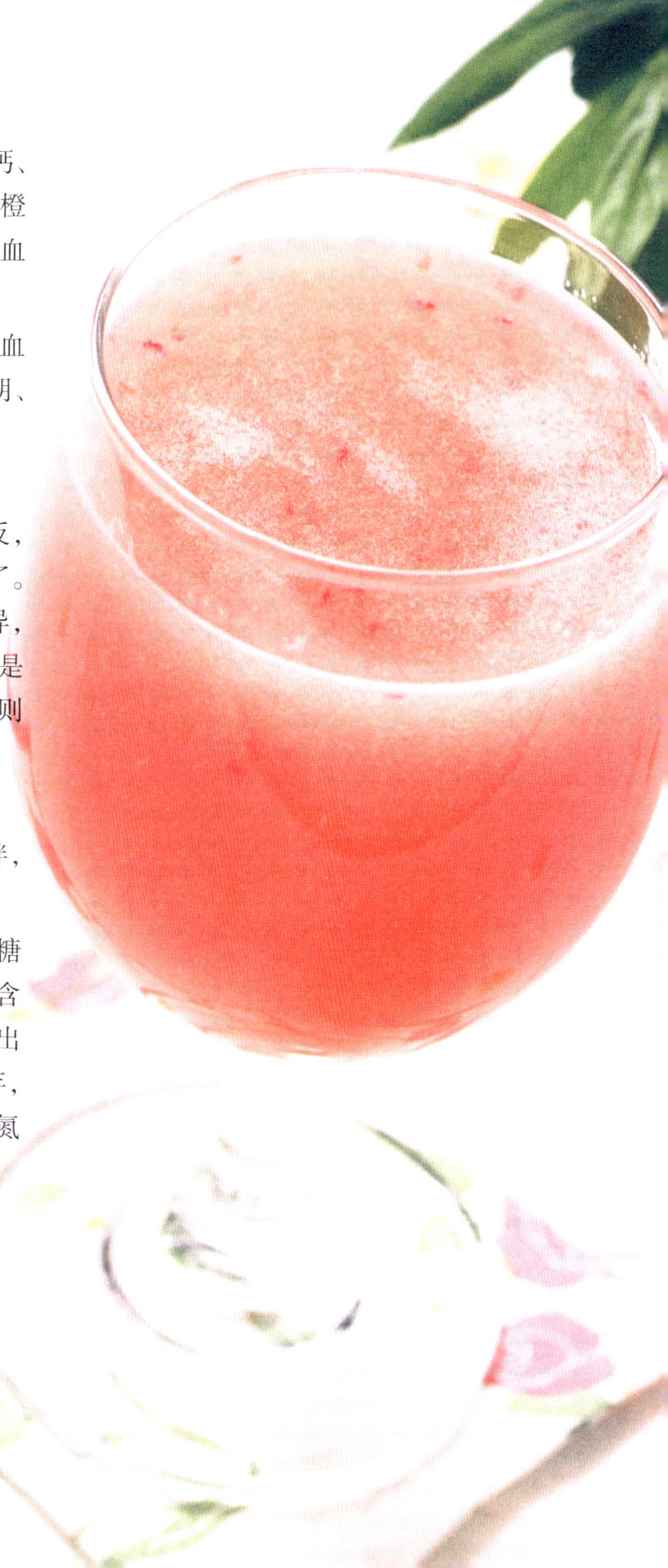

小知识

人的血管壁上有感觉血压变化的感受器，像放哨的士兵，可以将血压情况汇报给相应的中枢，随之，中枢会向心脏和血管发出血压升或降的指示，来调节血压。

酒能不喝就不喝

长期饮酒增加患高血压风险

大量研究表明，长期饮酒过量（每日摄入超过30克酒精）可增加患高血压和脑卒中的危险，在天气寒冷的季节更甚。

天气寒冷的季节，人体血管收缩，血压很容易升高，且血液的黏稠度也容易增加，如果过量喝酒，往往会导致血压大幅升高，这对于本身就有高血压的患者而言无疑雪上加霜，而且高血压患者本身血管弹性小、顺应性差，还容易发生脑卒中。

必须喝酒的人要限制摄入量

对于不得不喝酒的人，一定要严格控制饮酒量，千万不能酗酒。男性每日饮酒的酒精含量不应超过25克，女性不应超过15克。

男性和女性每天饮用不同种类酒的量

男性（不超过）	女性（不超过）
啤酒 750 毫升	啤酒 450 毫升
葡萄酒 250 毫升	葡萄酒 150 毫升
38° 白酒 75 克	38° 白酒 50 克
高度白酒（> 40°）白酒 50 克	不推荐喝高度白酒

葡萄酒同样不能多喝

葡萄酒虽然有扩张血管、活血通脉等辅助降压的功效，但是要达到一定的养生功效，需要长期喝，而且量的要求也较高，这对控制血压弊大于利。另外，葡萄酒中也含有酒精，只要含有酒精就对身体有伤害，所以，高血压患者不宜多喝。

一个体重60千克的人，每天喝3升葡萄酒才能获取足够的有效物质——白藜芦醇。这对身体是一个严重的负担。

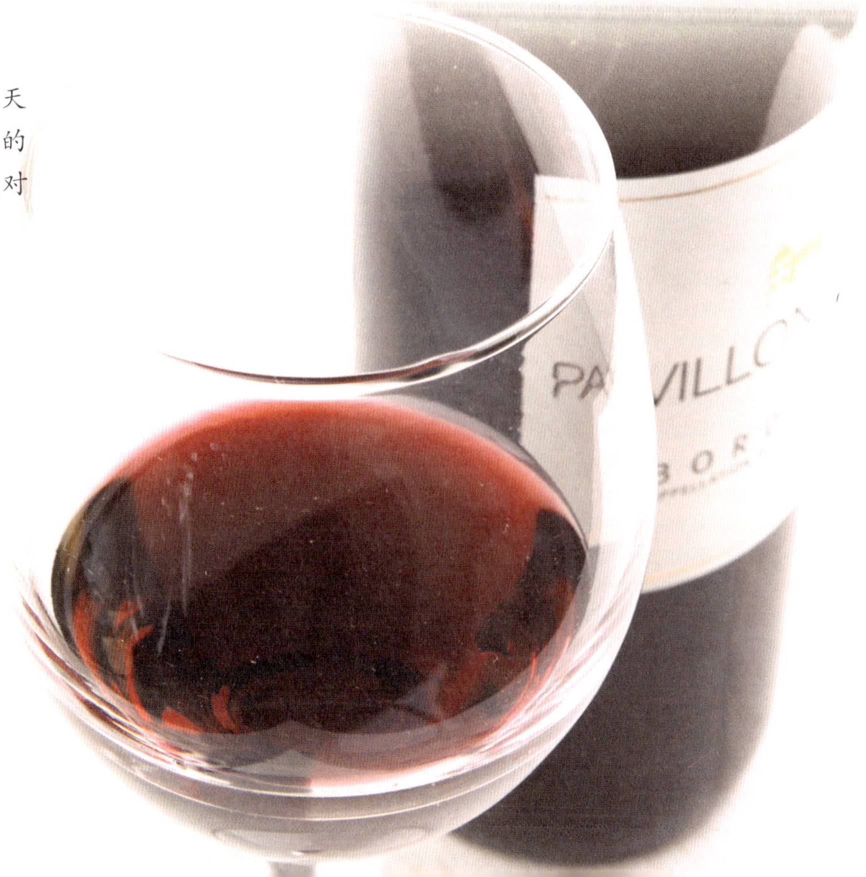

稳定血压要学会科学饮水

合理补充水分有益控制血压

合理补充水分对于高血压患者来说很重要，因为水分摄入过少会导致血液浓缩、黏稠度增高，容易诱发脑血栓的形成。高血压患者可以通过合理饮水的办法来减少脑卒中的发病率。

虽然喝水有益于高血压患者，但是也不能一次喝下太多的水，否则水分会快速进入血液，可能会出现血压升高、头晕、恶心、呕吐等一系列症状。而且水喝得太多还会增加心脏及肾脏的负担。

白开水最理想

早晨空腹喝上一杯温水对身体非常有益。对中老年人来说，早上起来喝一杯温水，能帮助稀释血液，降低血黏稠度，防止血压升高，促进血液循环。

另外，夜间睡眠体内水分会流失，早起后空腹喝一杯温水能起到解渴、利尿、促进肠胃蠕动的作用。

小知识

判断身体是否缺水可观察尿液的颜色，人的尿液为淡黄色，如果颜色太浅，可能是水喝得过多，如果颜色偏深，则表示需要多补充一些水分。

每天喝水时间安排

早晨

每天早晨起床时，喝一杯温水，以促进胃肠的蠕动，排出宿便。

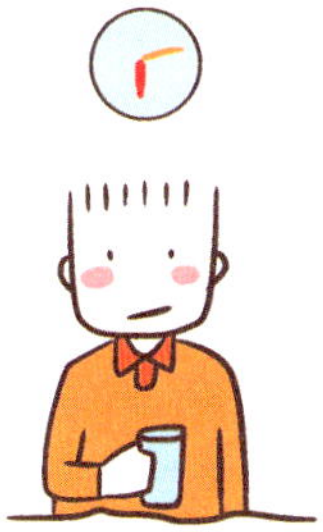

晨练后

早晨外出锻炼回家后喝一杯水，以补充运动中流失的水分。

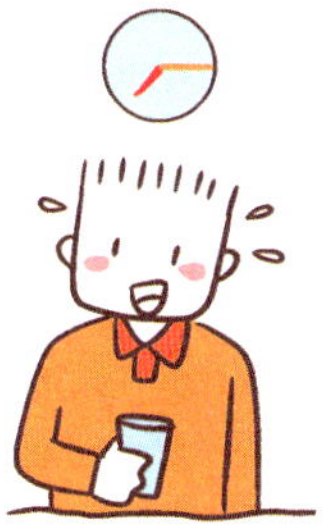

下午

下午，每过一个小时就适当喝点水。

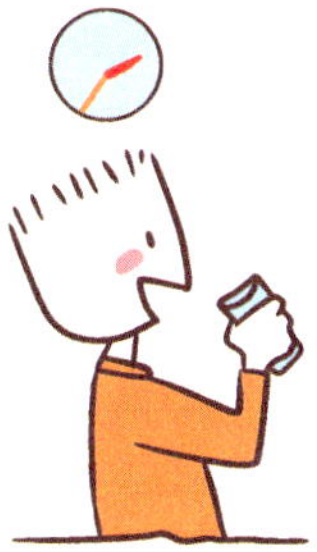

沐浴前

沐浴前喝一杯水，因为沐浴时体温的升高会促进排汗，排出体内的废物。

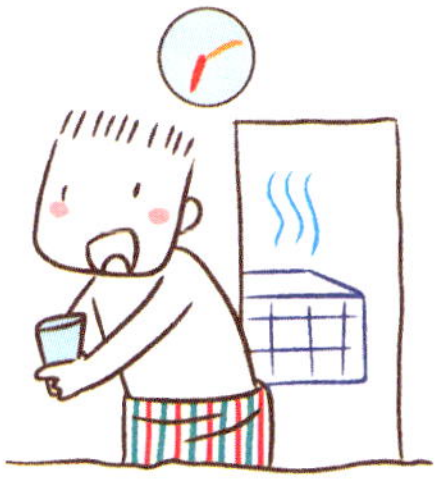

沐浴后

沐浴后再喝一点水，补充身体流失的水分。

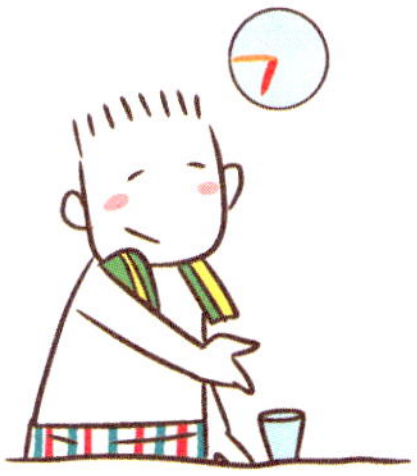

睡前

睡前喝一点水，有助于清除体内的毒素。

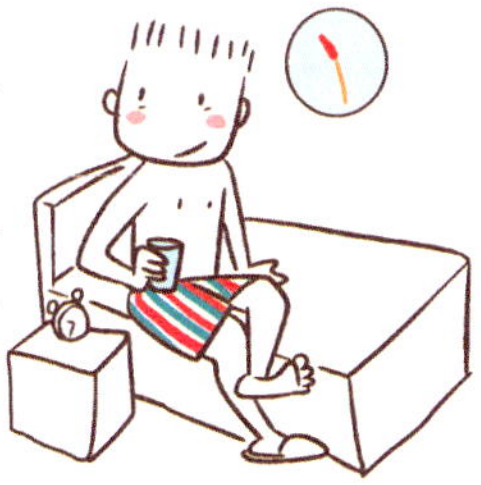

橘子

美白，抗氧化

性味 性平，味甘、酸

归经 归肺、胃经

有何降压功效

橘子中含有维生素C、橙皮苷和钾等营养素，能够辅助扩张周围血管，起到降压的效果。

对并发症的益处

橘子可降低沉积在动脉血管中的胆固醇，有助于逆转高血压患者合并的动脉粥样硬化。

小贴士 橘子可以润肺化痰，放在火上加热，对调治咳嗽有很好的效果。

每100克可食部营养素

名称	含量
热量	43千卡
钠	0.8毫克
蛋白质	0.8克
脂肪	0.1克
碳水化合物	10.2克
维生素C	35.0毫克

每天推荐量

每天宜摄入1～2个。

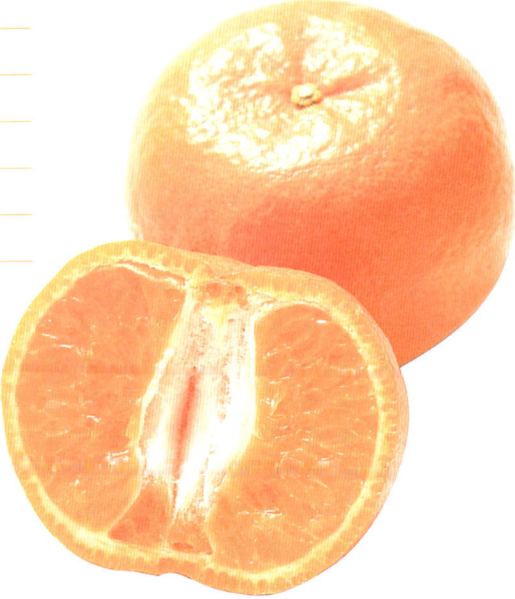

最佳食用方法

生食

橘子可剥皮生食，其富含维生素C，对高血压患者具有美容抗衰老的作用。

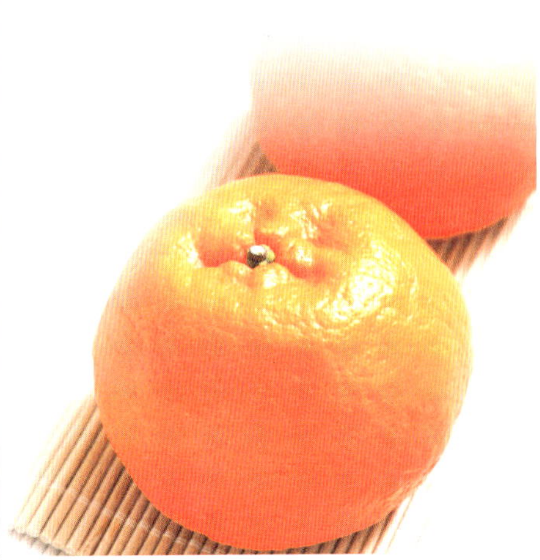

榨汁

橘子内侧薄皮含有膳食纤维特别是果胶，可与果肉一起用来榨汁，高血压患者食用，可以促进通便，并且可以降低胆固醇。

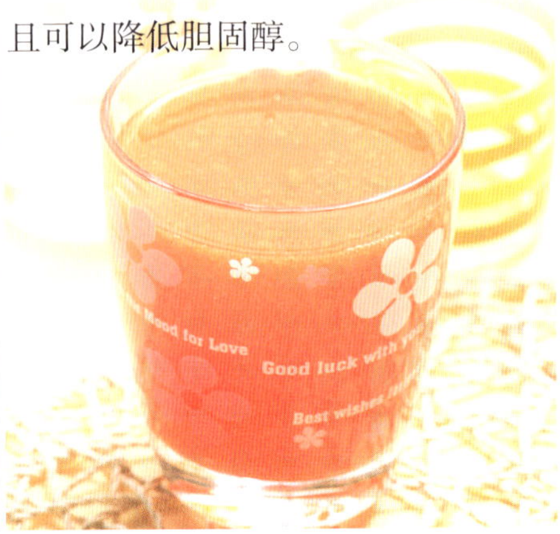

橘瓣银耳羹

促进排便，降低胆固醇浓度

材料

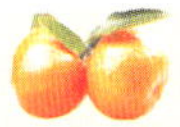

橘子 100 克

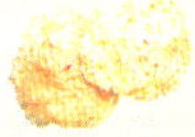

干银耳 15 克

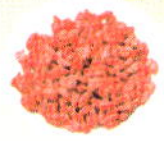

枸杞子 10 克

调料

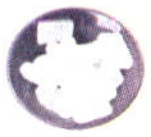

冰糖适量

做法

1 银耳用清水泡发，择洗干净，撕成小朵；橘子去皮，分瓣。

2 锅置火上，放入银耳和适量清水，大火烧开后转小火煮至汤汁略稠，加入橘子瓣、枸杞子煮 2 分钟，调入冰糖煮化即可。

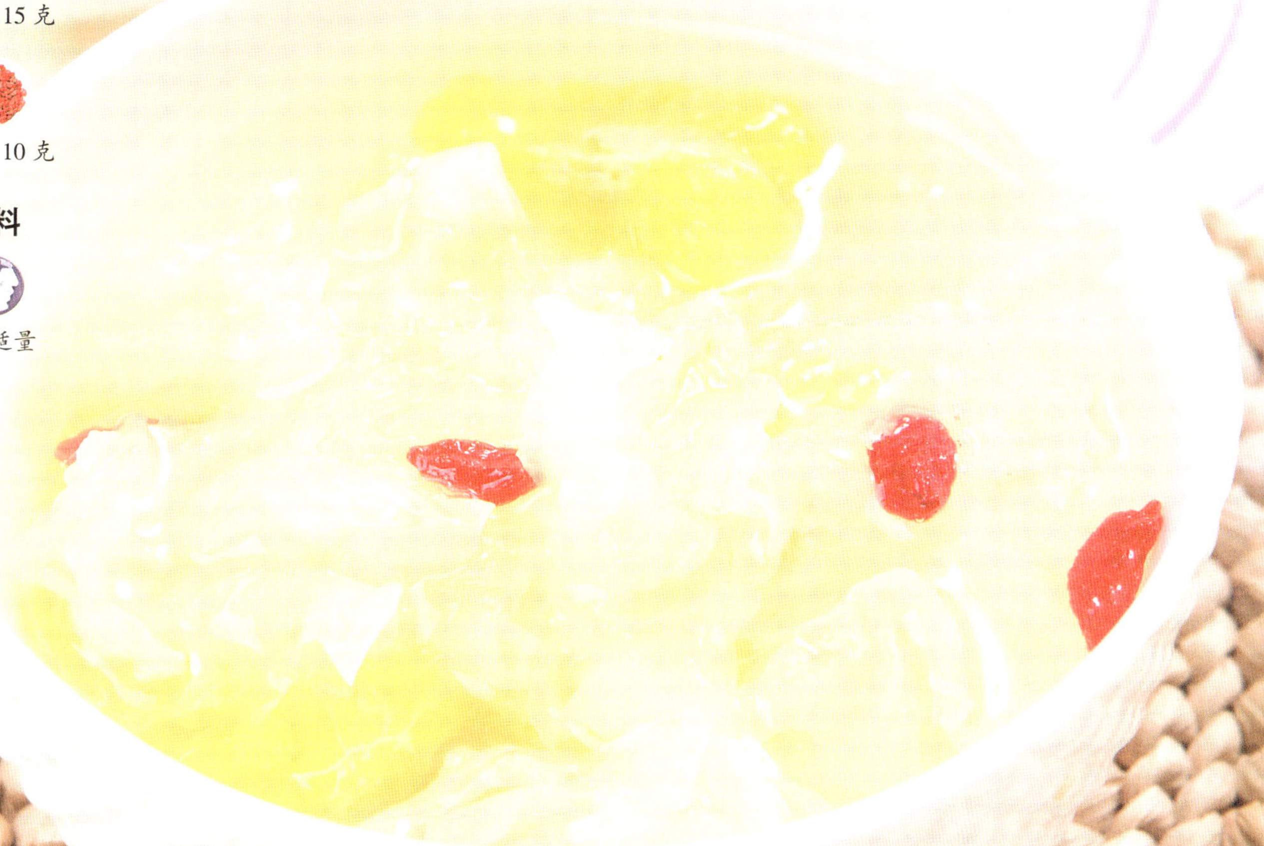

功效揭秘

橘子与银耳搭配，可促进排便，降低血液中胆固醇浓度，有效降低高血压患者的血脂，可防治高血压患者的动脉硬化等。

柚子

防止动脉粥样硬化

性味 性寒，味甘、酸

归经 归肝、胃、肺经

有何降压功效

柚子中含有高血压患者必需的天然元素钾，含钠很少，因此是高血压患者的食疗佳果。

对并发症的益处

柚子富含的橙皮苷，其功效类似于芦丁，对于保护和强化毛细血管、防止高血压患者突发脑出血有很好的食疗作用。

小贴士

柚子皮晾干，放入锅中，加水煮（柚子皮不宜太小，水量同煎中药一样不宜太多），连开几次后，凉凉即可饮用，对小儿肺炎有帮助。

每100克可食部营养素

名称	含量
热量	41千卡
钠	3.0毫克
蛋白质	0.8克
脂肪	0.2克
碳水化合物	9.5克
钾	119.0毫克

每天推荐量

每天宜摄入1～2瓣。

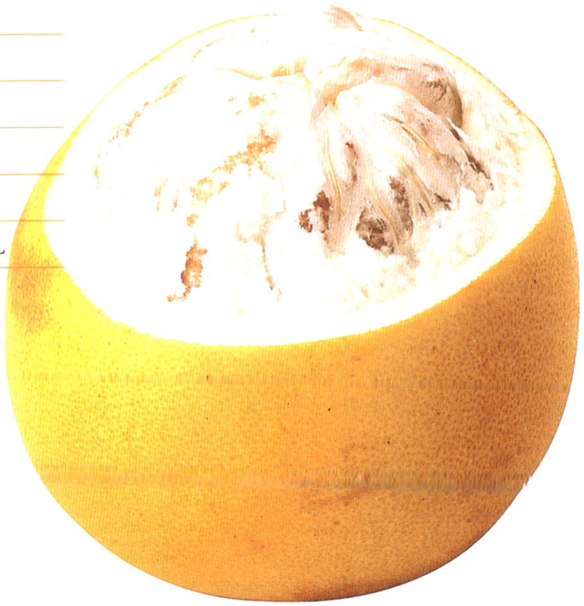

最佳食用方法

榨汁

柚子可搭配其他水果一起榨汁饮用，可清心火、稳定血压。

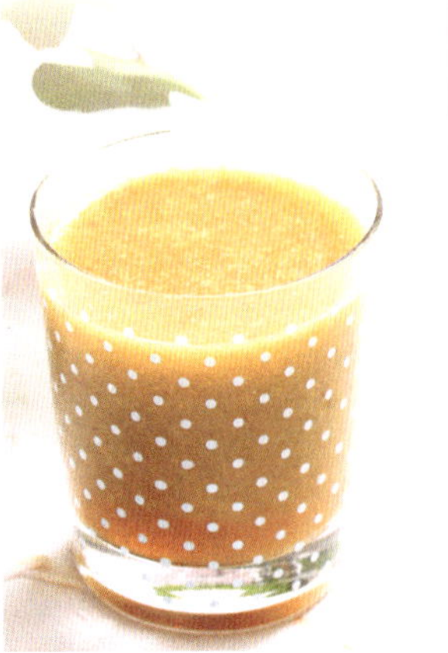

做茶

柚子可用来做茶，如蜂蜜柚子茶，不仅味道清香可口，更是一款有美白祛斑、嫩肤养颜功效的饮品，对高血压患者非常有益。

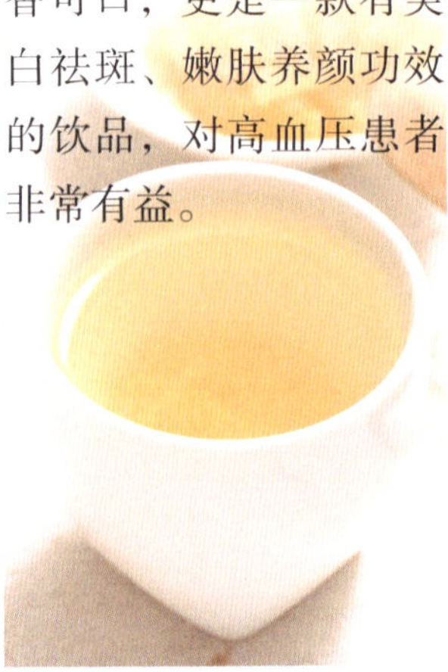

凉拌

柚子可凉拌，其含有大量的维生素C，能降低高血压患者血液中的胆固醇。

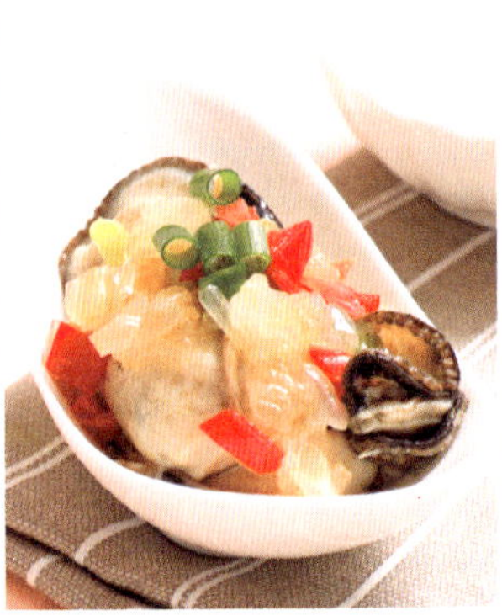

三丝拌柚块

排出多余的钠，稳定血压

材料

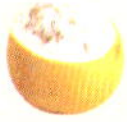
柚子 200 克
+
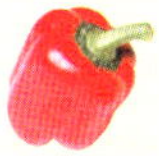
红柿子椒 25 克
+
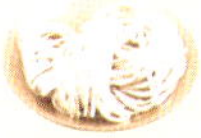
豆腐丝 25 克

调料

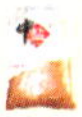
盐 1 克
+
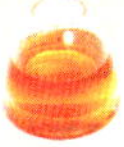
香油 2 克
+
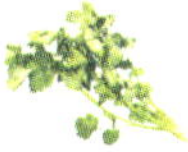
香菜 10 克

做法

1 柚子去皮，果肉切块；香菜择洗干净，切段；红柿子椒洗净，去蒂除子，切丝；豆腐丝洗净，切短段，放入沸水中焯透，捞出，过凉，沥干水分。

2 柚子肉、香菜段、红柿子椒丝、豆腐丝放入同一个盘中，加盐和香油拌匀即可。

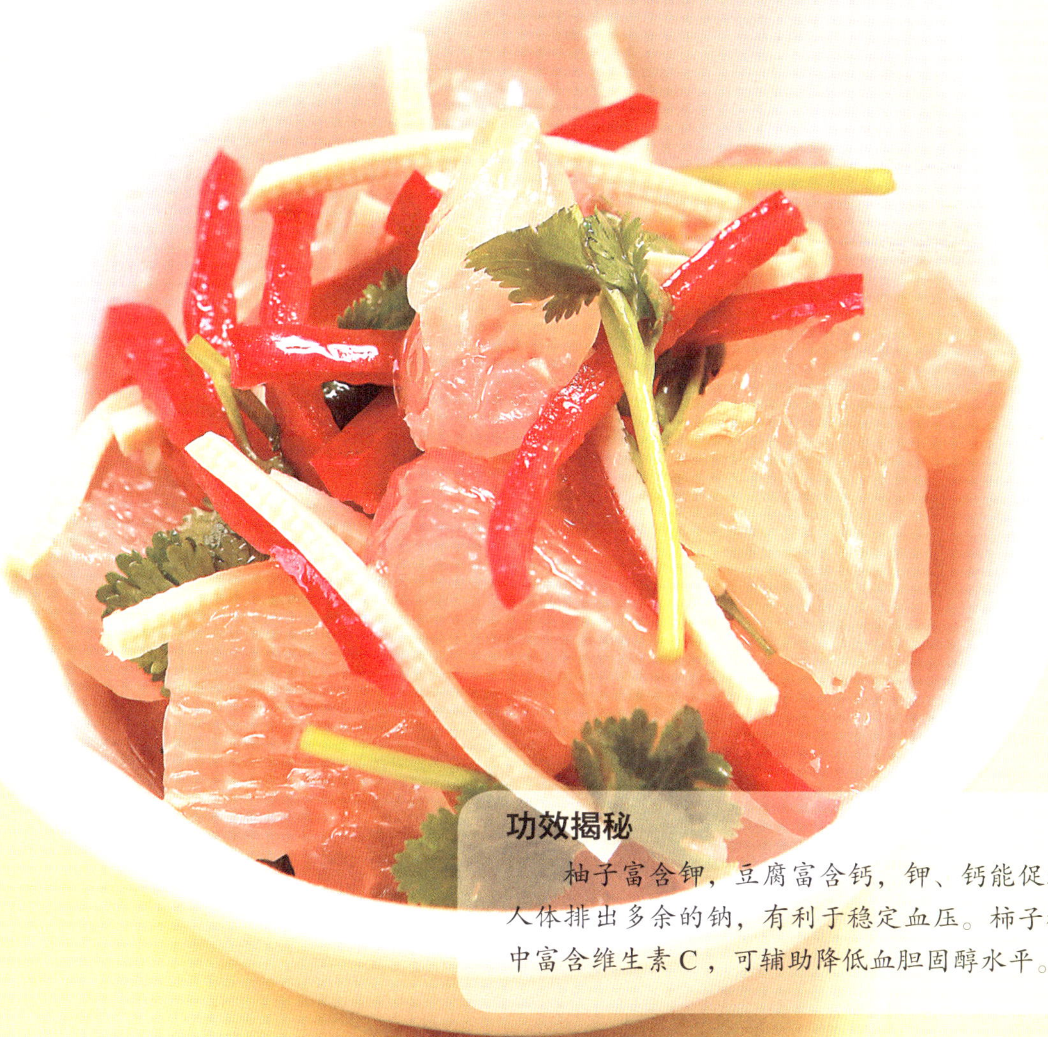

功效揭秘

柚子富含钾，豆腐富含钙，钾、钙能促进人体排出多余的钠，有利于稳定血压。柿子椒中富含维生素 C，可辅助降低血胆固醇水平。

桑葚

缓解高血压性头痛

性味 性寒，味甘、酸

归经 归肝、肾经

有何降压功效

桑葚富含维生素C、钾，能有效扩充人体的血容量，对高血压头痛可起到一定的缓解作用。

对并发症的益处

桑葚可预防动脉硬化，能帮助高血压患者预防动脉硬化。

小贴士 桑葚干品40克或鲜品80克，做桑葚汤，具有补肝益肾的作用。

每100克可食部营养素

名称	含量
热量	57千卡
钠	2.0毫克
脂肪	0.4克
蛋白质	1.7克
碳水化合物	13.8克
不溶性膳食纤维	4.1克

每天推荐量

每天摄入不宜超过20颗。

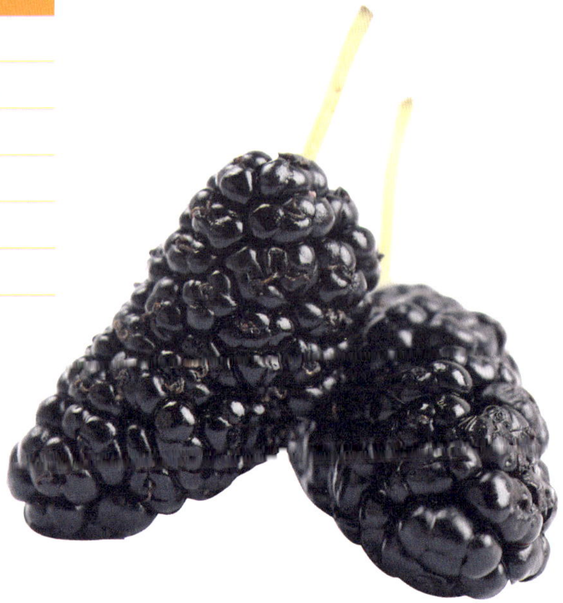

最佳食用方法

榨汁

桑葚可用来榨汁，高血压患者饮用，可补血、强身、益肝。

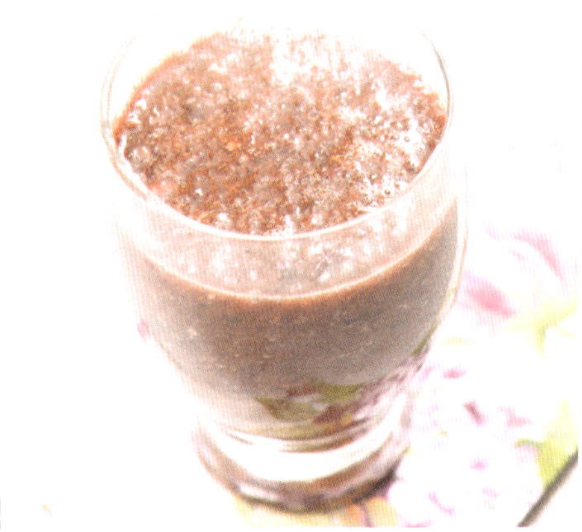

泡茶

桑葚可用来泡茶，对高血压患者有滋阴补血的作用。

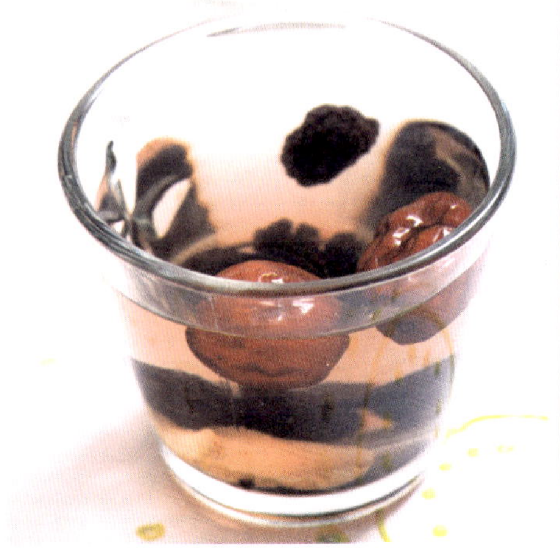

桑葚牛骨汤

滋阴补肾

材料

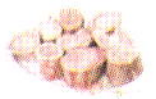

牛骨 300 克

\+

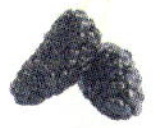

桑葚 50 克

调料

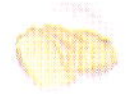

姜片 10 克

\+

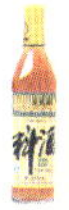

料酒 10 克

\+

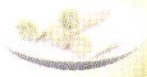

葱段 10 克

\+

盐 2 克

\+

白糖 5 克

做法

1 将桑葚洗净，加料酒和白糖各少许，上锅蒸一下备用；将牛骨洗净，砸断。

2 汤锅置火上，加入适量清水，放入牛骨，煮沸后撇去浮沫，加姜片、葱段，煮至牛骨发白，捞出牛骨，加入桑葚继续煮，沸腾后再撇去浮沫，加盐调味即可。

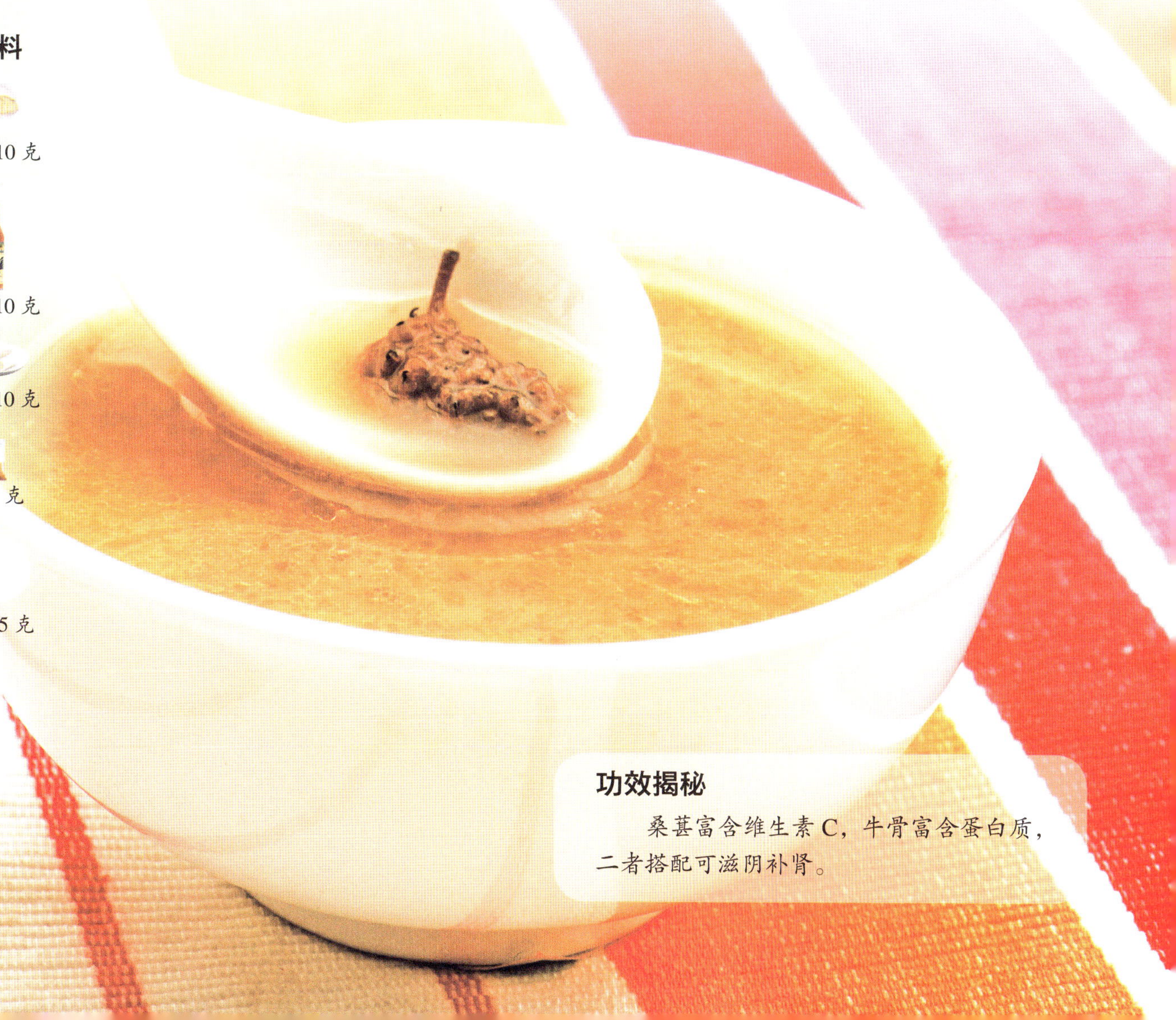

功效揭秘

桑葚富含维生素 C，牛骨富含蛋白质，二者搭配可滋阴补肾。

猕猴桃

有效调节血压

性味 性凉，味甘、酸

归经 归胃、肝、肾经

有何降压功效

猕猴桃富含抗氧化剂叶黄素，研究证实叶黄素具有降低血压的作用。此外，猕猴桃中的钾对于调节血压也发挥着重要作用。

对并发症的益处

猕猴桃具有降低胆固醇的作用，适合高血压合并冠心病、动脉硬化患者食用。

小贴士 猕猴桃30克、柳橙60克、蜂蜜15克一起打成汁饮用，适合高血压、冠心病、消化不良的人饮用。

每100克可食部营养素

名称	含量
热量	56千卡
钠	10.0毫克
脂肪	0.6克
蛋白质	0.8克
碳水化合物	14.5克
钾	144.0毫克

每天推荐量

每天宜摄入1个。

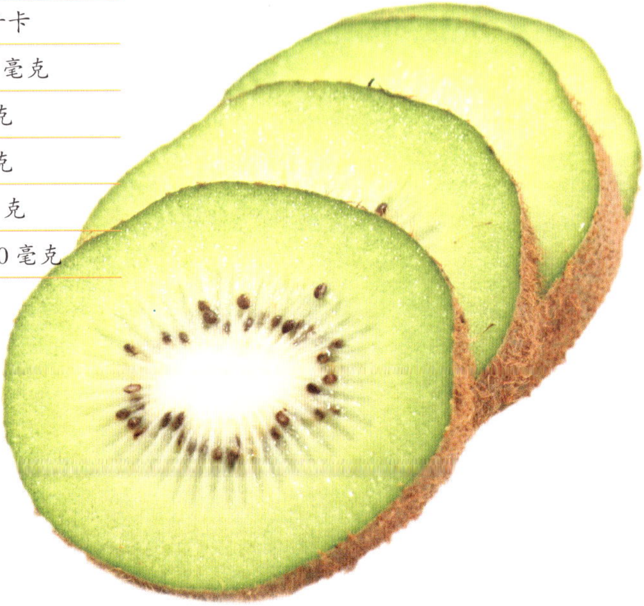

最佳食用方法

榨汁

猕猴桃可用来榨汁，其含有大量膳食纤维和维生素C，可降低胆固醇，帮助高血压患者消积化滞。

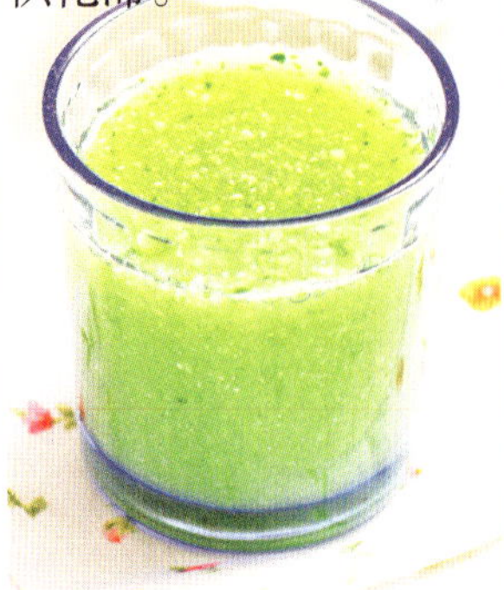

煮粥

猕猴桃可用来煮粥，如猕猴桃枸杞甜粥，高血压患者食用可降血脂。

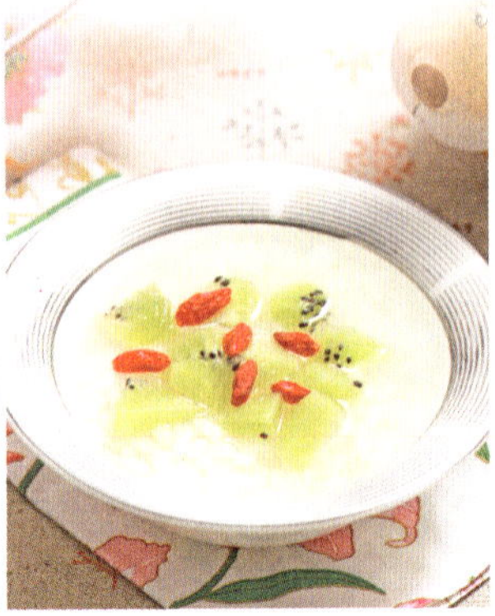

凉拌或做寿司

猕猴桃可用来凉拌做沙拉、寿司等，高血压患者经常食用，可促进新陈代谢、提高机体活力。

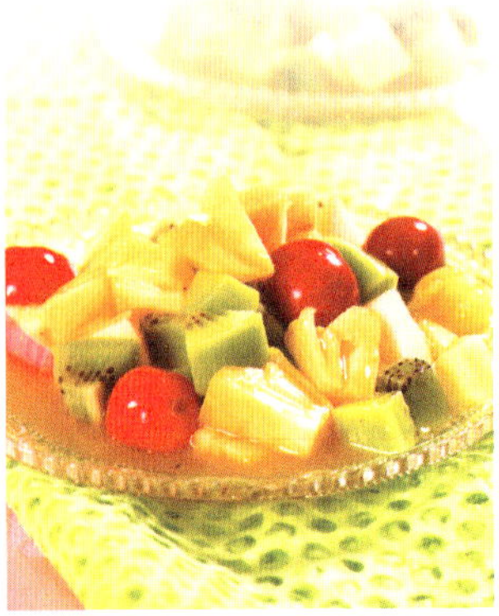

猕猴桃银耳羹

美白润肤

材料

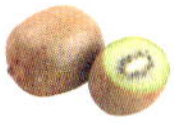

猕猴桃 100 克

\+

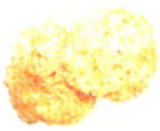

干银耳 20 克

\+

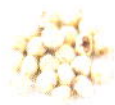

莲子 10 克

调料

冰糖适量

做法

1 猕猴桃去皮，切丁；莲子洗净；银耳用水泡发，去蒂，撕成朵。

2 锅内放水，加入银耳，大火烧开，加入莲子，转中火熬煮 40 分钟。

3 加入适量冰糖，倒入猕猴桃丁，搅拌均匀即可。

功效揭秘

此羹富含膳食纤维、维生素 C、镁等营养素，能够帮助高血压患者提高免疫力、保护血管健康。

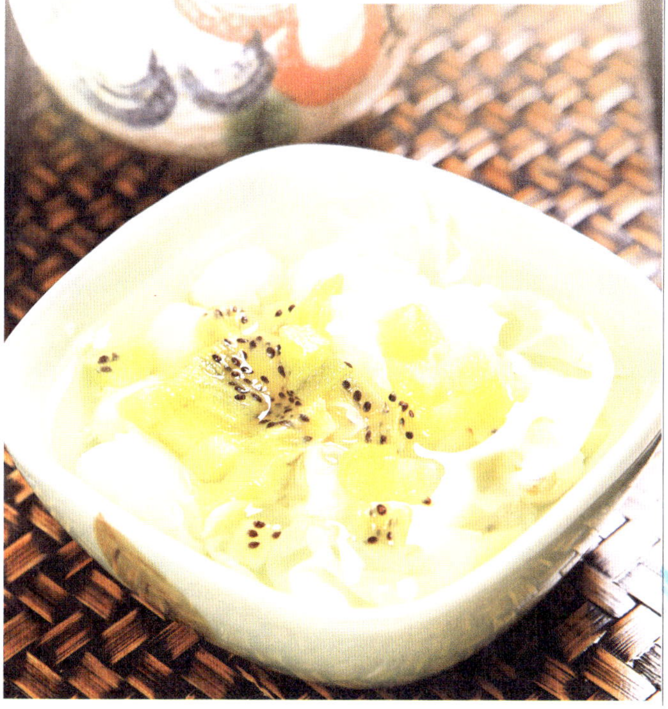

葡萄猕猴桃汁

美容抗衰老

材料

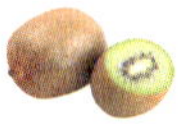

猕猴桃 100 克

\+

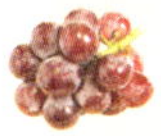

葡萄 50 克

\+

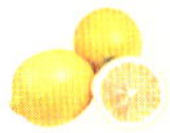

柠檬 50 克

调料

盐少许

做法

1 葡萄连皮用盐水洗净，切成两半，去子；柠檬洗净，切块，榨汁；猕猴桃去皮，切块。

2 将所有材料放入榨汁机中，榨成汁后倒入杯中即可。

功效揭秘

葡萄可抑制癌细胞扩散，猕猴桃含有水解酶和超氧化物歧化酶，具有养颜作用，二者搭配可对高血压患者起到美容抗衰老的作用。

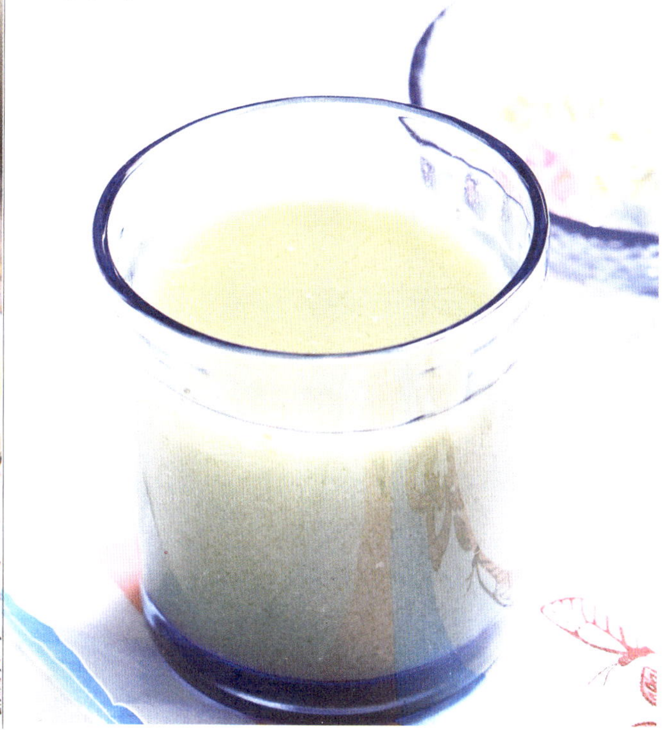

苹果

软化血管，降低血压

性味 性凉，味甘、酸

归经 归脾、胃、大肠经

有何降压功效

常吃苹果可以促进身体排钠。苹果富含钾，可与人体内过剩的钠结合并使其排出体外，因此具有软化血管和降低血压的作用。

对并发症的益处

苹果能够对高血压患者起到防癌、预防铅中毒的作用。

小贴士 苹果2个、红酒适量，用红酒煮苹果，可扩张血管、活血通经。

每100克可食部营养素

名称	含量
热量	52千卡
钠	1.6毫克
脂肪	0.2克
蛋白质	0.2克
碳水化合物	13.5克
钾	119.0毫克

每天推荐量

每天宜摄入1～2个。

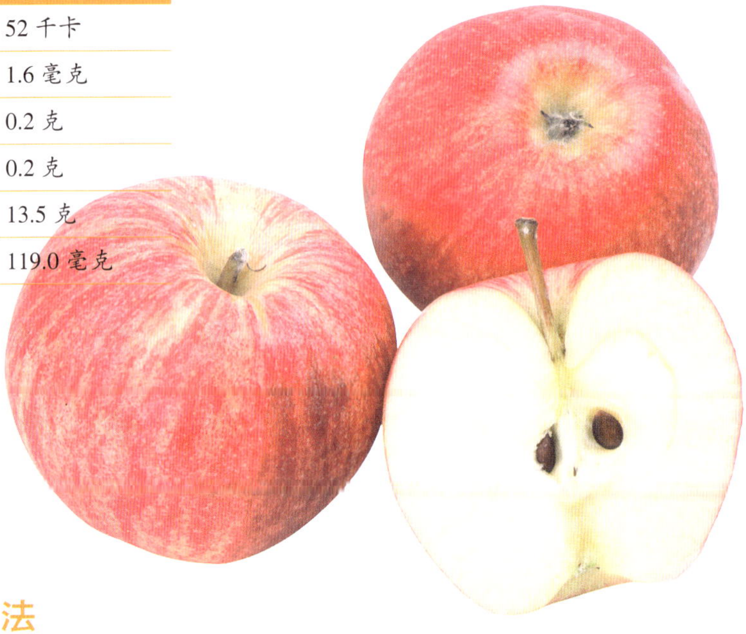

最佳食用方法

生食

苹果可直接食用，多吃苹果可改善高血压患者的肺功能，保护肺部免受污染和烟尘的影响。

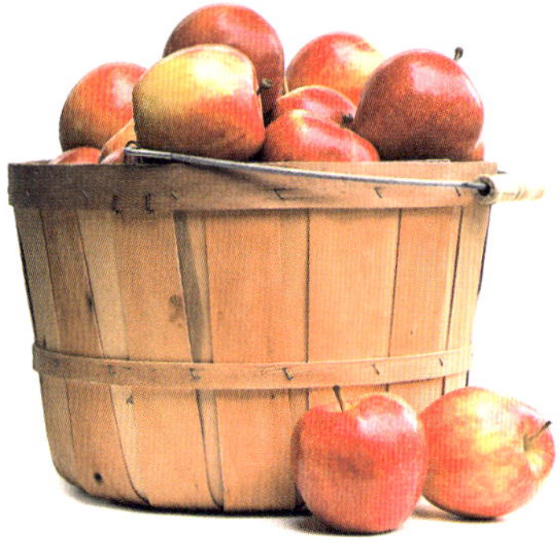

榨汁

苹果可用来榨汁食用，可保持高血压患者的血糖稳定，降低胆固醇。

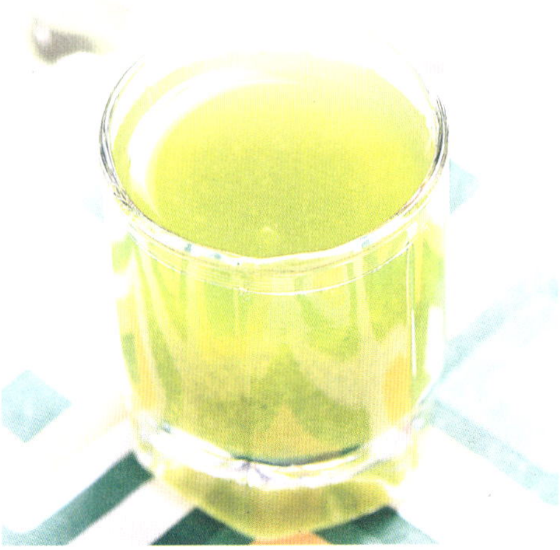

苹果莲藕汁

清热解烦，解渴止呕

材料

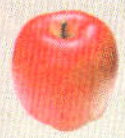

苹果 2 个

+

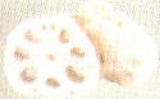

莲藕 100 克

调料

蜂蜜适量

做法

1 苹果洗净，去皮去子，切小块；莲藕洗净，切小块。

2 将上述材料放入果汁机中，加入饮用水搅打，打好后倒入杯中，加入蜂蜜调匀即可。

功效揭秘

莲藕含有淀粉、蛋白质、维生素 C 以及氧化酶成分，与苹果搭配有助于高血压患者清热解烦、解渴止呕。

香蕉

补钾，防便秘

性味 性寒，味甘

归经 归肺、脾经

有何降压功效

香蕉含有较多能降低血压的钾离子，有抵制钠离子升压及损坏血管的作用。

对并发症的益处

香蕉能缓和胃酸的刺激，保护胃黏膜并改善高血压患者的胃溃疡。

每 100 克可食部营养素

名称	含量
热量	91 千卡
钠	0.8 毫克
脂肪	0.2 克
蛋白质	1.4 克
碳水化合物	22.0 克
钾	256.0 毫克

每天推荐量

每天宜吃 1 根。

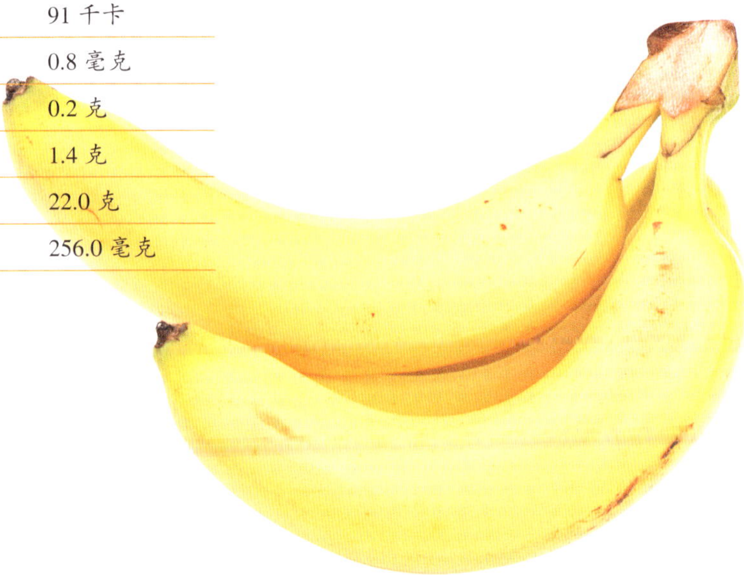

最佳食用方法

凉拌

香蕉可以跟其他水果一起凉拌做沙拉，可帮助高血压患者调理肠胃功能。

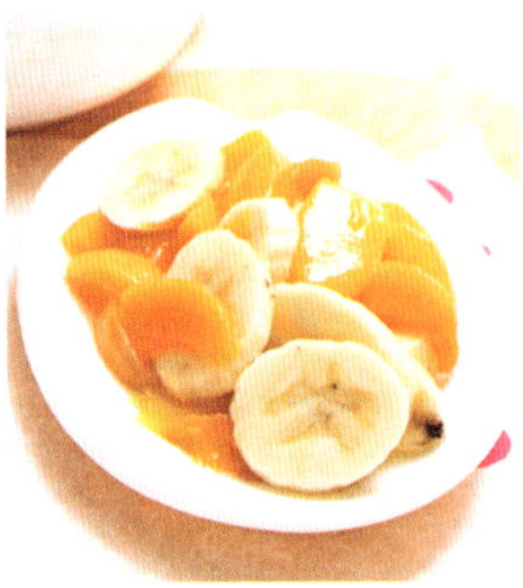

做汤

香蕉可用来做汤，清热润肠又降压。

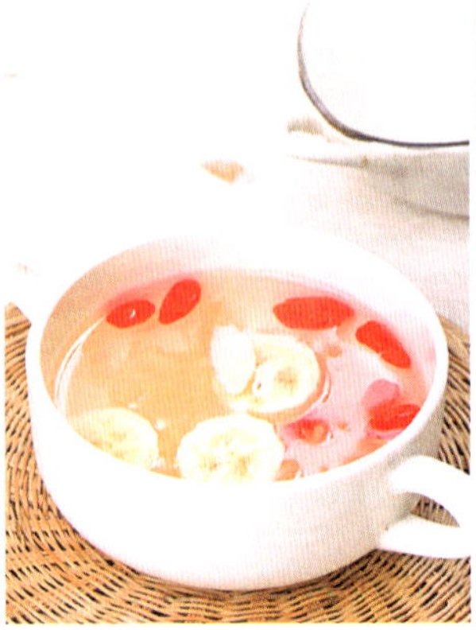

做蛋糕

香蕉含有膳食纤维，可充饥、补充营养及能量，可用来做蛋糕。

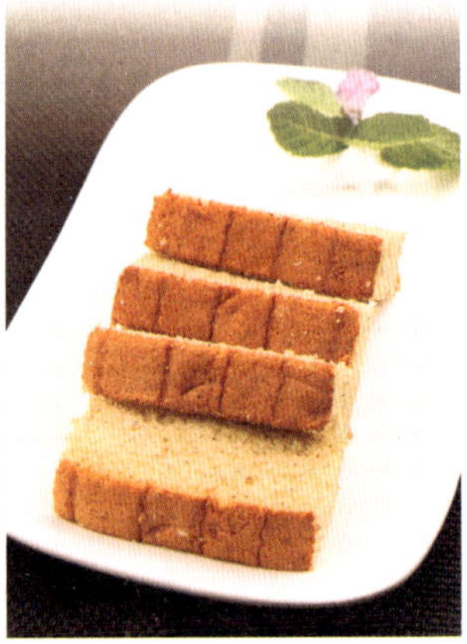

小贴士 鲜百合 120 克、香蕉 2 根、冰糖适量，做百合炖香蕉，适用于精神焦虑、扁桃体炎等症。

香蕉土豆泥

保护血管，调脂

材料

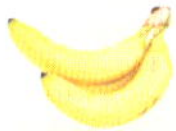

香蕉 1 根

+

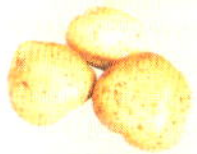

土豆 1 个

调料

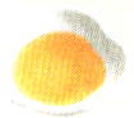

蜂蜜 10 克

做法

1 土豆洗净，蒸熟，去皮，捣成泥；香蕉去皮，取肉，碾成泥。

2 取碗，放入土豆泥和香蕉泥搅拌均匀，加蜂蜜搅拌均匀即可。

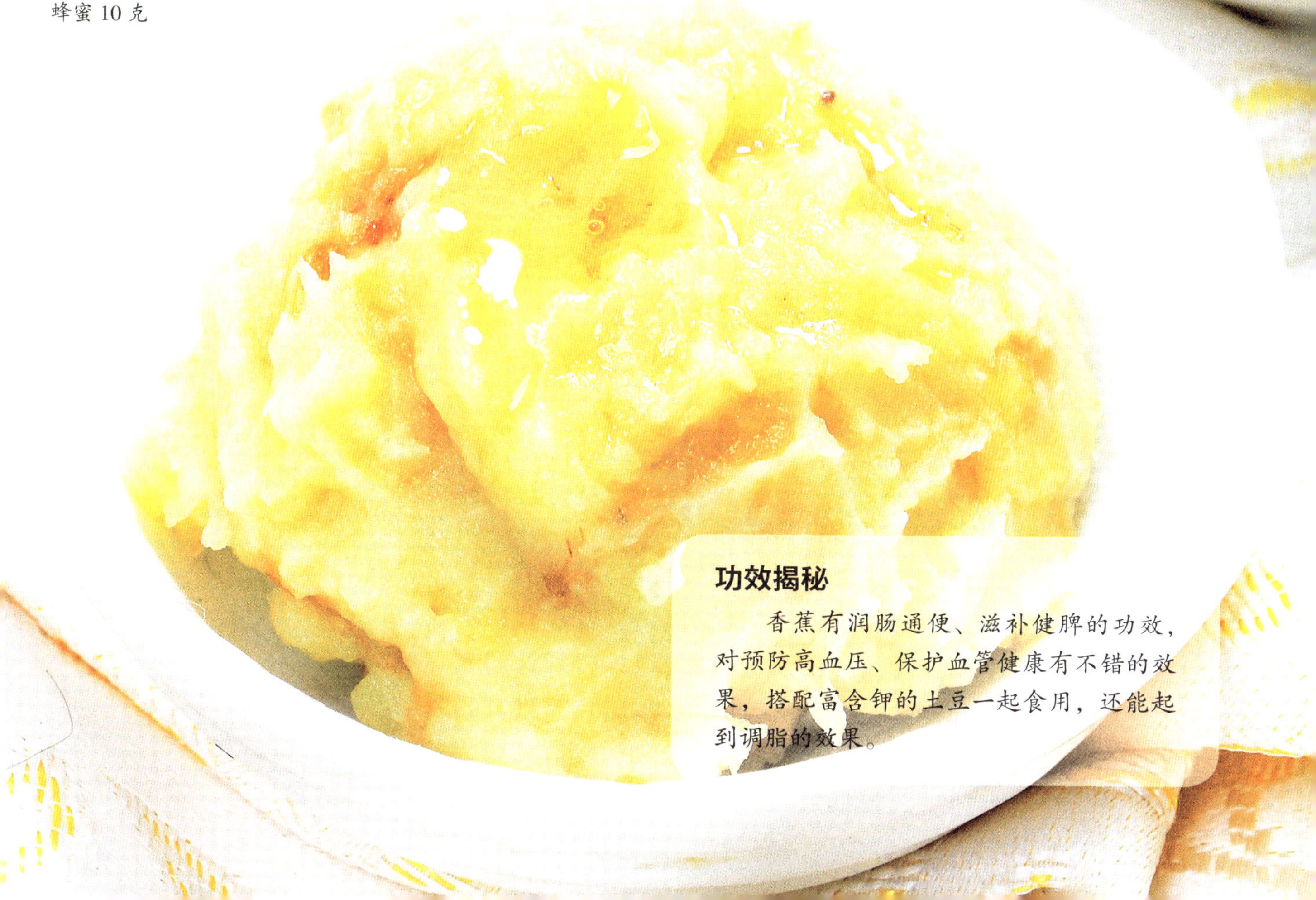

功效揭秘

香蕉有润肠通便、滋补健脾的功效，对预防高血压、保护血管健康有不错的效果，搭配富含钾的土豆一起食用，还能起到调脂的效果。

山楂

利尿，扩张血管

性味 性微温，味酸、甘

归经 归脾、肝、胃经

有何降压功效

山楂含有山楂酸、柠檬酸，能利尿、扩张血管，辅助降血压。

对并发症的益处

山楂对血胆固醇和甘油三酯增高有很好的食疗作用，可降脂，有助于高血压患者防治高脂血症。

小贴士 生山楂肉50克、红糖10克，做山楂红糖水，可活血调经、缓解经期延后。

每100克可食部营养素

名称	含量
热量	95千卡
钠	2.0毫克
蛋白质	0.5克
脂肪	0.6克
碳水化合物	22.0克
不溶性膳食纤维	2.9克

每天推荐量

每天宜摄入70克。

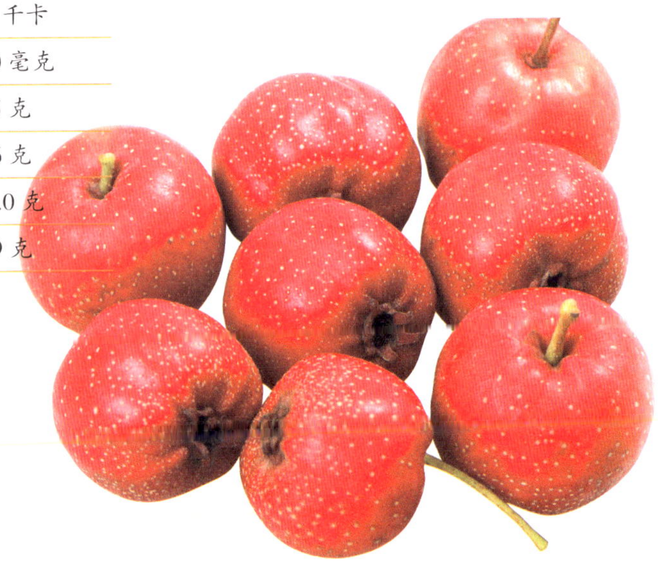

最佳食用方法

做汤

山楂可以搭配其他食材，如苹果、牛肉、生姜等做汤食用，可以开胃消食。

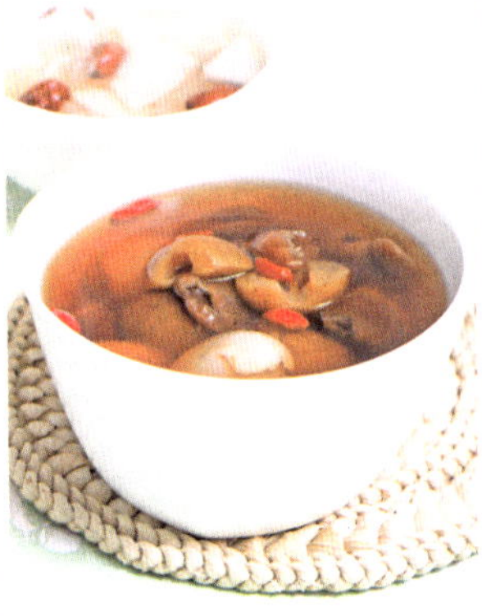

做豆浆

山楂可用来做豆浆，如山楂银耳豆浆，高血压患者食用可促进消化、降脂降压。

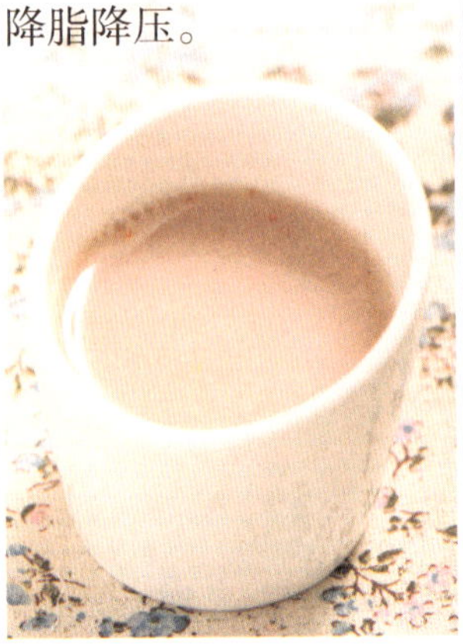

煮粥

山楂可用来煮粥，对高血压患者可起到活血化瘀的作用。

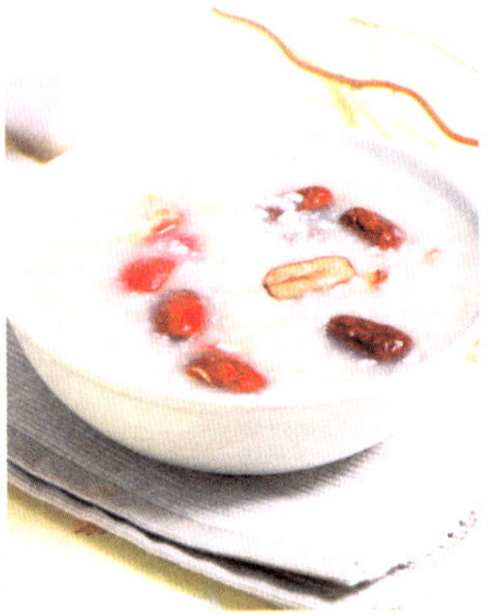

山楂消暑粥

调节胆固醇

材料

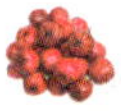

山楂 50 克
\+

糯米 100 克

调料

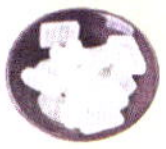

冰糖 10 克

做法

1 糯米淘洗干净，用清水浸泡 3~4 小时；山楂用清水浸泡 5 分钟，洗净，去蒂去子，切小块。

2 锅置火上，倒入适量清水烧开，下入糯米，大火烧开后转小火煮至米粒八成熟，加山楂煮至米粒熟烂，最后加冰糖煮至化开即可。

功效揭秘

山楂中含有丰富的钙，和大米搭配熬煮成粥，具有降血脂、防止血栓形成、降血压的功效。

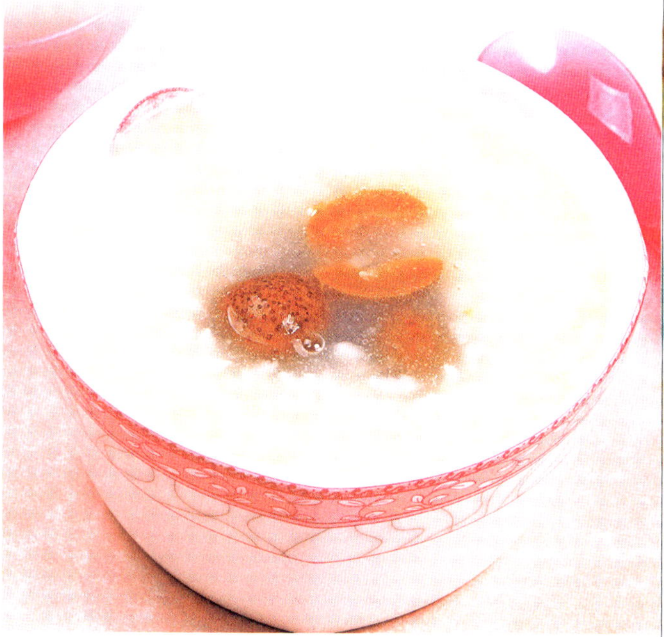

山楂烧豆腐

开胃消食

材料

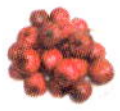

山楂 50 克
\+

豆腐 300 克

调料

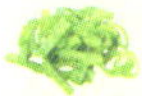

葱花 10 克
\+

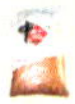

盐 2 克
\+

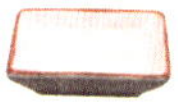

水淀粉少许

做法

1 山楂用清水浸泡 5 分钟，洗净，去蒂除子，切小块；豆腐洗净，切小块。

2 锅置火上，倒油烧至七成热，炒香葱花，放入豆腐块翻炒均匀，加少量清水大火烧开，转小火烧 5 分钟，下入山楂略炒，加盐调味，用水淀粉勾芡即可。

功效揭秘

山楂能够防止心脑血管疾病，具有强心、增强食欲的作用，豆腐具有美容养颜的功效，二者搭配可对高血压患者起到开胃消食的作用。

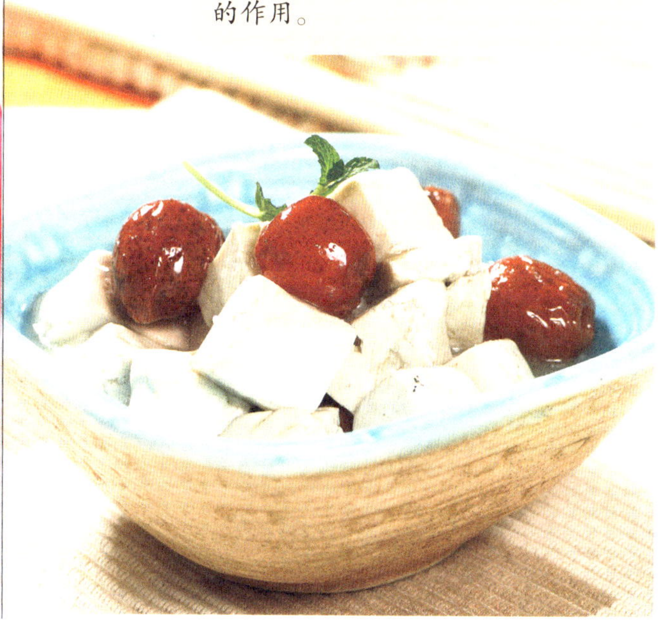

红枣

软化血管，控制血压

性味 性温，味甘

归经 归脾、胃经

有何降压功效

红枣含有的芦丁和维生素C能软化血管，使血压降低，可辅治高血压。

对并发症的益处

红枣可对高血压患者起到宁心安神、预防胆结石发生的功效。

小贴士 玫瑰花、枸杞子各5克，红枣6~8枚，做玫瑰红枣枸杞茶，能够消除黑眼圈。

每100克可食部营养素

名称	含量
热量	122千卡
钠	1.2毫克
脂肪	0.3克
蛋白质	1.1克
碳水化合物	30.5克
维生素C	243.0毫克

每天推荐量

每天宜摄入50克。

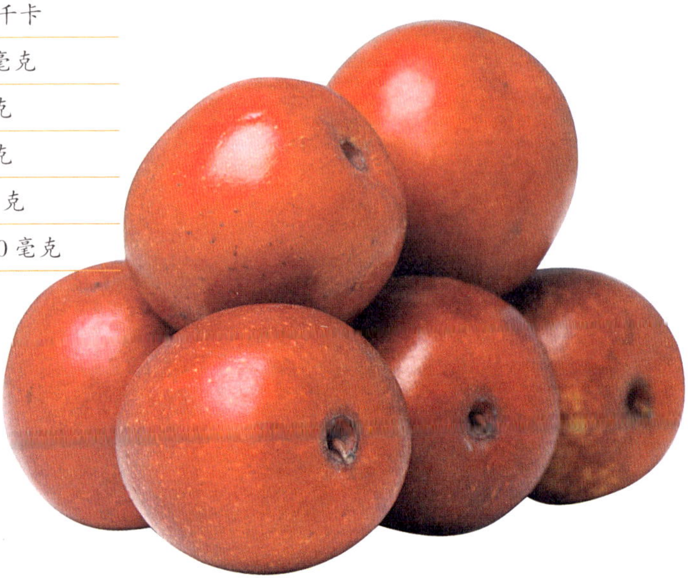

最佳食用方法

煮粥

红枣可用来煮粥，具有滋补作用，可增加脑和心脏的供血量。

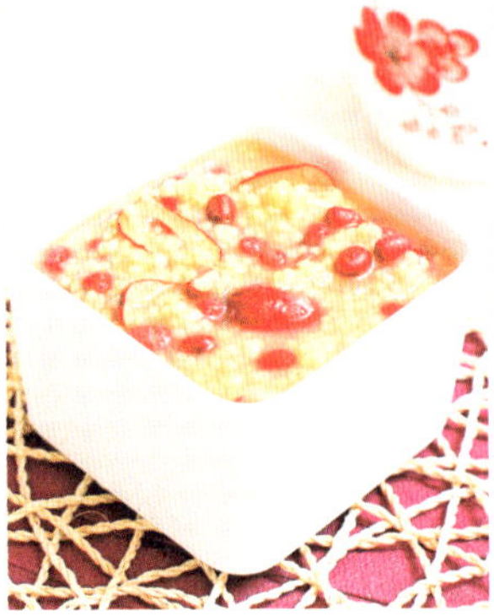

做豆浆

红枣可用来做豆浆，可调节人体代谢，降低胆固醇，对高血压患者非常有益。

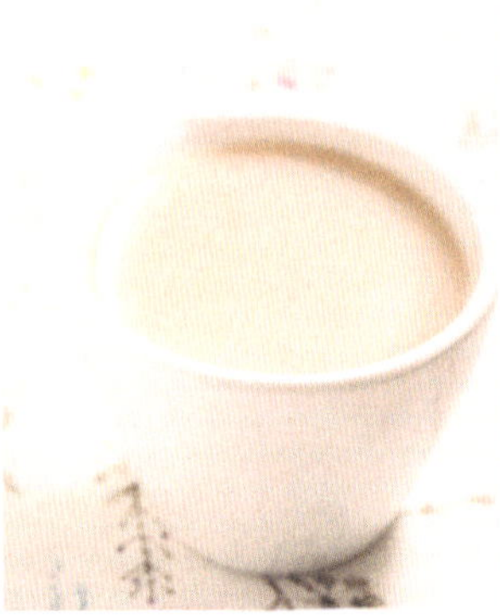

做蛋糕

红枣可用来做蛋糕或枣糕，高血压患者食用可提高免疫力。

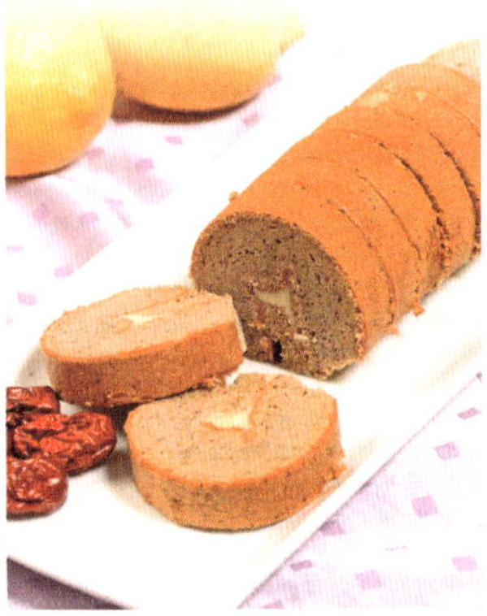

红枣花生汤

补养气血

材料

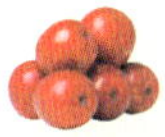

红枣 50 克

+

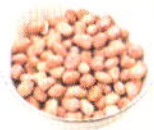

花生米 100 克

调料

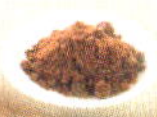

红糖 10 克

做法

1 红枣洗净；花生米挑净杂质，洗净，用清水浸泡 2 小时。

2 锅置火上，放入红枣、花生米和没过锅中食材的清水，大火烧开后转小火煮至花生米熟软，加红糖调味即可。

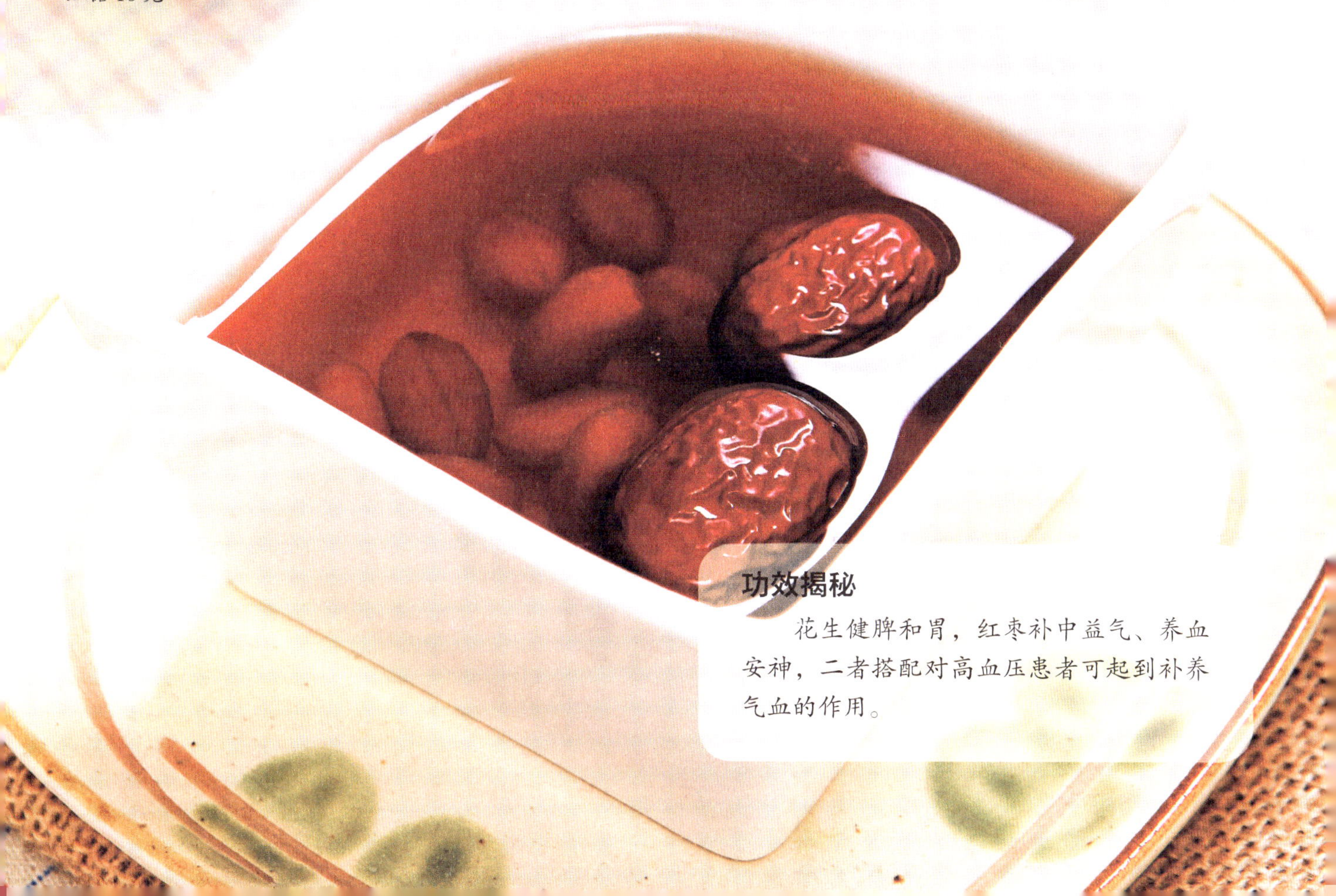

功效揭秘

花生健脾和胃，红枣补中益气、养血安神，二者搭配对高血压患者可起到补养气血的作用。

西瓜

利尿消肿

性味 性寒，味甘

归经 归心、胃、膀胱经

有何降压功效

西瓜能利尿，而且热量低，同时也是高钾低钠食物，有辅助降压的作用。

对并发症的益处

西瓜有助于缓解肥胖性高血压，对预防高血压患者出现心脏疾病有益。

小贴士 西瓜皮2块、蜂蜜30克，做西瓜皮蜂蜜面膜，可让晒后的皮肤恢复光泽。

每100克可食部营养素

名称	含量
热量	25千卡
钠	3.2毫克
脂肪	0.1克
蛋白质	0.6克
碳水化合物	5.8克
胡萝卜素	450.0微克

每天推荐量

每天宜摄入150~200克。

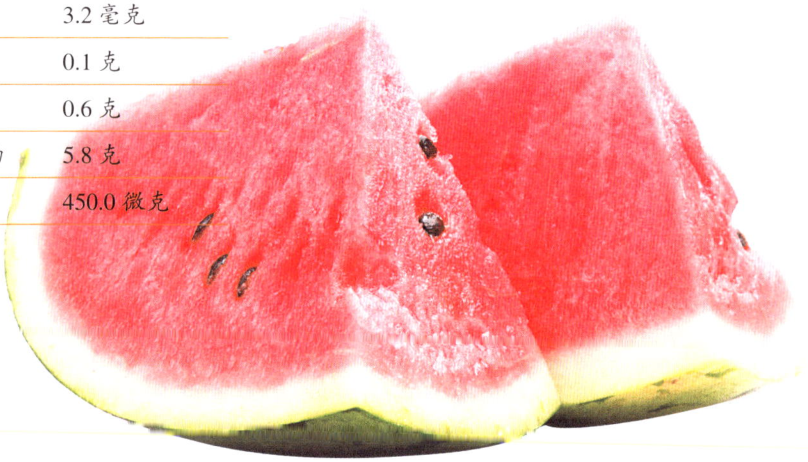

最佳食用方法

榨汁

西瓜可用来榨汁，其所含的糖和盐能利尿并缓解高血压患者的肾脏炎症。

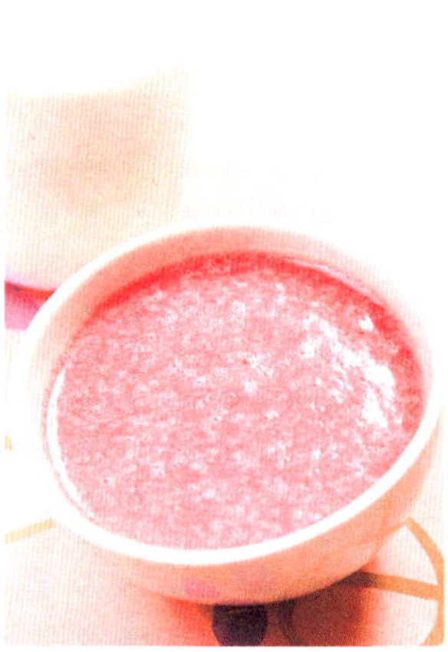

生食

西瓜可直接食用，对高血压患者可起到清热解暑、除烦止渴的作用。

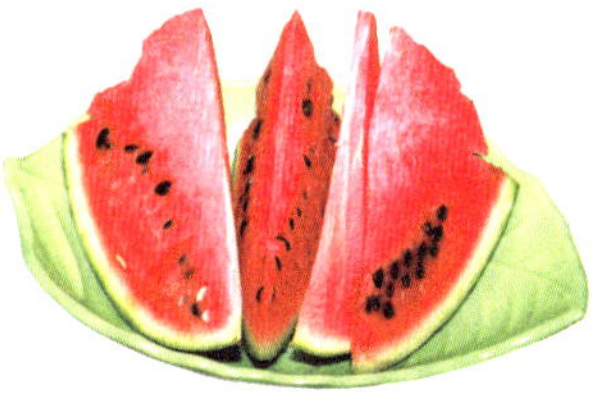

凉拌

西瓜可用来凉拌做沙拉，高血压患者食用可清热解暑，有利于控制血压。

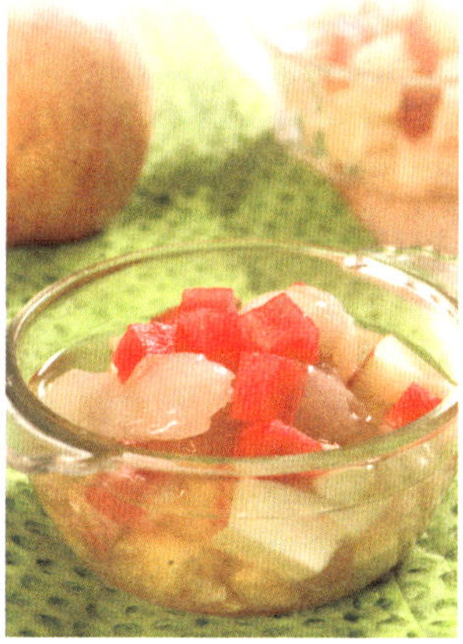

玉米须西瓜香蕉汤

防止胆固醇沉积

材料

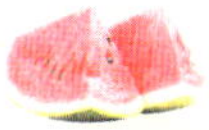

西瓜 300 克

+

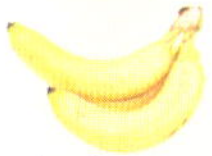

香蕉 1 根

+

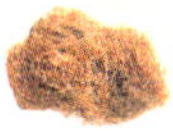

玉米须少许

做法

1 将玉米须洗净；香蕉去皮，切块；西瓜取瓤去子，切块。

2 将玉米须、西瓜瓤和香蕉块一同放入砂锅里，加适量水煎 10 分钟，即可食用。

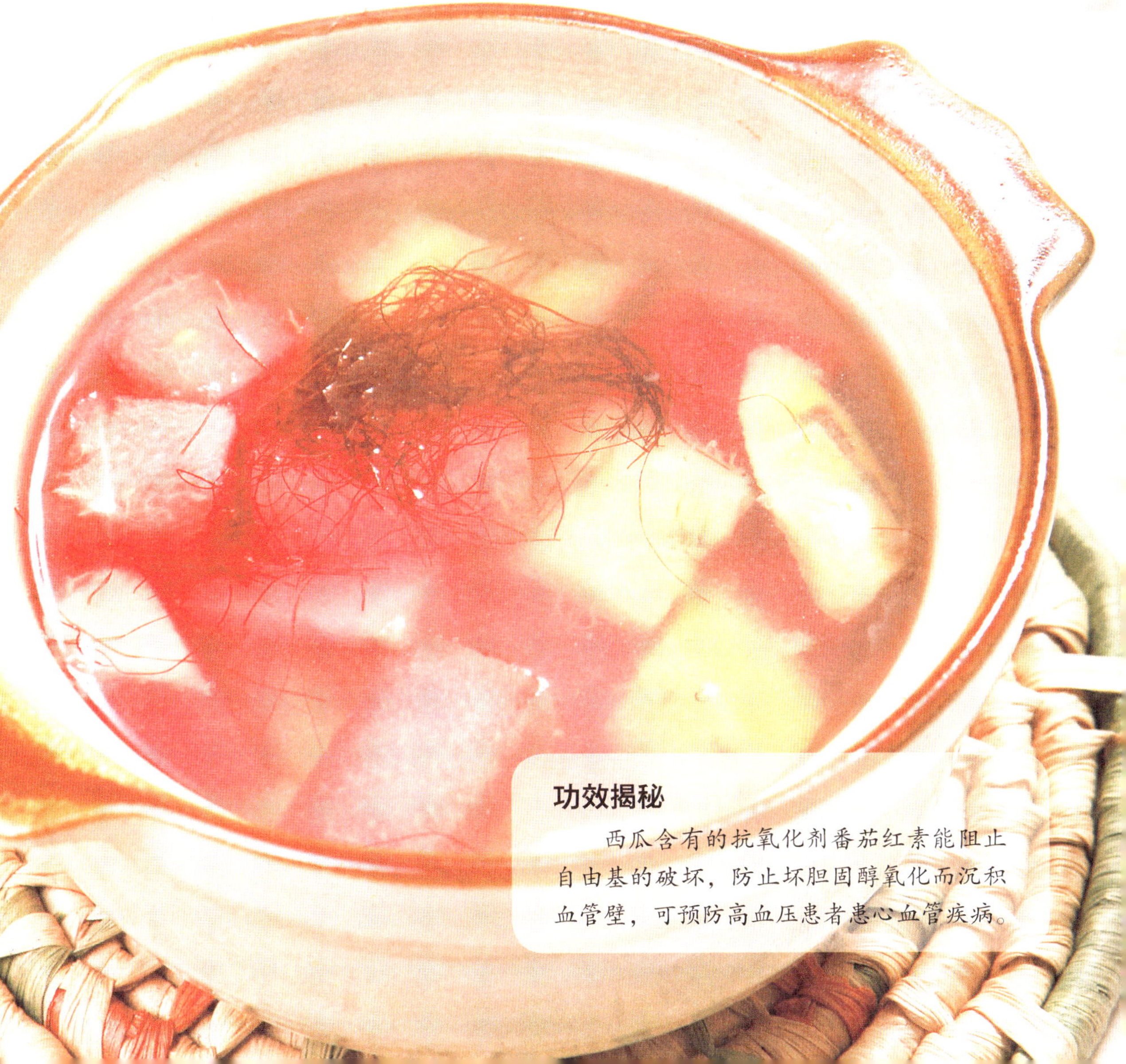

功效揭秘

西瓜含有的抗氧化剂番茄红素能阻止自由基的破坏，防止坏胆固醇氧化而沉积血管壁，可预防高血压患者患心血管疾病。

莲子

扩张周围血管

性味 性平，味甘、涩

归经 归脾、肾、心经

有何降压功效

莲子所含的生物碱具有较强的降压作用，作用机制主要是通过释放组胺，使周围血管扩张，从而降低血压。

对并发症的益处

莲子心所含的生物碱具有强心作用，可改善高血压患者的心慌、失眠多梦等症状，有助于睡眠。

小贴士 莲子、白果各20克，鸡蛋3个，盐适量，做莲子白果炒蛋，可养心安神。

每100克可食部营养素

名称	含量
热量	344 千卡
钠	5.1 毫克
脂肪	2.0 克
蛋白质	17.2 克
碳水化合物	67.2 克
不溶性膳食纤维	3.0 克

每天推荐量

每天宜摄入15克。

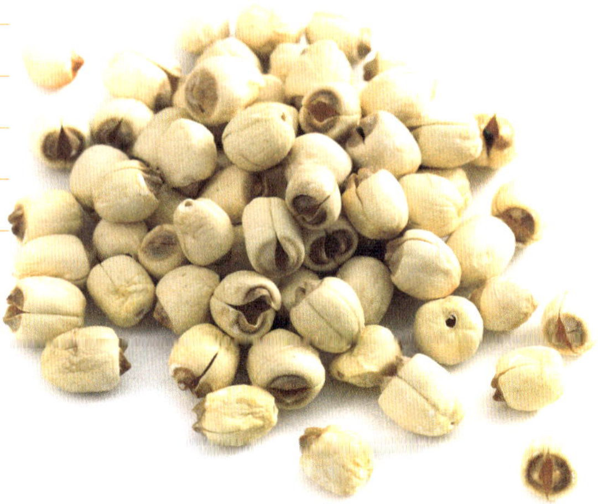

最佳食用方法

做汤羹

莲子可用来做银耳莲子羹，高血压患者食用可养心神。

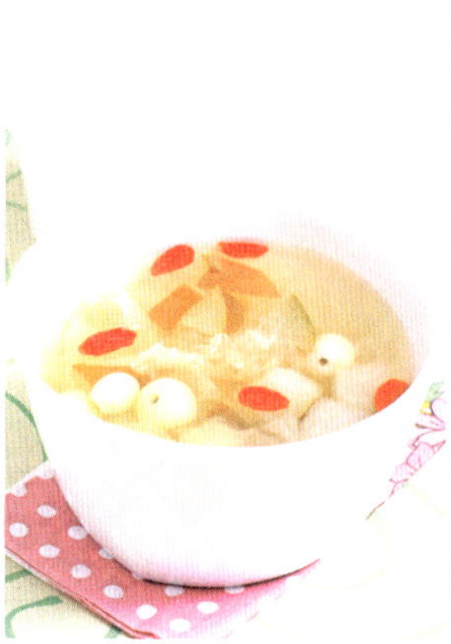

做豆浆

莲子可用来做豆浆，如百合莲子豆浆，高血压患者饮用，可去心火。

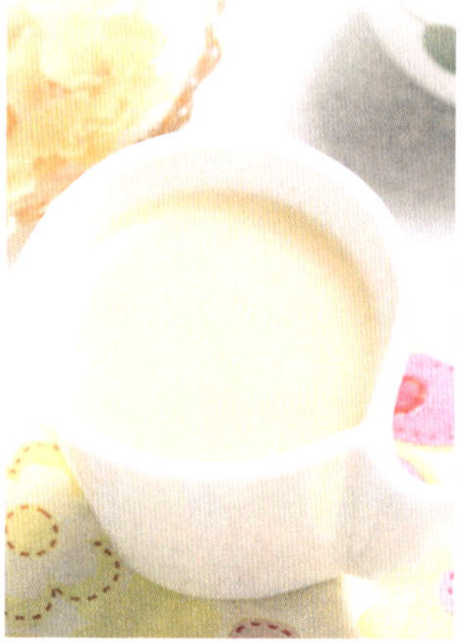

煮粥

莲子煮粥，如莲子糯米粥，对高血压患者可起到健脾补虚的作用。

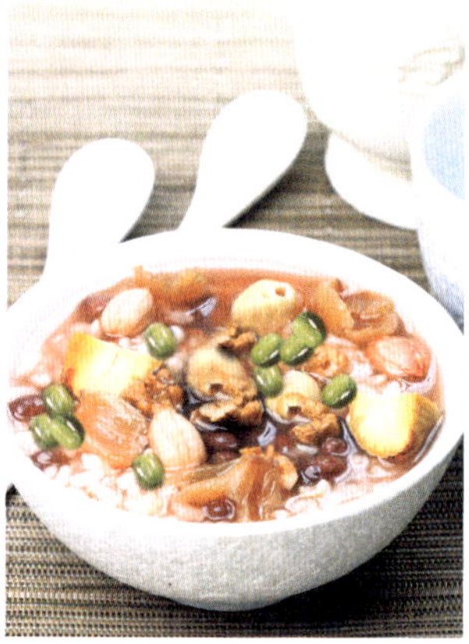

莲子百合粥

健脾润肺

材料

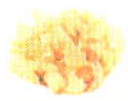

百合 50 克

+

大米 100 克

+

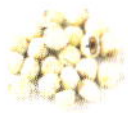

莲子 50 克

做法

1 大米洗净，浸泡 1 小时；百合洗净，泡软；莲子洗净，去心。

2 锅置火上，加水适量，放入大米用大火煮沸，加入百合、莲子后转小火继续熬煮 20 分钟至熟即可。

功效揭秘

百合有补肺、润肺、清心安神、消除疲劳和润燥止咳的作用，莲子有养心安神、健脾补肾的作用，二者搭配可对高血压患者起到健脾润肺的作用。

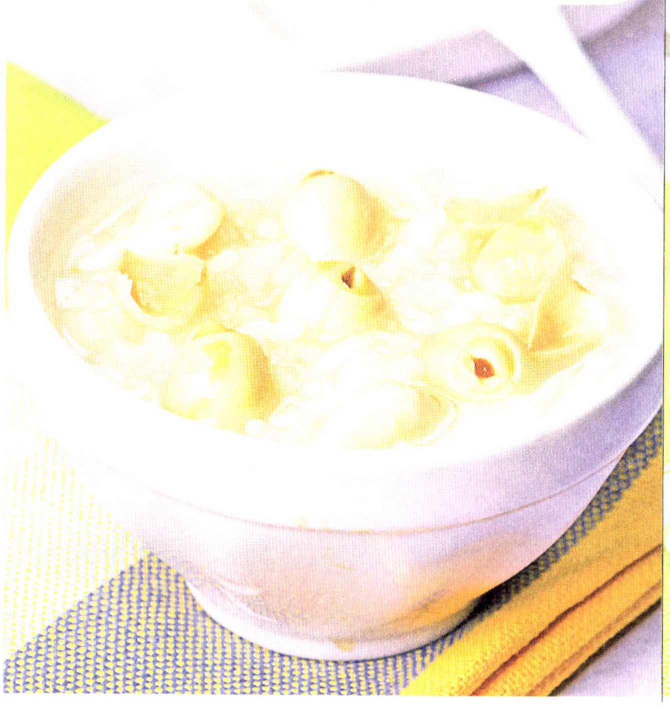

绿豆莲子粥

清热祛暑

材料

大米 50 克

+

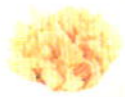

百合 30 克

+

莲子 25 克

+

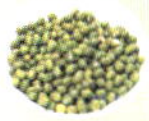

绿豆 25 克

调料

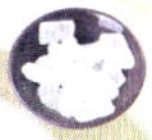

冰糖 10 克

做法

1 百合泡发，洗净；莲子洗净，去心；大米淘洗干净，浸泡 30 分钟；绿豆洗净，浸泡 4 小时。

2 锅内加适量清水烧沸，放入大米、莲子、绿豆，用大火煮沸，转中火熬煮 30 分钟，放入百合、冰糖煮稠即可。

功效揭秘

绿豆可以清暑热，莲子和百合均有养心安神的功效，三者搭配尤其适合高血压患者在夏季食用。

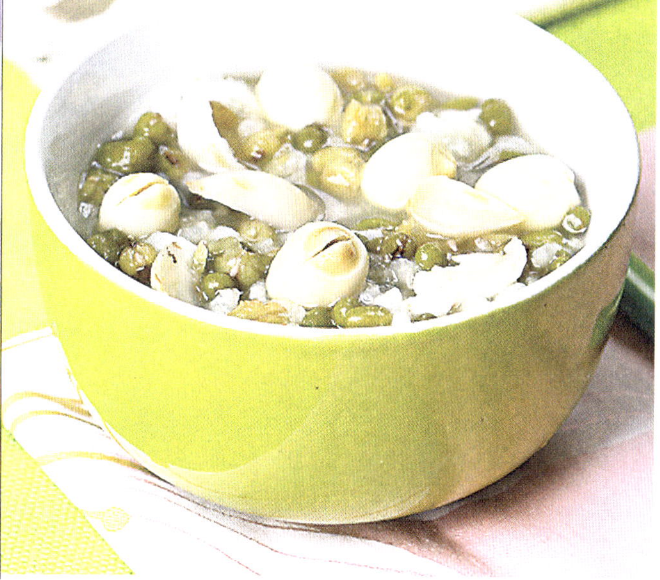

栗子

强筋骨，补肾脏

性味 性温，味甘、微咸

归经 归脾、肾经

有何降压功效

栗子含钾丰富，有利于稳定和降低血压，预防心脑血管疾病。

对并发症的益处

栗子有养胃健脾、补肾强筋的作用，且富含膳食纤维，血糖生成指数比米饭低，很适合高血压伴有糖尿病的人食用。

小贴士 核桃仁50克、栗子60克、白糖适量，做核桃栗子汁，可养肝补肾、调节闭经。

每100克可食部营养素

名称	含量
热量	185千卡
钠	13.9毫克
脂肪	0.7克
蛋白质	4.2克
碳水化合物	42.2克
不溶性膳食纤维	1.7克

每天推荐量

每天宜摄入30克。

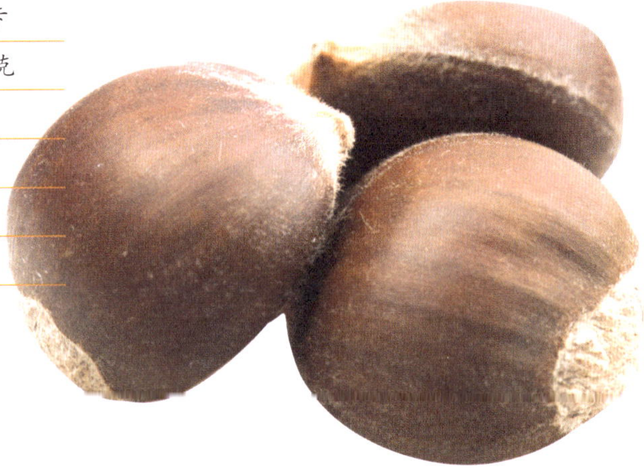

最佳食用方法

做汤

栗子可用来做汤，脾胃虚弱、贫血的高血压患者可食用。

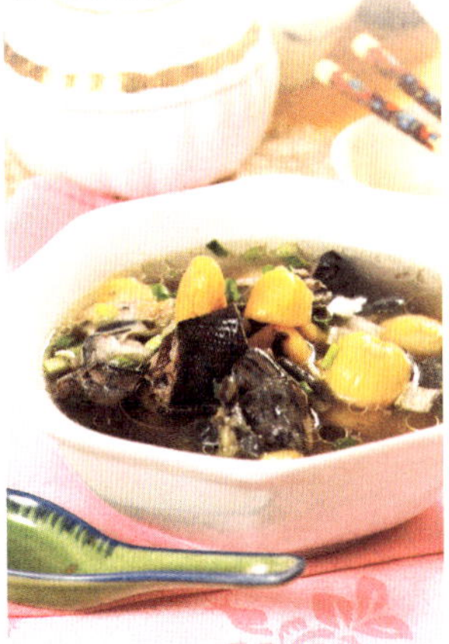

煮粥

栗子可补脾养胃、强筋活血，用来煮粥，对高血压患者非常有益。

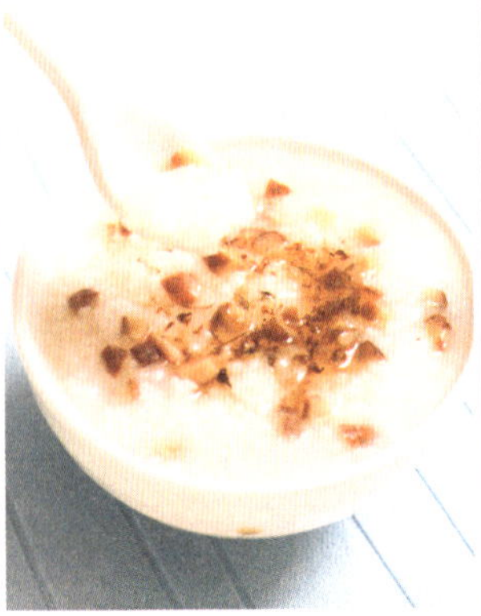

热炒

栗子有补气功效，和有补气养血作用的食物一起搭配炒食，对高血压患者的滋补效果更佳。

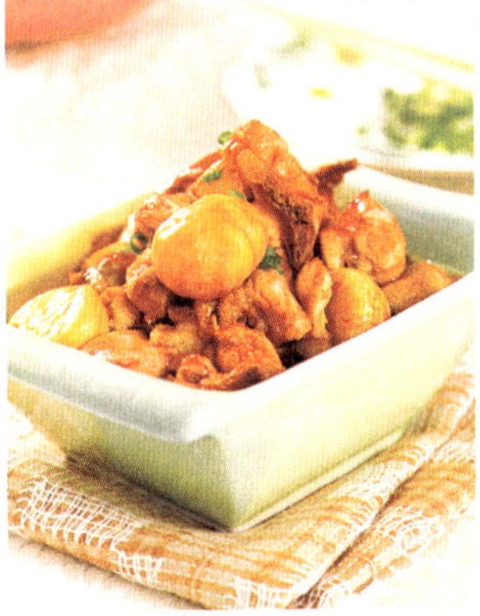

栗子烧白菜

健脑强身

材料

白菜 250 克
+
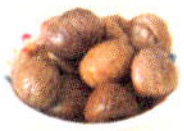
板栗肉 50 克

调料

盐 2 克
+
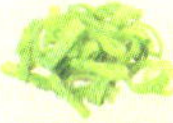
葱花适量
+
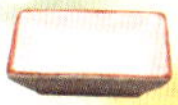
水淀粉适量

做法

1 板栗肉放油锅炸至金黄色，捞出；白菜择洗干净，切段。

2 炒锅中倒油烧热，放葱花炒香，下入白菜段煸炒，放盐、板栗肉，加水烧开，焖 5 分钟，用水淀粉勾芡即可。

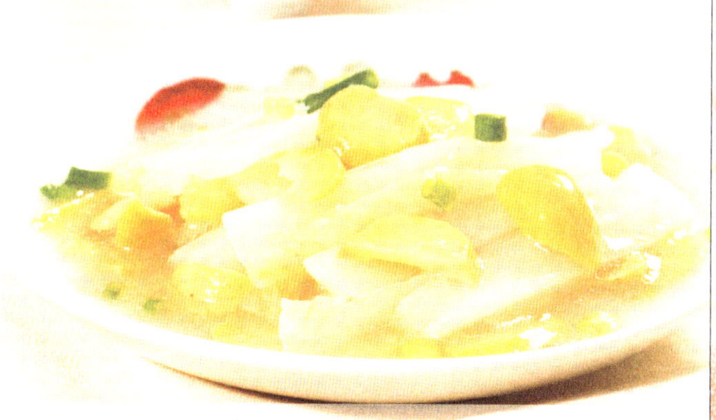

功效揭秘

栗子富含碳水化合物及矿物质，与白菜搭配食用，对高血压患者健脑与强身都起着不错的作用。

桂圆玉米栗子粥

补肾健脾

材料

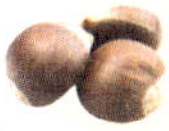
栗子 150 克
+

小米 100 克
+
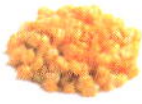
玉米粒 50 克
+

桂圆肉 10 克

调料

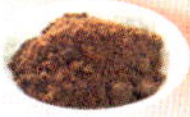
红糖适量

做法

1 把小米、玉米粒分别淘洗干净，用水浸泡 2 小时以上；栗子去壳取肉。

2 将泡好的小米、玉米粒以及栗子、桂圆肉一起放入锅内，加适量水，大火烧开后转用小火熬煮成粥，快熟时调入红糖即可。

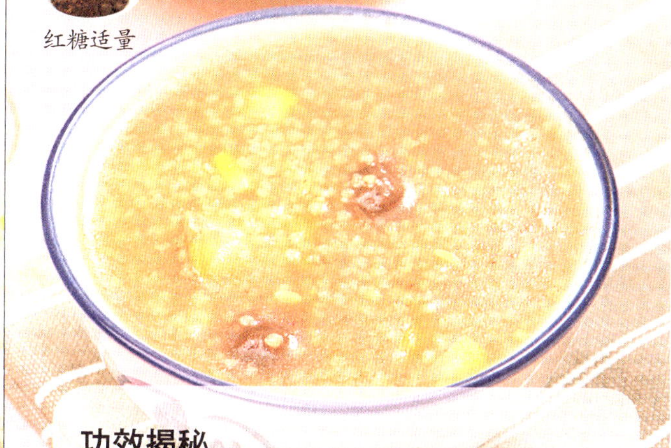

功效揭秘

这款粥中含有大量的维生素 E、蛋白质、碳水化合物等，可以补虚益肾、改善脾胃功能。

绿茶

避免血管收缩引起血压上升

性味 性微寒，味甘、微苦

归经 归心、肺、胃经

有何降压功效

绿茶中所含的儿茶素对血管紧张素转换酶的活性有较强的抑制作用，促使舒缓激肽分泌，避免血管收缩引起血压上升；氨茶碱可扩张血管，也有利于降低血压。

对并发症的益处

绿茶含有氟及儿茶素，可以减少高血压患者牙菌斑及牙周炎的发生。

小贴士 绿茶9克，干玫瑰花瓣、干茉莉花各5克，做茉莉玫瑰花茶，可以增强抵抗力。

每100克可食部营养素

名称	含量
热量	296千卡
钠	28.2毫克
脂肪	2.3克
蛋白质	34.2克
碳水化合物	50.3克
不溶性膳食纤维	15.6克

每天推荐量

每天宜摄入5~10克。

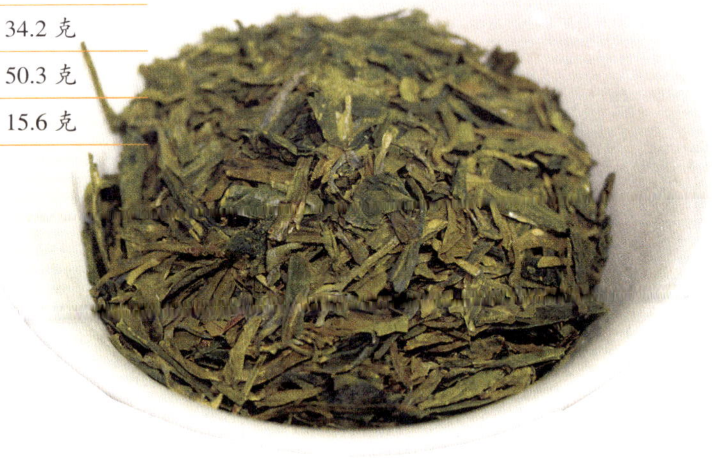

最佳食用方法

做豆浆

绿茶可以搭配豆类做豆浆，有助于高血压患者改善血液循环。

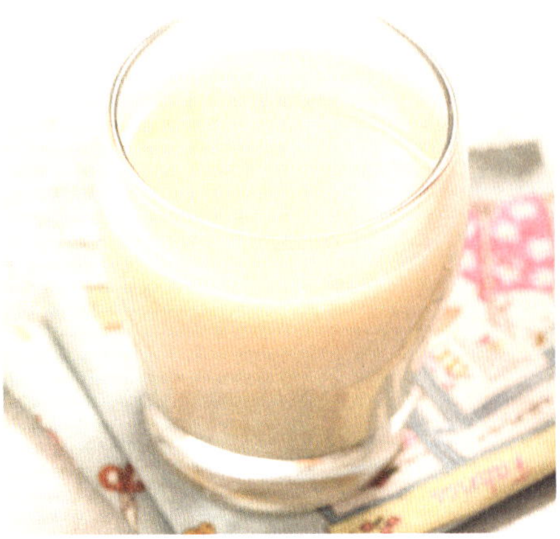

泡茶

绿茶可用来泡茶，如绿茶山楂饮，高血压患者饮用可润肺止咳。

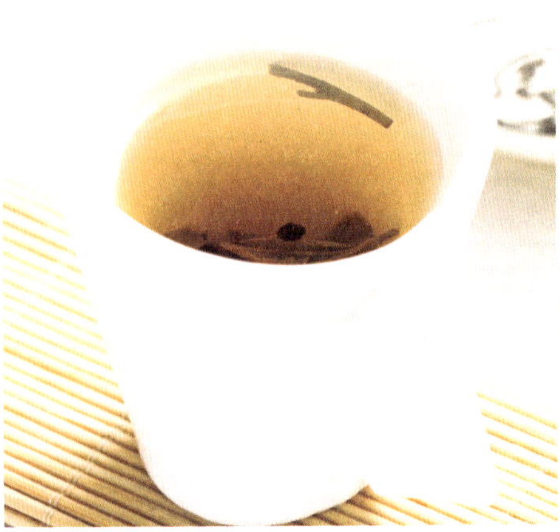

柠檬绿茶

提高免疫力

材料

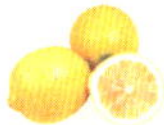

柠檬半个

\+

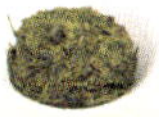

绿茶 10 克

调料

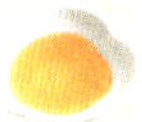

蜂蜜适量

做法

1 绿茶用开水冲泡，待绿茶泡出味道和颜色后，将茶叶过滤掉；柠檬洗净，去皮除子，挤汁备用。

2 等茶温凉之后，加入柠檬汁和蜂蜜，搅拌均匀。

3 直接饮用或放冰箱冷藏后加冰块饮用。

功效揭秘

柠檬中的柠檬酸和维生素 C 能增加绿茶中儿茶素的效能，提高高血压患者的免疫力。

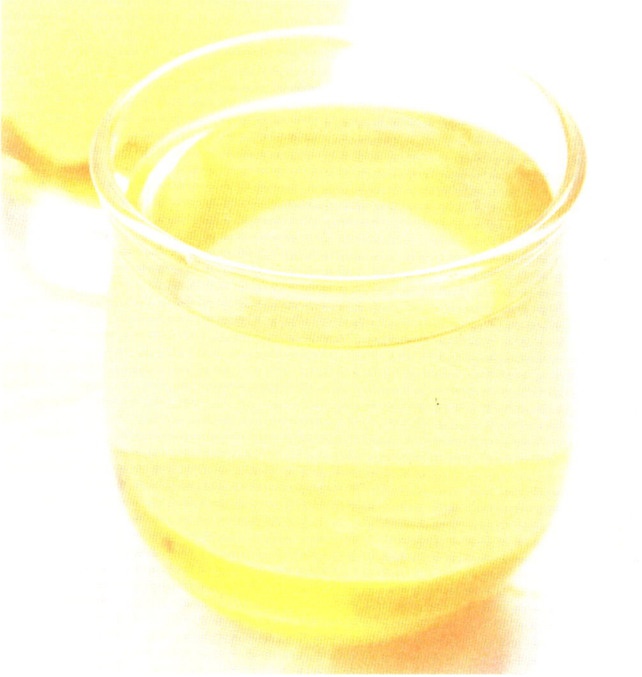

绿茶黄绿豆浆

清热祛暑

材料

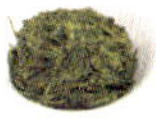

绿茶 10 克

\+

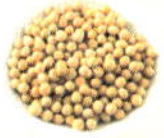

黄豆 25 克

\+

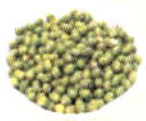

绿豆 25 克

调料

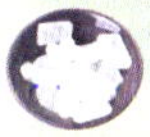

冰糖适量

做法

1 黄豆用清水浸泡 10~12 小时，洗净；绿豆淘洗干净，用清水浸泡 4~6 小时；绿茶倒入杯中，用沸水沏成茶水。

2 将浸泡好的黄豆和绿豆一同倒入全自动豆浆机中，淋入茶水，再加入清水至上下水位线之间，煮至豆浆机提示豆浆做好，加冰糖搅拌至化开后即可饮用。

功效揭秘

绿豆有一定的抗辐射作用，绿茶含有的茶多酚可以清除辐射中产生的自由基，减少脏器的损伤，保护造血功能。此款豆浆可以清热祛暑，适合高血压患者夏季饮用。

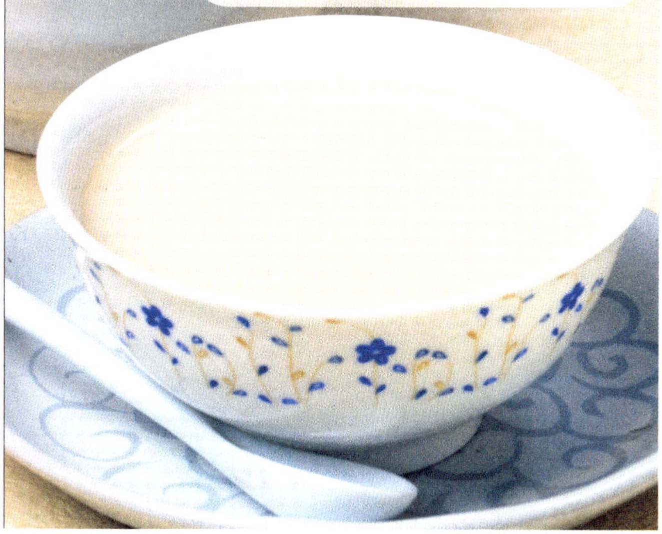

绿茶芝麻薄饼

清热解暑

材料

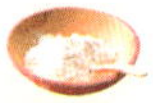
面粉 50 克
+
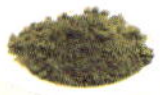
绿茶粉 10 克
+

鸡蛋 1 个
+
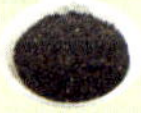
黑芝麻适量
+
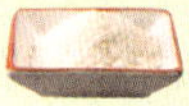
椰蓉适量

调料

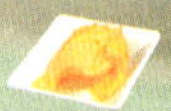
黄油适量

做法

1 鸡蛋洗净，磕入碗内，打散；面粉倒入盛器中，加绿茶粉、黄油和适量清水搅成较稀的面糊，淋入鸡蛋液搅匀，用细纱网过滤制成面浆。

2 取小碗，放入黑芝麻、椰蓉搅匀，做成馅料。

3 煎锅置火上烧至温热，抹上植物油，倒入面浆摊成薄饼，两面煎熟，盛出，撒上薄薄的一层馅料，卷成卷，切块，装盘即可。

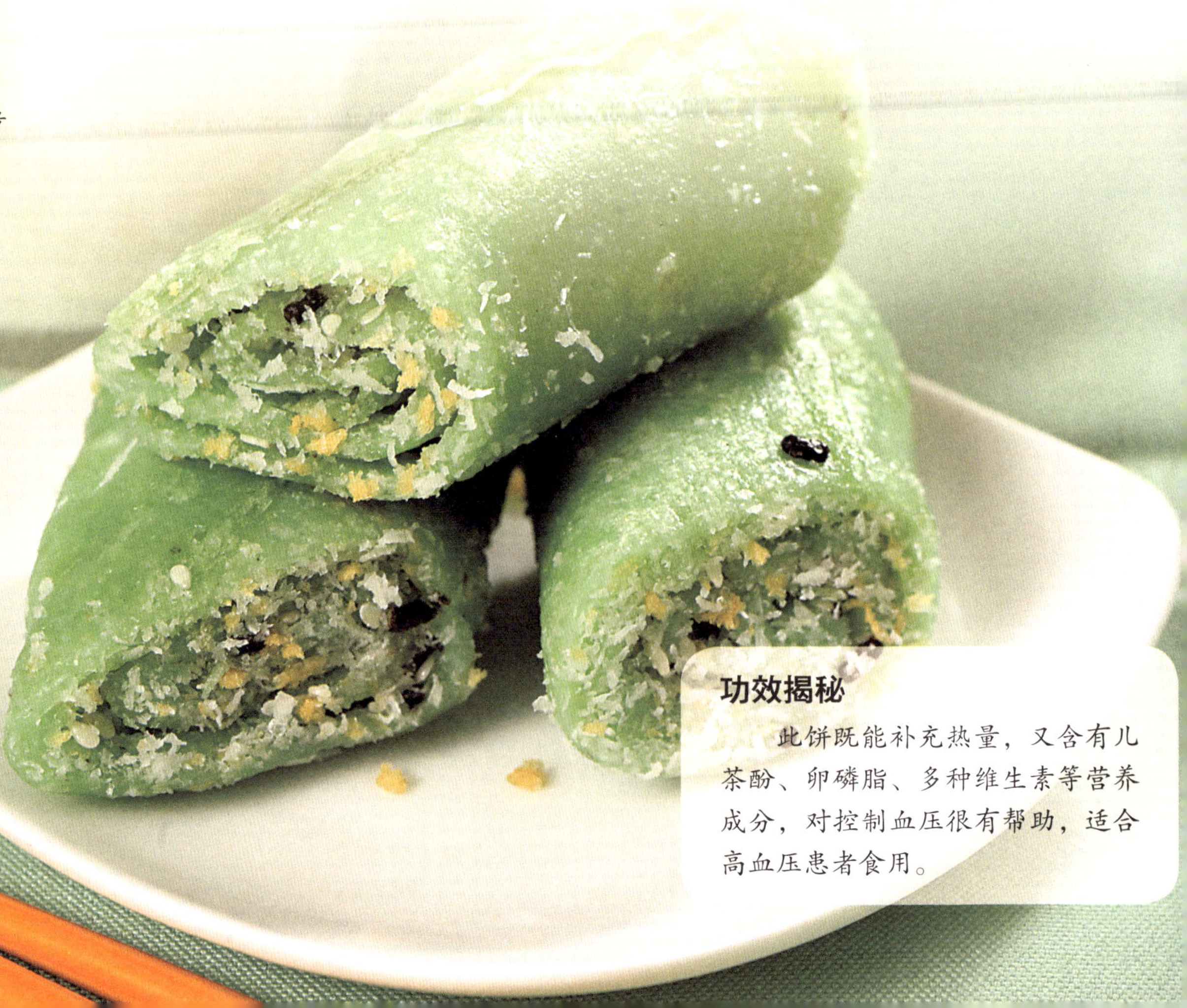

功效揭秘

此饼既能补充热量，又含有儿茶酚、卵磷脂、多种维生素等营养成分，对控制血压很有帮助，适合高血压患者食用。

PART 3

4周降压饮食调节

第一周：维持理想体重

饮食低热量，有助病情稳定

低热量饮食能够有效地帮助体重控制不佳的高血压患者减重，进而起到平稳血压和减少其他相关疾病的作用。所谓的低热量饮食即应限制高脂、高糖的食物，适量多吃些蔬菜和水果等低热量食物。

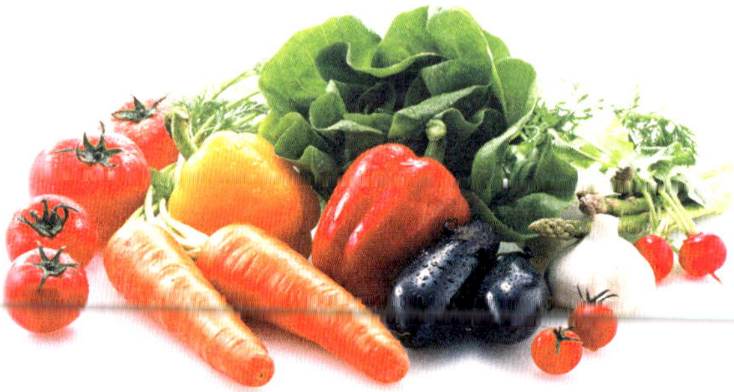

绝大多数蔬菜的热量都很低，对控制体重很有帮助。

豆类的热量较高，但是豆腐热量较低，且营养也容易吸收。

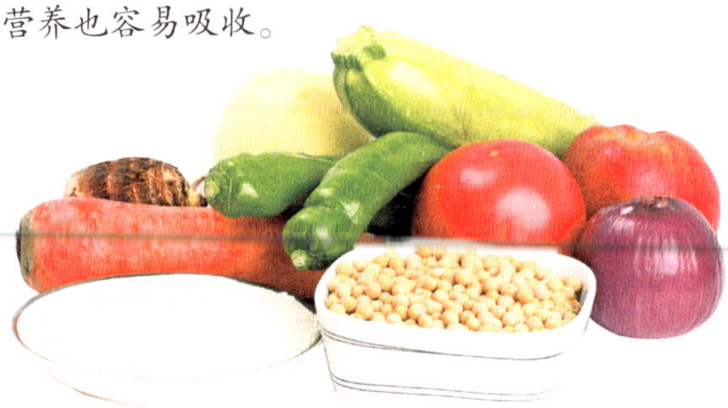

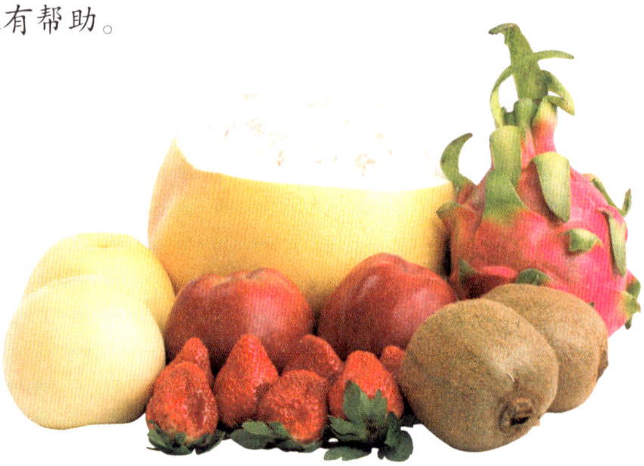

水果通常热量不高，而且富含多种矿物质和膳食纤维，对降压、瘦身都有效。

低热量饮食通常会让摄入的热量小于消耗的热量，即入不敷出，这时人体内的脂肪会被调动起来提供热量，体重就会因此而减轻。

减肥有助于控制血压

低热量饮食应长期坚持，不然会使减轻的体重很快恢复到原来水平，甚至更胖。此外，还应坚持适当的体力劳动和体育运动，更有助于收到较好的减肥效果。

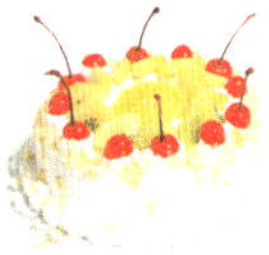

甜点热量超高，一方面容易导致热量摄入过多，另一方面对控制体重很不利。因此，高血压患者应该少吃，每周吃1～2次，每次1小块即可。

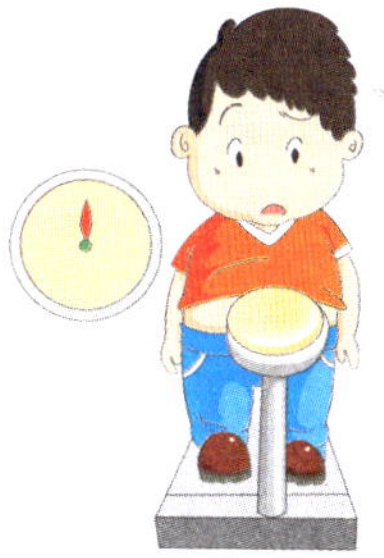

高血压和肥胖是一对好兄弟，高血压患者中有50%的人是胖子，或者说肥胖人群中有近一半的人患有高血压。所以控制体重的重要性不言而喻。曾有临床观察显示，体重减少1千克，血压可下降约1毫米汞柱。

有助于控制体重的低热量食材推荐

（每 100 克可食部含量）

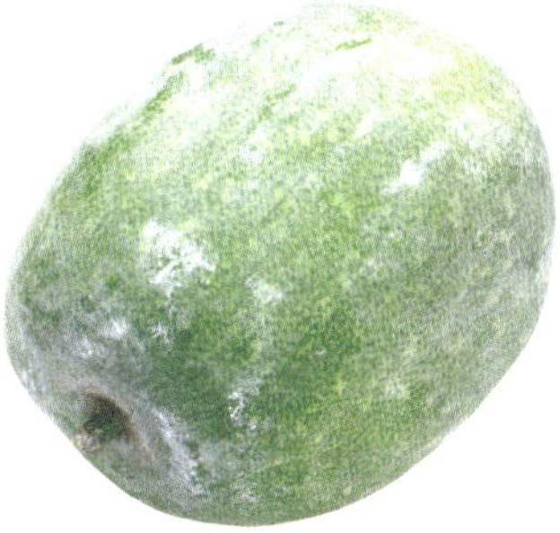

冬瓜：热量 11 千卡

中医认为冬瓜味甘、淡，性微寒，能利尿消肿、清热止渴、减肥。

绿豆芽：热量 18 千卡

除了低脂低热外，维生素C的含量高于绿豆，对提高免疫力很有帮助。

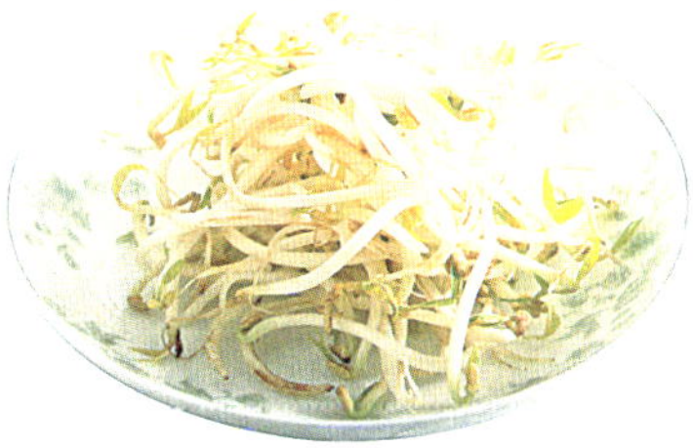

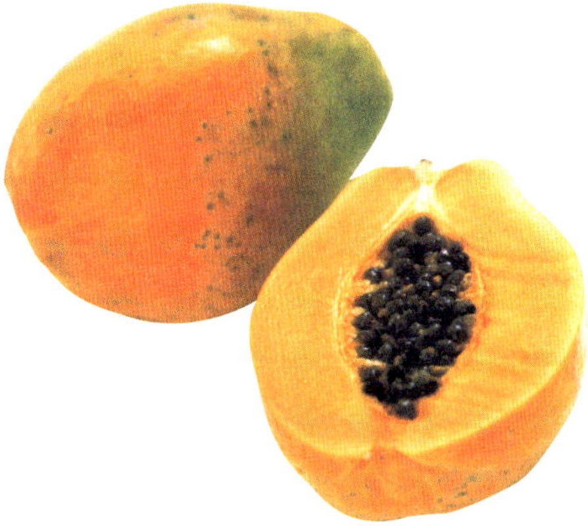

木瓜：热量 25 千卡

木瓜中含的木瓜酶能帮助分解蛋白质、碳水化合物以及脂肪，有助于保持正常体重。

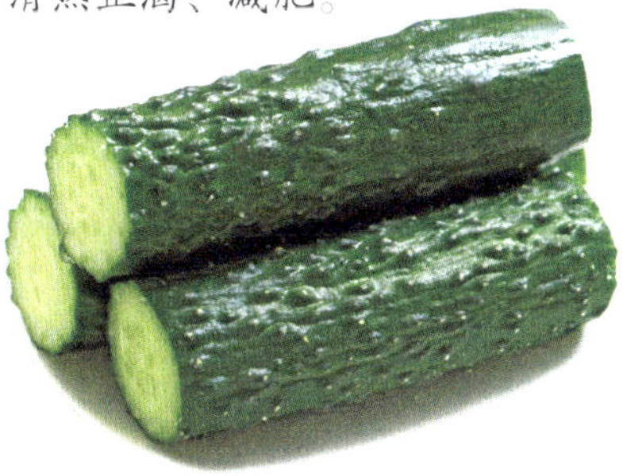

黄瓜：热量 15 千卡

黄瓜所含的丙醇二酸可以抑制体内糖类转化成脂肪。

1600 千卡左右热量食品推荐

在此按照早餐、午餐、晚餐以 3∶4∶3 热量分配比例介绍一天的三餐，可以“常见食物热量表”（附录）进行估量。

贴心提醒 不同种类的蔬菜可以根据食物交换份表进行食材的搭配和替换，以丰富自己的菜肴。后边的菜谱推荐也可以按此方法进行估算。

早餐

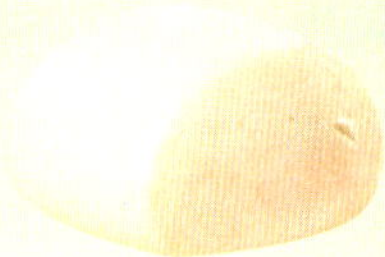

一个 100 克的馒头
约 200 千卡

+

一杯牛奶（200 毫升）
约 100 千卡

+

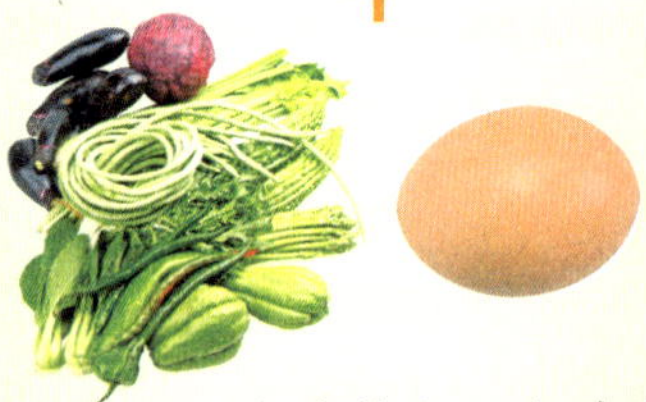

搭配一些蔬菜和一个鸡蛋
约 140 千卡

+

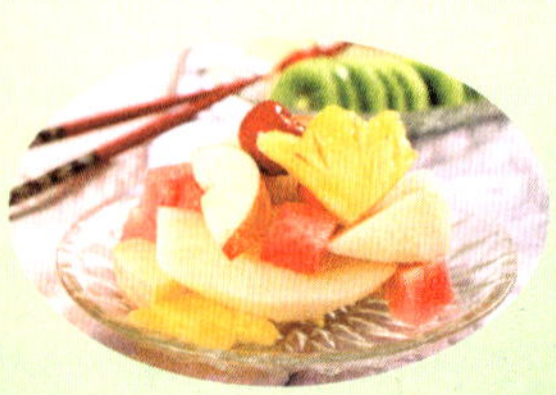

上午加餐 100 克水果
50 ~ 100 千卡

午餐

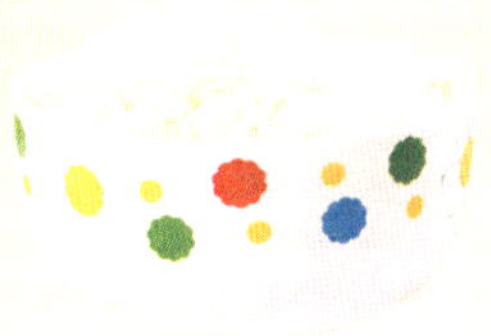

一大碗米饭 100 克约
200 千卡

+

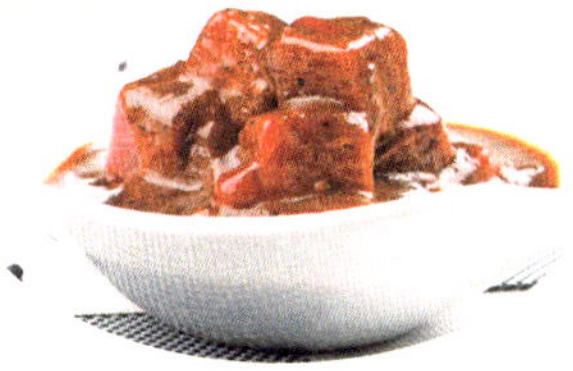

一份荤素搭配的主菜
（以番茄炖牛肉为例，50~100 克牛肉
60~120 千卡，番茄 100 克约 20 千卡）

+

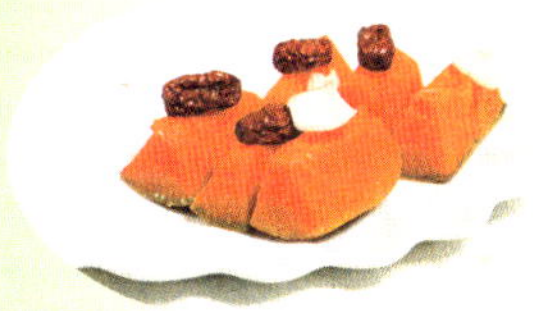

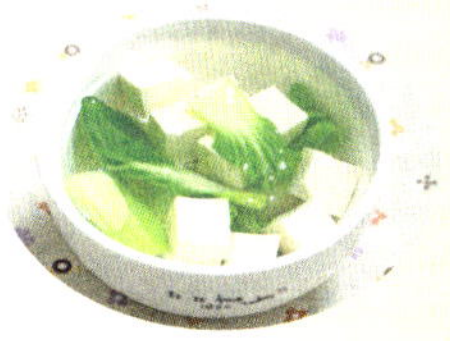

一份素菜（如蒜蓉蒸南瓜）和
一碗蔬菜汤

+

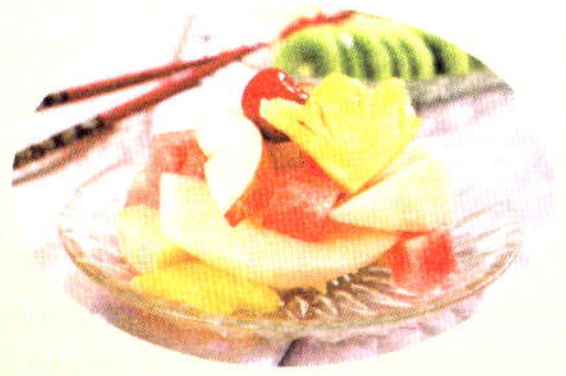

午餐 2 小时后加餐 100 克的水果

晚餐

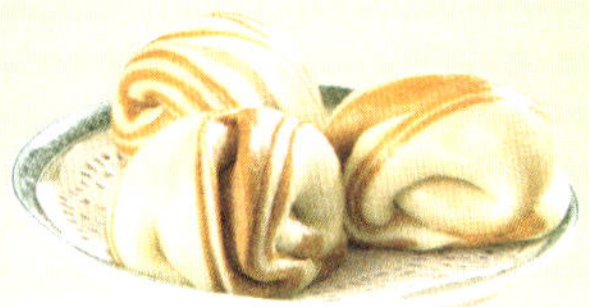

一个 100 克的花卷
约 200 千卡

+

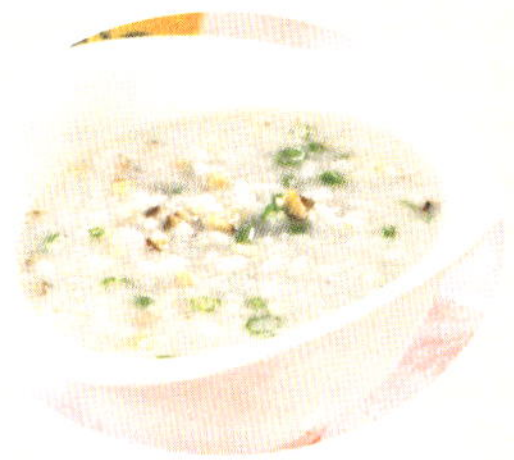

一碗香菇鸡肉粥（一碗 100 克
的粥约 50 千卡）

+

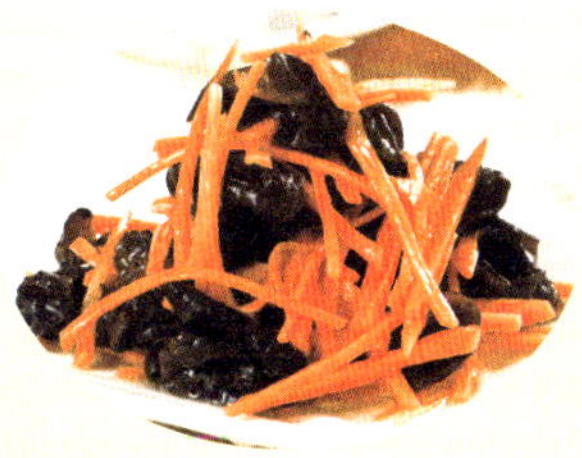

一份以素为主的菜肴（如胡萝卜
炒木耳、蒜薹鸡蛋等）

1600~1799 千卡热量食品推荐

	早餐	午餐	晚餐
	法式寿司 1 份	燕麦馒头 2 个	米饭 1 碗
	+ 鸡蛋 1 个	+ 菠萝蒸鱼片 1 份	+ 苹果醋拌莲藕 1 份
周一	+ 苦瓜粥 1 份	+ 腐竹黄瓜汤 1 份	+ 蜂蜜白萝卜汁 1 份
	大约 500 千卡	大约 600 千卡	大约 500 千卡
	上午加餐 100 克水果	午饭 2 小时后加餐 100 克水果	
	乌鱼芹菜粥 1 份	荞麦饭 1 份	燕麦馒头 2 个
周二	+ 凉拌莲藕 1 份	+ 核桃虾仁 1 份	+ 凉拌金针黄瓜 1 份
	大约 500 千卡	+ 山楂枸杞汤 1 份	+ 果蔬汁 1 杯
	上午加餐 150 克水果	大约 600 千卡	大约 500 千卡
	木耳饭 1 份	燕麦馒头 2 个	米饭 1 碗
	+ 开心果豆浆 1 杯	+ 什锦圆甜汤 1 份	+ 杏仁圆白菜 1 份
周三	+ 鸡蛋 1 个	+ 茭白炒牛肉 1 份	+ 番茄米粉汤 1 份
	大约 500 千卡	大约 600 千卡	大约 500 千卡
	上午加餐 100 克水果	午饭 2 小时后加餐 150 克水果	
	木耳馒头 2 个	双面花卷 2 个	黑米饭 1 碗
	+ 开心果豆浆 1 杯	+ 蒜烧鳕鱼 1 份	+ 洋葱炒蛋 1 份
周四	+ 口蘑炒蛋 1 份	+ 牛肉洋葱鲜汤 1 份	+ 莴笋苹果汁 1 份
	大约 500 千卡	大约 600 千卡	大约 500 千卡
	上午加餐 150 克水果		

	早餐	午餐	晚餐
周五	鸡蛋饼 1 份	米饭 1 碗	鸡丝菜卷 1 份
	+ 姜丝四季豆 1 份	+ 柚汁炖鱼 1 份	+ 海带南瓜汤 1 份
	+ 双豆海带粥 1 份	+ 菜心豆浆	+ 蒜苗绿豆芽 1 份
	大约 500 千卡	大约 600 千卡	大约 500 千卡
周六	鸡蛋饼 1 份	燕麦南瓜饭 1 碗	荞麦馒头 2 个
	+ 酸奶豆浆 1 杯	+ 香菇烧冬瓜 1 份	+ 醋熘白菜 1 份
	+ 蒜味菠菜 1 份	+ 豆腐酸辣汤 1 份	+ 养生蔬果汁 1 份
	大约 500 千卡	大约 600 千卡	大约 500 千卡
	上午加餐 100 克水果	午饭 2 小时后加餐 150 克水果	
周日	燕麦馒头 2 个	鱼香拌饭 1 份	丝瓜饭 1 份
	+ 豆干炒芹菜 1 份	+ 黄豆炖牛肉 1 份	+ 肉丝炒菠菜 1 份
	+ 香蕉芝麻豆浆 1 杯	+ 拌炒蔬菜 1 份	+ 百合乌鸡汤 1 份
	大约 500 千卡	大约 600 千卡	大约 500 千卡
		午饭 2 小时后加餐 150 克水果	

1800~1900 千卡热量食品推荐

	早餐	午餐	晚餐
周一	全麦酸奶馒头 2 个	红豆饭 1 份	米饭 1 碗
	+ 鸡蛋 1 个	+ 养生鸡汤 1 份	+ 蒜苗绿豆芽 1 份
	+ 牛奶 1 杯	+ 凉拌双花菜 1 份	+ 海鲜汤 1 碗
	大约 500 千卡	大约 700 千卡	大约 520 千卡
	上午加餐 100 克水果	午饭 2 小时后加餐 150 克水果	
周二	大麦桂圆馒头 2 个	米饭 1 碗	牛奶香椿面 1 份
	+ 茭白鱿鱼粥 1 碗	+ 蒜烧鳕鱼 1 份	+ 苦瓜炒蛋 1 份
	大约 540 千卡	+ 牛肉洋葱鲜汤 1 份	+ 猕猴桃橘子汁 1 份
	上午加餐 150 克水果	大约 650 千卡	大约 500 千卡
周三	大麦桂圆馒头 1 个	竹笋绿豆饭 1 碗	全麦酸奶馒头 2 个
	+ 口蘑炒蛋 1 份	+ 丝瓜沙丁鱼 1 份	+ 蒜香烤豆腐 1 份
	+ 杏仁鲜奶 1 杯	+ 海带南瓜汤 1 份	+ 番茄金针汤 1 份
	大约 500 千卡	大约 650 千卡	大约 550 千卡
	上午加餐 100 克水果	午饭 2 小时后加餐 150 克水果	
周四	南瓜饭 1 份	米饭 1 碗	鲜菇螺丝面 1 份
	+ 水果沙拉 1 份	+ 豆干炒芹菜 1 份	+ 蔬菜沙拉 1 份
	+ 三鲜拌春笋 1 份	+ 南瓜排骨汤 1 份	+ 鲜鱼汤 1 份
	大约 500 千卡	大约 650 千卡	大约 500 千卡
	上午加餐 100 克水果	午饭 2 小时后加餐 100 克水果	

	早餐	午餐	晚餐
周五	桃子饼 1 份	竹笋绿豆饭 1 碗	大麦桂圆馒头 1 个
	+ 麦片芝麻牛奶 1 份	+ 凉拌橘醋鱼 1 份	+ 三色炒山药 1 份
	+ 鸡蛋 1 个	+ 冬瓜菠萝汁 1 杯	+ 菠萝杨桃汁 1 份
	大约 550 千卡	大约 600 千卡	大约 550 千卡
	上午加餐 100 克水果		
周六	芦荟玉米蛋饼 2 个	燕麦饭 1 份	燕麦馒头 2 个
	+ 薏米冬瓜粥 1 份	+ 清蒸虾圆 1 份	+ 炝白菜 1 份
	+ 凉拌茼蒿 1 份	+ 山楂枸杞汤 1 份	+ 茄皮蛋汤 1 份
	大约 550 千卡	大约 600 千卡	大约 500 千卡
	上午加餐 100 克水果	午饭 2 小时后加餐 150 克水果	
周日	玉米鲔鱼三明治 1 份	大麦桂圆馒头 2 个	米饭 1 份
	+ 芝麻香蕉牛奶 1 杯	+ 清炒莲子芦笋 1 份	+ 凉拌双花菜 1 份
	+ 鸡蛋 1 个	+ 土豆牛肉汤 1 份	+ 猕猴桃橘子汁 1 杯
		+ 肉丝炒菠菜 1 份	
	大约 550 千卡	大约 750 千卡	大约 500 千卡
	上午加餐 100 克水果		

第二周：坚持平衡膳食

各类食物合理摄入

在《中国居民平衡膳食指南》中有一个“膳食宝塔”，是中国营养学会根据国人的饮食状况设计出来的，它符合中国人的身体特点。这也是高血压患者需要遵守的平衡膳食原则。

中国居民平衡膳食宝塔

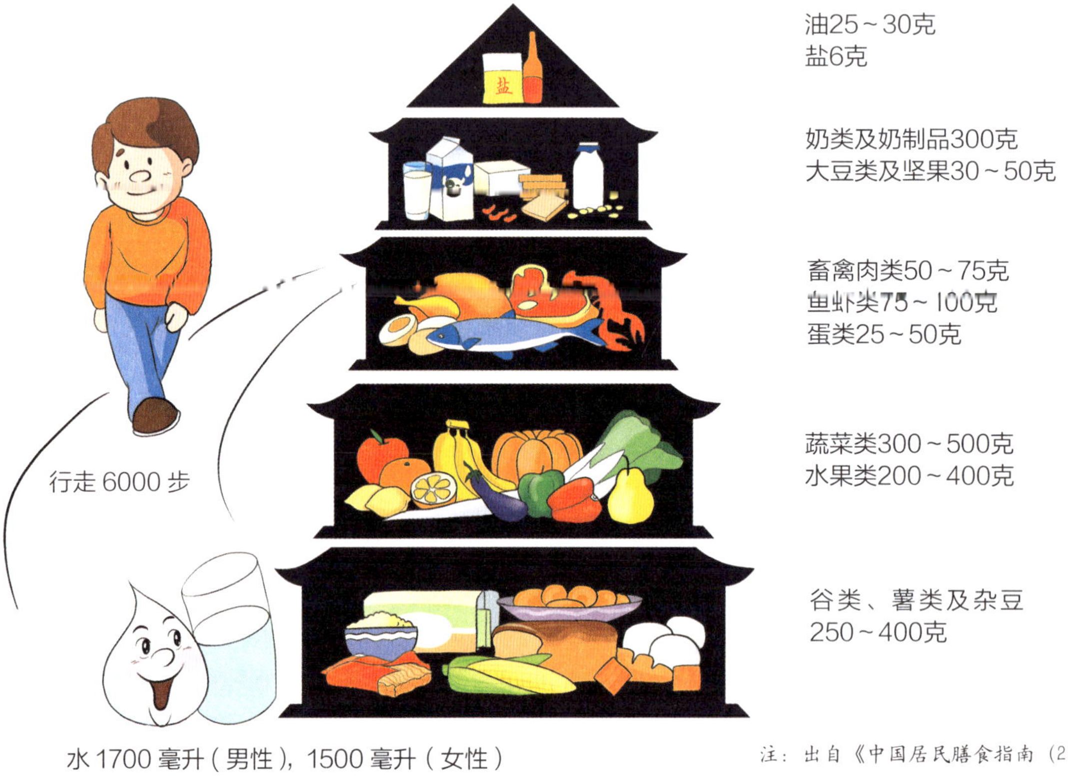

注：出自《中国居民膳食指南（2013）》

动物性食物怎么吃

猪肉、牛肉等畜肉类，饱和脂肪酸较多，容易增加心血管疾病的危险，所以要控制摄入量。鱼类和禽肉类脂肪含量相对较少，但是不饱和脂肪酸很丰富，对预防高血压等心脑血管病很有益处，可以适当增加。

蛋类中各种营养成分齐全，是优质蛋白质的良好来源，不能缺少，但也不能过多。

谷类是平衡膳食的基本

一般成年人每天应该摄入250~400克谷类食物。高血压患者如果是肥胖者可以适当减少，但是不能少于200克。

谷类中碳水化合物占70%~80%，蛋白质约占10%，B族维生素、膳食纤维也相对丰富。其主要作用是为机体提供最直接的能量。对于中国居民而言，以谷类为主食的膳食模式，能够避免脂肪摄入过多，防止欧美等发达国家高热量、高脂肪和低膳食纤维膳食模式的缺陷。

小知识

如何粗细搭配？

谷类在食用时，粗细搭配是很重要的。在吃大米、白面等细粮外，除了适当多吃小米、高粱、玉米等传统意义上的粗粮，还要适当增加加工度较低的米、面。如之前吃加工度高的“特一粉”改吃加工度低的“特二粉”等。

奶类、豆类和坚果：少而精

奶类、豆类和坚果类食物每天摄入的不是很多，但是对高血压患者而言也有不可忽略的功效。

奶类和豆类中富含蛋白质、钙、铁、镁等，其蛋白质属优质蛋白质，钙、铁等元素对控制血压、预防并发症、改善身体状况等作用重大。

坚果中脂肪含量较多，热量较高，高血压患者每天可以当作小零食，或者添加到主食、菜肴当中，丰富一下口味，对保护高血压患者心血管健康也有利，但是每天摄入量不宜超过50克。

适当多吃蔬果和薯类

新鲜的蔬菜和水果是人体膳食纤维、维生素、矿物质、植物化合物的主要来源，对预防血压升高，改善高血压患者的病情，促进身体的健康，都有着不可替代的作用。

由于不同的蔬菜有不同的营养价值，因此，每天蔬菜的种类要尽量多一些，如根茎类、茄果类、叶菜类等。另外，由于深色的蔬菜营养更有优势一些，对血压的控制和调节功效也更明显，其摄入量最好达到蔬菜摄入量的一半。

新鲜的水果富含水分、膳食纤维、维生素、矿物质以及一些特殊的营养物质（如番茄红素、黄酮类、柠檬酸等），这些物质对高血压患者来说，除了增加免疫力以外，还能保护心血管健康，对血压控制和预防并发症都能起到不错的效果。不过由于水果含糖量相对高，每天进食量不宜过多，不要超过400克。

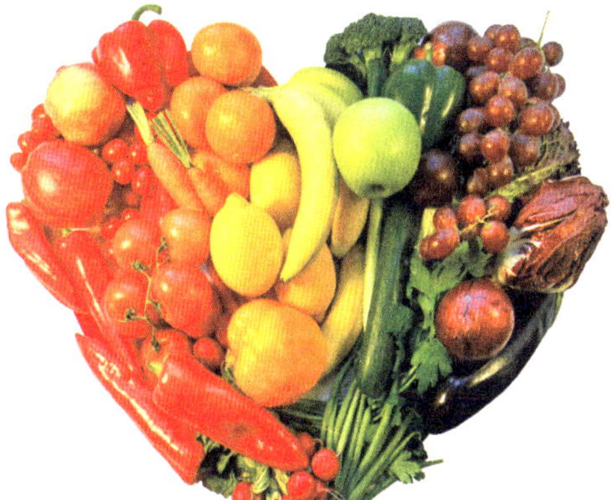

水果和蔬菜在营养成分和健康效果上有相似之处，但是不能互相替代，如蔬菜中维生素、膳食纤维更多些，而水果中有机酸、芳香物质更多。

1600 千卡左右热量食品推荐

贴心提醒 可以根据《中国居民膳食指南》中推荐的摄入量，尽量丰富自己的饮食结构，掌握哪些可以多食用一些，哪些最好少吃或用其他食材代替。既做到合理饮食，又不会导致血压升高。

早餐

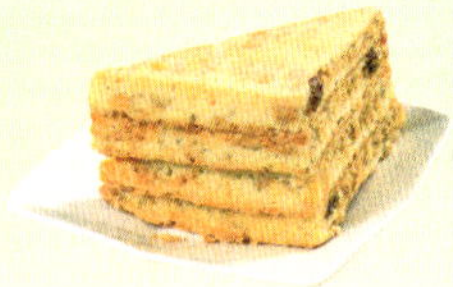

一份三明治
约 300 千卡

+

一份牛奶莲藕汁
约 120 千卡

+

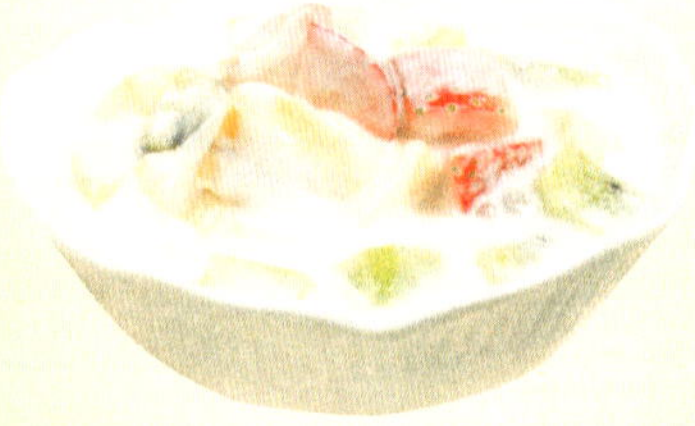

一份水果沙拉
约 80 千卡

午餐

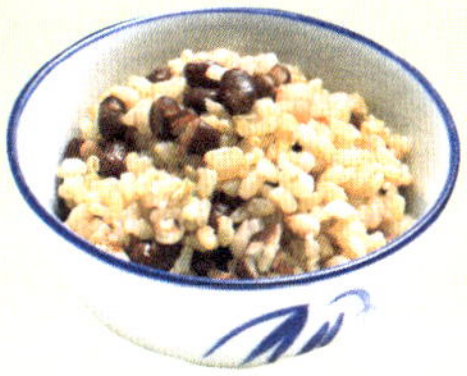

一份红豆饭
约 220 千卡

+

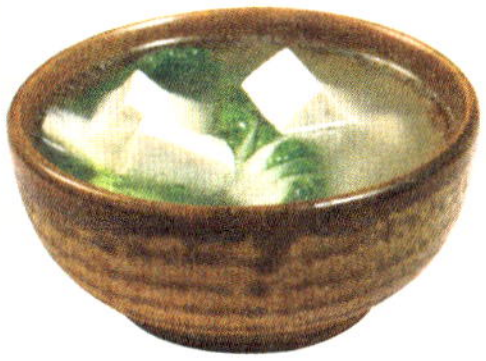

一份白菜豆腐
约 80 千卡

+

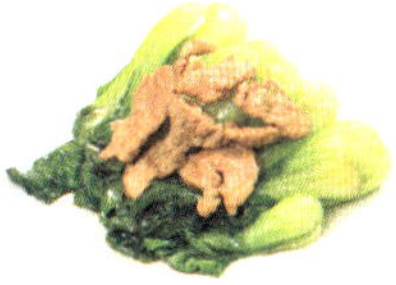

一份油菜肉片
约 150 千卡

+

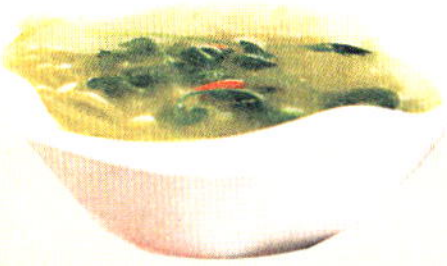

一份豌豆苗鸡蛋汤
约 100 千卡

晚餐

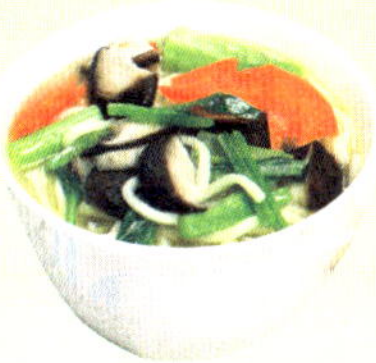

一份面条
约 200 千卡

+

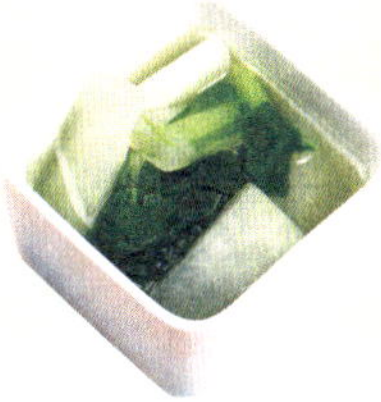

一份紫菜冬瓜
约 60 千卡

+

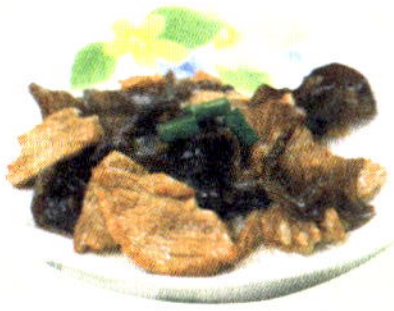

一份木耳炒肉
约 150 千卡

+

睡前加餐：牛奶一杯（200 毫升）
约 100 千卡

1600~1799 千卡热量食品推荐

	早餐	午餐	晚餐
周一	燕麦馒头 2 个	燕麦饭 1 份	腰果饭 1 份
	+ 茭白鱿鱼粥 1 份	+ 核桃虾仁 1 份	+ 高纤蔬果汁 1 份
	+ 凉拌秋葵玉米笋 1 份	+ 腐竹拌芹菜 1 份	+ 红豆炒生菜 1 份
	+ 鸡蛋 1 个	+ 番茄米粉汤 1 份	
	大约 550 千卡	大约 650 千卡	大约 550 千卡
周二	杂面发糕 1 份	红薯燕麦饭 1 份	花生馒头 1 份
	+ 鲜蘑炒莴笋 1 份	+ 炝西蓝花 1 份	+ 腐竹拌黄瓜 1 份
	+ 苹果 1 个	+ 胡萝卜烧鸡块 1 份	+ 洋葱炒木耳 1 份
	+ 开心果豆浆 1 杯	+ 菠菜汤 1 份	+ 樱桃苹果汁 1 杯
	大约 500 千卡	大约 600 千卡	大约 500 千卡
周三	核果寿司 1 份	罗勒饭 1 份	燕麦馒头 2 个
	+ 芹菜粉丝汤 1 份	+ 姜丝油菜 1 份	+ 红色蔬果汁 1 份
	+ 鸡蛋 1 个	+ 干贝鸡汤 1 份	+ 番茄炒海参 1 份
	大约 550 千卡	+ 马蹄韭菜花 1 份	大约 500 千卡
	上午加餐水果 100 克	大约 650 千卡	
周四	桃子饼 1 份	洋葱金针年糕 1 份	红薯玉米饭 1 份
	+ 燕麦馒头 1 个	+ 丝瓜沙丁鱼 1 份	+ 瘦肉炒生菜 1 份
	+ 莲藕鸡汤 1 份	+ 胡萝卜炒洋葱 1 份	+ 海带南瓜汤 1 份
	+ 韭菜炒鸡蛋 1 份	+ 番茄金针汤 1 份	+ 香蕉 1 根
	大约 550 千卡	大约 650 千卡	大约 550 千卡
	上午加餐 150 克水果		

	早餐	午餐	晚餐
周五	全麦酸奶馒头 2 个	荞麦饭 1 份	白萝卜蔬菜面 1 份
	+ 凉拌金针黄瓜 1 份	+ 鲜贝爆茄子 1 份	+ 蒜苗绿豆芽 1 份
	+ 薏米冬瓜粥 1 份	+ 蒜爆鸡肉片 1 份	+ 圣女果 6 颗
	+ 鸡蛋 1 个	+ 番茄皮蛋汤 1 份	+ 芝麻香蕉牛奶 1 份
	大约 550 千卡	大约 650 千卡	大约 550 千卡
		午饭 2 小时后加餐 200 克水果	
周六	土豆比萨 1 份	米饭 1 碗	燕麦馒头 2 个
	+ 虾仁炒芦笋 1 份	+ 豆干炒芹菜 1 份	+ 葱姜鲜鱼汤 1 份
	+ 菱角白果粥 1 份	+ 素斋汤 1 份	+ 三宝红薯泥 1 份
	大约 550 千卡	+ 海鲜酸白菜 1 份	+ 草莓 5 颗
	上午加餐 150 克水果	大约 650 千卡	大约 550 千卡
周日	红薯南瓜饭 1 份	蘑菇菜饭 1 份	木耳馒头 2 个
	+ 腐竹黄瓜汤 1 份	+ 烤鲑鱼 1 份	+ 秋葵炒双白 1 份
	+ 鸡蛋 1 个	+ 凉拌茼蒿 1 份	+ 哈密瓜胡萝卜糊 1 份
	大约 550 千卡	大约 650 千卡	大约 550 千卡
	上午加餐 100 克水果	午饭 2 小时后加餐水果 100 克	

1800~1900 千卡热量食品推荐

	早餐	午餐	晚餐
周一	法式寿司 1 份	米饭 1 碗	燕麦馒头 2 个
	+ 红薯山药酸奶 1 份	+ 鲑鱼炒丝瓜 1 份	+ 杏仁圆白菜 1 份
	+ 口蘑炒蛋 1 份	+ 木耳炒肉片 1 份	+ 玉米海带汤 1 份
	大约 550 千卡	+ 牛肉洋葱鲜汤 1 份	+ 圣女果 5 颗
	上午加餐 100 克水果	大约 700 千卡	大约 500 千卡
周二	丝瓜饭 1 份	大麦桂圆馒头 2 个	果醋饭卷 1 份
	+ 杏仁鲜奶 1 杯	+ 香炒空心菜 1 份	+ 养生鸡汤 1 份
	+ 番茄沙拉 1 份	+ 乌鱼炒珠葱 1 份	+ 三色炒山药 1 份
	大约 550 千卡	+ 南瓜排骨汤 1 份	+ 圣女果 6 颗
	上午加餐水果 150 克	大约 700 千卡	大约 550 千卡
周三	开心果炒饭 1 份	燕麦馒头 2 个	小米燕麦饭 1 份
	+ 红曲紫米浆 1 碗	+ 红豆炒生菜 1 份	+ 柠檬淡菜 1 份
	+ 鸡蛋 1 个	+ 芝麻莲藕片 1 份	+ 芙蓉鱼羹 1 份
	大约 550 千卡	大约 550 千卡	大约 700 千卡
	上午加餐 100 克水果	午饭 2 小时后加餐水果 150 克	
周四	燕麦馒头 2 个	米饭 1 份	玉米面发糕 1 份
	+ 凉拌金针黄瓜 1 份	+ 土豆菠菜汤 1 份	+ 蒜香烤豆腐 1 份
	+ 草莓汁 1 杯	+ 姜丝四季豆 1 份	+ 红薯山药酸奶 1 份
	大约 550 千卡	+ 山药煮海参 1 份	+ 素炒双菇 1 份
		大约 700 千卡	大约 550 千卡
		午饭 2 小时后加餐水果 150 克	

	早餐	午餐	晚餐
周五	红薯花生饭 1 份	紫米饭 1 碗	燕麦馒头 2 个
	+ 牛奶莲藕汁 1 杯	+ 醋熘带鱼 1 份	+ 蒜苗绿豆芽 1 份
	+ 鸡蛋 1 个	+ 红葱山苏 1 份	+ 意式香草沙拉 1 份
	大约 550 千卡	+ 金针莲子汤 1 份	+ 番茄米线 1 份
	上午加餐 100 克水果	大约 700 千卡	大约 550 千卡
		午饭 2 小时后加餐 100 克水果	
周六	玉米发糕 1 份	荞麦饭 1 份	燕麦馒头 2 个
	+ 水果薏米浆 1 杯	+ 开心水莲 1 份	+ 海鲜沙拉 1 份
	+ 核桃白菜卷 1 份	+ 柚汁炖鱼 1 份	+ 金针莲子汤 1 份
	大约 550 千卡	+ 玉米鸡块汤 1 份	+ 圣女果 6 颗
	上午加餐 100 克水果	大约 700 千卡	大约 550 千卡
周日	燕麦馒头 2 个	燕麦饭 1 份	豌豆面 1 份
	+ 炒双椒 1 份	+ 芝麻莲藕片 1 份	+ 红椒炒豆菜 1 份
	+ 黄金莲藕粥 1 碗	+ 芹菜炒牛肉 1 份	+ 山楂枸杞汤 1 份
	+ 鸡蛋 1 个	+ 大蒜豆苗汤 1 份	+ 苹果醋拌莲藕 1 份
	大约 550 千卡	大约 700 千卡	大约 550 千卡
	上午加餐 100 克水果	午饭 2 小时后加餐 100 克水果	

第三周：多摄取膳食纤维，减少脂肪的摄入量

膳食纤维具有调节碳水化合物和脂类代谢的作用，能结合胆酸，避免其合成为胆固醇沉积在血管壁上。同时膳食纤维具有吸附钠的作用，使之随粪便排出体外，从而达到降血压的目的。

豆类是含膳食纤维比较高的食物，每100克黄豆含膳食纤维9.0克，每100克绿豆含膳食纤维6.4克。在平时的饮食中可以搭配其他主食一起食用，对高血压患者非常帮助。

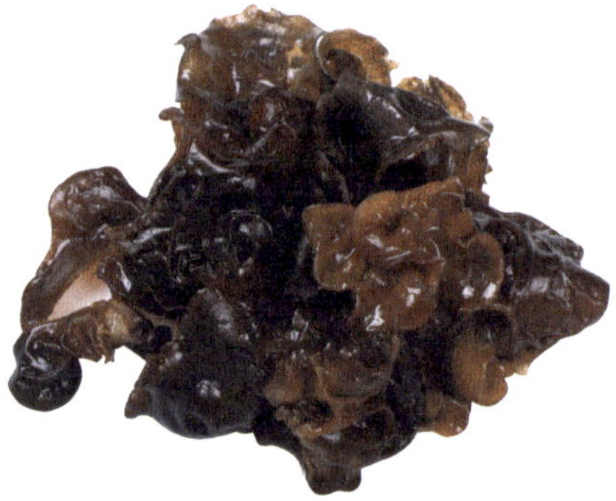

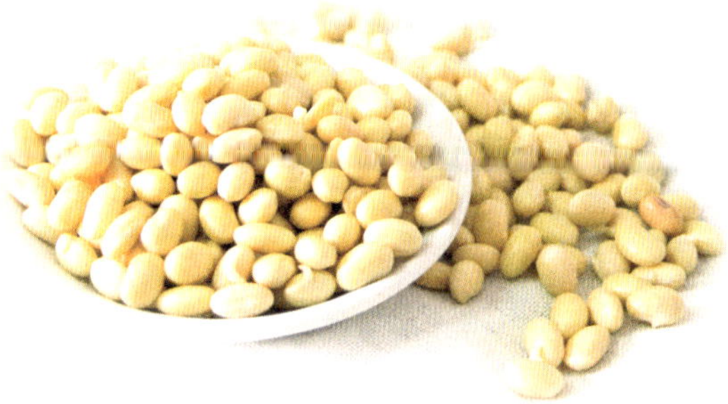

菌藻类含膳食纤维也比较多，每100克木耳（干）含膳食纤维29.9克，每100克银耳（干）含膳食纤维30.4克，可用其炒菜或做汤等。

粗粮是居民谷类食物的重要组成部分，尤其不能忽略。每100克荞麦含膳食纤维6.5克，每100克燕麦含膳食纤维5.3克。

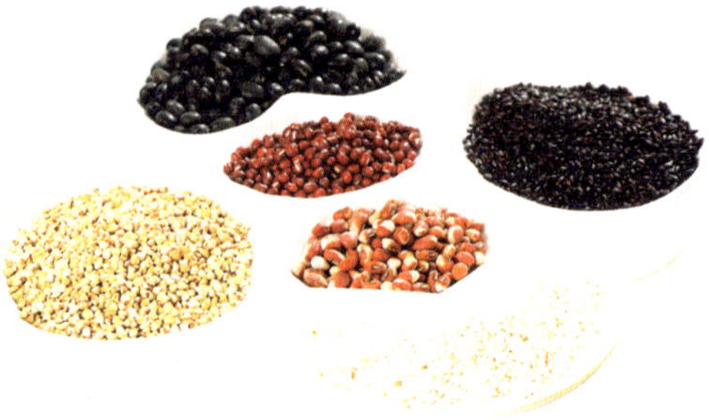

如何增加膳食纤维的摄入

用全麦制品（如全麦面包、全麦馒头、全麦面条等）代替精米精面制品（如普通面包、馒头、面条），用糙米、小米、玉米、高粱、燕麦等煮粥，代替白米粥。

做米饭时添加一些豆类（豆饭），如绿豆、红豆、芸豆等。

用煮黄豆或黄豆芽代替豆浆、豆腐等，因为完整的黄豆的豆皮含有大量膳食纤维。

合理摄入脂肪

脂肪是热量最高的营养物质。脂肪的主要功能是维持人体体温，并且保护内脏和器官免受损伤。另外，多不饱和脂肪酸可以调节血糖和血脂，对高血压患者非常有帮助。

少吃高脂肪食品

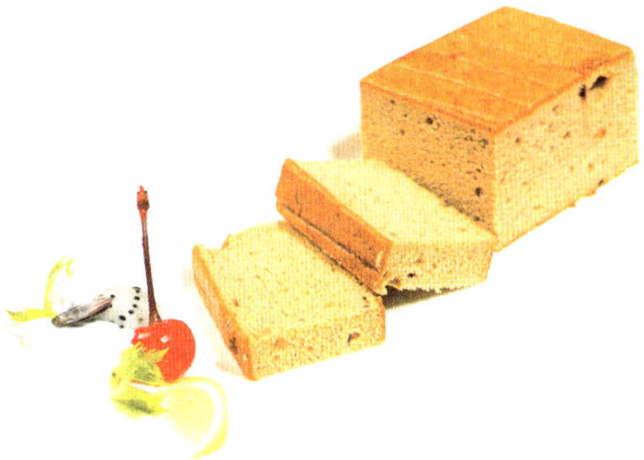

高脂肪食品是指含脂肪量高的食物，主要有油炸类、肥猪肉、甜点、奶油等。食用过量高脂肪食品会产生一些健康问题，如肥胖、高血压、心脏病等。

常见的低脂食物

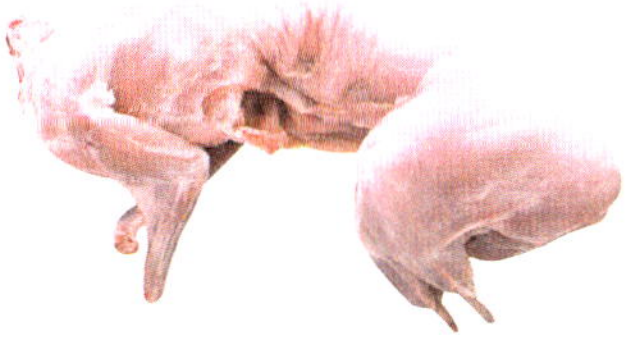

兔肉

兔肉含蛋白质较多，每百克兔肉中含蛋白质 19.7 克；含脂肪少，每百克仅含脂肪 2.2 克；含有丰富的卵磷脂；含胆固醇较少，每百克含胆固醇只有 83 毫克。

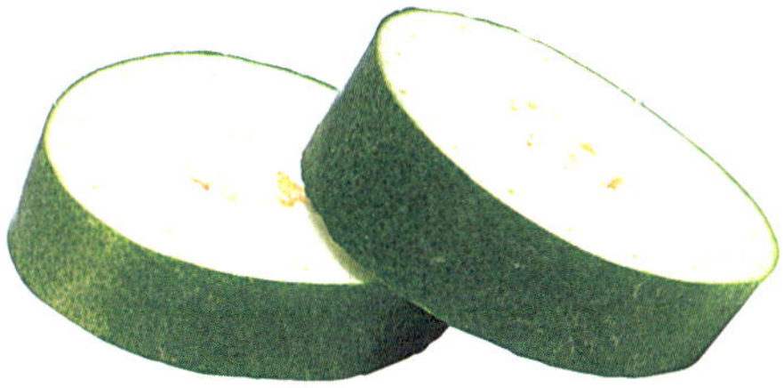

鸡肉

每百克鸡肉蛋白质含量高达 19.3 克，脂肪含量 9.4 克。适当吃些鸡肉，不但有益于人体健康，也不易引起肥胖。

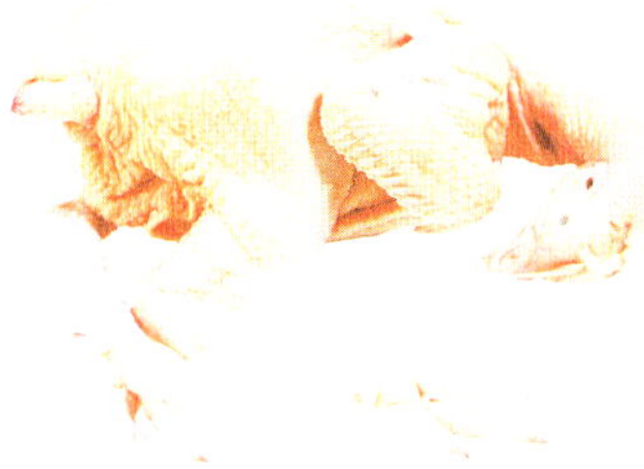

冬瓜

冬瓜具有利尿之功效，能排出水分，减轻体重。经常食用冬瓜可以防止食物中的碳水化合物转化为脂肪。此外，冬瓜富含维生素，且热量较低。

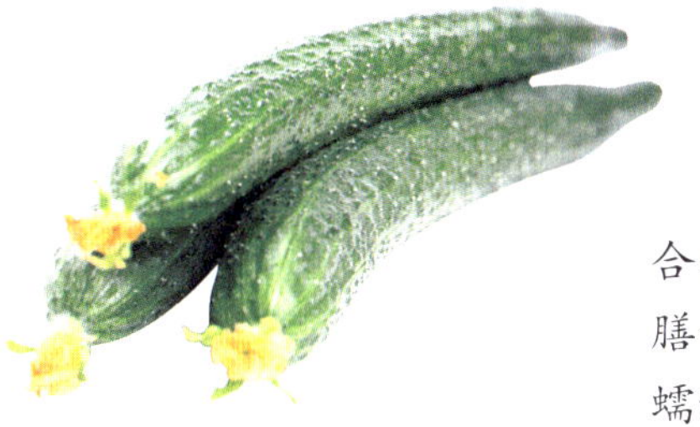

黄瓜

黄瓜含丙醇二酸，可抑制碳水化合物转化为脂肪，黄瓜还含有丰富的膳食纤维，且热量较低，能增强胃肠蠕动，促进排便。

1600 千卡左右热量食品推荐

贴心提醒 这一周推荐膳食纤维丰富的饮食，一是因为我国居民膳食纤维摄入量还是较少，另外，膳食纤维丰富的食材很多，选择的种类更是五花八门，而且对预防高血压出现其他并发症也大有裨益。

早餐

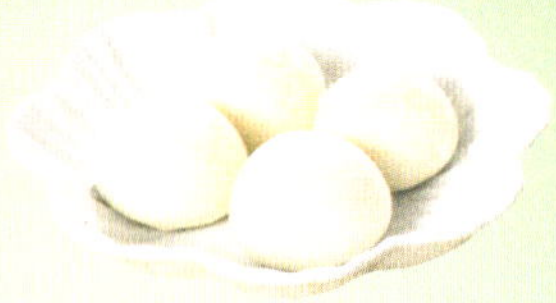

一个 100 克的馒头
约 200 千卡

+

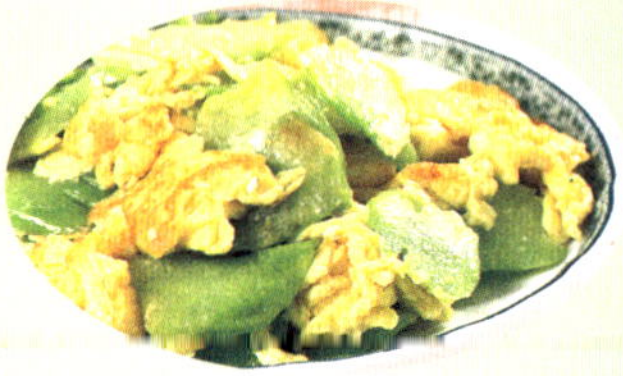

一份苦瓜炒蛋
约 150 千卡

+

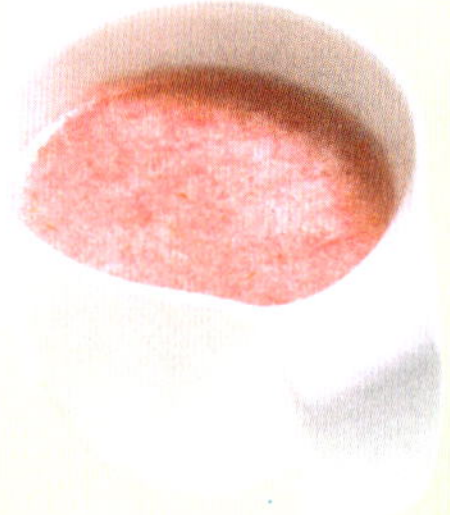

一杯果蔬汁
约 120 千卡

+

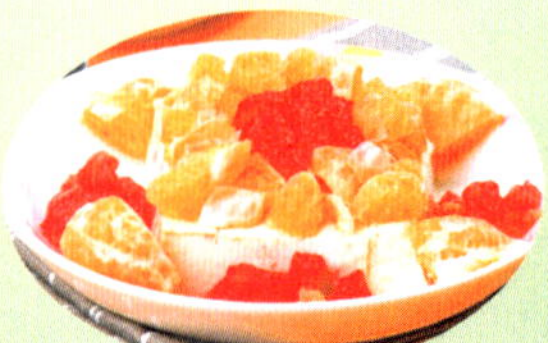

上午加餐水果 100 克
约 50 ~ 100 千卡

午餐

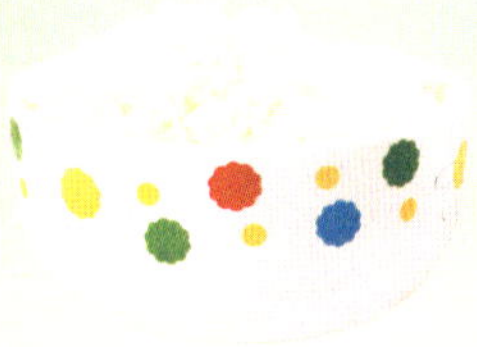

一大碗米饭 200 克
约 200 千卡

+

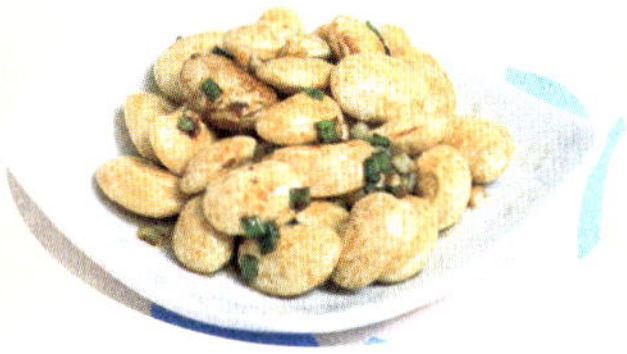

一份蒜香芸豆
约 150 千卡

+

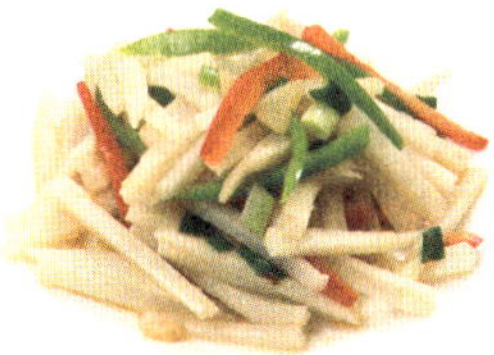

一份双椒脆炒藕丝
约 120 千卡

+

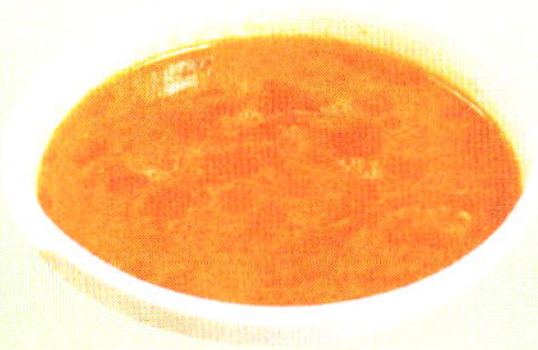

一份蘑菇洋葱汤
约 100 千卡

晚餐

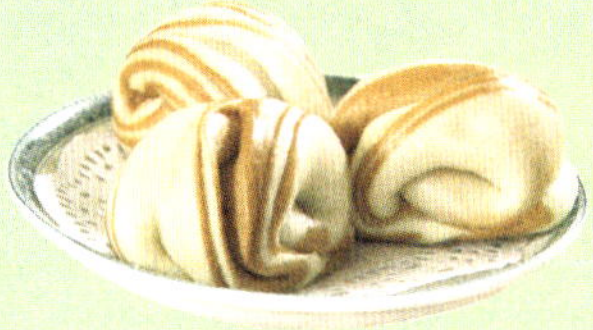

一个 100 克的花卷
约 200 千卡

+

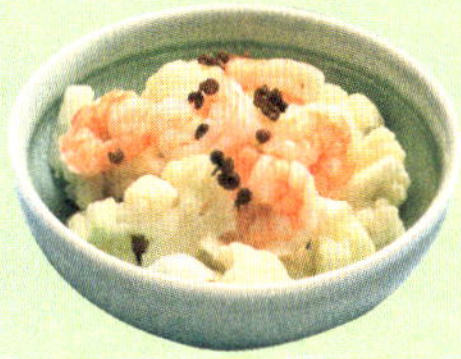

一份虾仁炝菜花
约 90 千卡

+

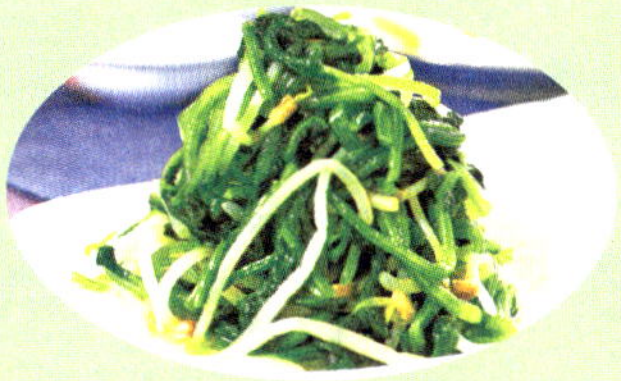

一份拌炒蔬菜
约 150 千卡

+

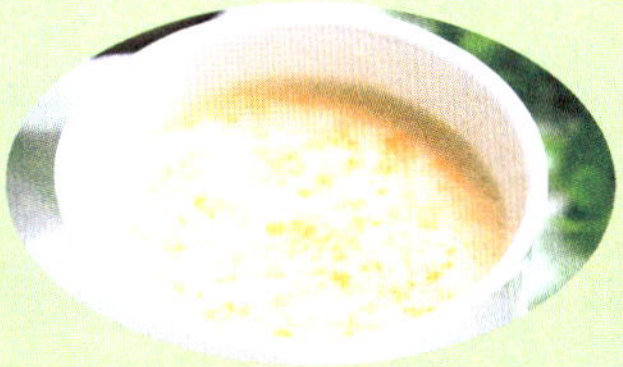

一杯猕猴桃橘子汁
约 120 千卡

1600~1799 千卡热量食品推荐

	早餐	午餐	晚餐
周一	竹笋绿豆饭 1 份	米饭 1 碗	燕麦馒头 2 个
	+ 炝白菜 1 份	+ 红曲炒菜 1 份	+ 鸡丝拌豆芽 1 份
	+ 时蔬炒蛋 1 份	+ 鸡丝生菜卷 1 份	+ 芝麻香蕉牛奶 1 份
	+ 红薯山药酸奶 1 份	+ 大白菜汤 1 份	+ 圣女果 6 颗
	大约 500 千卡	大约 700 千卡	大约 500 千卡
	上午加餐 150 克水果		
周二	燕麦馒头 1 个	红薯南瓜饭 1 份	木耳馒头 1 个
	+ 红曲紫米糊 1 份	+ 当归鲍鱼 1 份	+ 凉拌金针黄瓜 1 份
	+ 紫菜黄瓜 1 份	+ 番茄炒洋葱 1 份	+ 土豆蔬菜汤 1 份
	+ 鸡蛋 1 个	+ 猕猴桃橘子汁 1 份	+ 龙须菜鱼粥 1 份
	大约 550 千卡	大约 700 千卡	大约 500 千卡
周三	芦荟玉米蛋饼 1 份	燕麦馒头 2 个	养生高纤饭 1 份
	+ 腐竹黄瓜汤 1 份	+ 菠萝蒸鱼片 1 份	+ 凉拌粉丝 1 份
	+ 苹果醋拌莲藕 1 份	+ 芙蓉玉米羹 1 份	+ 拍黄瓜 1 份
	大约 550 千卡	+ 肉丝炒菠菜 1 份	大约 500 千卡
	上午加餐水果 100 克	大约 700 千卡	晚饭后加餐 100 克水果
周四	燕麦馒头 1 个	米饭 1 碗	木耳馒头 1 个
	+ 虾仁炒芦笋 1 份	+ 红椒炒豆角 1 份	+ 凉拌茼蒿 1 份
	+ 牛奶莲藕汁 1 份	+ 红豆炒生菜 1 份	+ 小米绿豆粥 1 份
	+ 鸡蛋 1 个	+ 腰果鲜蘑汤 1 份	+ 水果沙拉 1 份
	大约 550 千卡	大约 700 千卡	大约 500 千卡
	上午加餐 100 克水果		

	早餐	午餐	晚餐
周五	菱角白果粥 1 份	木耳饭 1 份	燕麦馒头 1 个
	+ 凉拌粉丝 1 份	+ 酸辣炒金丝 1 份	+ 凉拌茼蒿 1 份
	+ 鸡蛋 1 个	+ 凉拌金针黄瓜 1 份	+ 苦瓜粥 1 份
	大约 500 千卡	+ 土豆菠菜汤 1 份	+ 圣女果 6 颗
	上午加餐 100 克水果	大约 650 千卡	大约 500 千卡
周六	桃子饼 1 份	燕麦饭 1 碗	全麦酸奶馒头 2 个
	+ 凉拌金针黄瓜 1 份	+ 山药煮海参 1 份	+ 大拌菜 1 份
	+ 莲藕鸡汤 1 份	+ 蒜苗绿豆芽 1 份	+ 秋葵炒双白 1 份
	+ 苹果 1 个	+ 番茄皮蛋汤 1 份	大约 500 千卡
	大约 550 千卡	大约 650 千卡	晚饭后加餐 100 克水果
周日	南瓜饭 1 份	洋葱金针年糕 1 份	燕麦馒头 2 个
	+ 葱姜鲜鱼汤 1 份	+ 牛肉炒鸡腿菇 1 份	+ 海鲜酸白菜 1 份
	+ 玉米鲔鱼三明治 1 份	+ 海鲜沙拉 1 份	+ 素斋汤 1 份
	大约 550 千卡	大约 600 千卡	大约 550 千卡
	上午加餐 100 克水果	午饭 2 小时后加餐水果 150 克	

1800~1900 千卡热量食品推荐

	早餐	午餐	晚餐
周一	南瓜烧饼 1 份	燕麦饭 1 碗	木耳馒头 2 个
	+ 开心果豆浆 1 份	+ 三色炒肉片 1 份	+ 姜丝油菜 1 份
	+ 瘦肉炒生菜 1 份	+ 胚芽玉米汤 1 份	+ 水果沙拉 1 份
	+ 苹果 1 个	+ 凉拌粉丝 1 份	+ 大白菜汤 1 份
	大约 550 千卡	大约 700 千卡	大约 550 千卡
周二	核果寿司 1 份	大麦桂圆馒头 2 个	豆腐煎饼 1 份
	+ 清炒西瓜翠衣 1 份	+ 决明子烩鱼 1 份	+ 降压蔬果汁 1 份
	+ 茭白鱿鱼粥 1 份	+ 红葱山苏 1 份	+ 醋熘白菜 1 份
	大约 550 千卡	+ 芹菜米粉汤 1 份	+ 豆泡番茄 1 份
	上午加餐水果 150 克	大约 700 千卡	大约 550 千卡
周三	腰果饭 1 份	蘑菇菜饭 1 份	燕麦馒头 2 个
	+ 黄豆番茄汁 1 份	+ 杏仁圆白菜 1 份	+ 什锦圆甜汤 1 份
	+ 菠萝蒸鱼片 1 份	+ 山楂枸杞汤 1 份	+ 清炒莲子芦笋 1 份
	+ 香蕉 1 根	+ 蒜爆红薯叶 1 份	+ 清蒸冬瓜 1 份
	大约 600 千卡	大约 600 千卡	大约 600 千卡
周四	燕麦馒头 1 个	二米饭 1 份	蘑菇菜饭 1 份
	+ 清炒莲子芦笋 1 份	+ 肉丝炒菠菜 1 份	+ 西芹炒洋葱 1 份
	+ 番茄金针粥 1 份	+ 香菇烧冬瓜 1 份	+ 桃子乌鸡汤 1 份
	水果沙拉 1 份	+ 鸡蛋豆腐羹 1 份	+ 圣女果 6 颗
	大约 550 千卡	大约 700 千卡	大约 550 千卡

	早餐	午餐	晚餐
周五	牛奶香椿面 1 份	荞麦饭 1 份	燕麦馒头 1 个
	+ 紫米燕麦饮 1 份	+ 芝麻莲藕片 1 份	+ 凉拌龙须菜 1 份
	+ 凉拌双花菜 1 份	+ 海鲜杏鲍菇 1 份	+ 乌鱼芹菜粥 1 份
	+ 鸡蛋 1 个	+ 豆腐酸辣汤 1 份	+ 蒜香烤豆腐 1 份
	大约 550 千卡	大约 700 千卡	大约 550 千卡
	上午加餐 150 克水果		
周六	玉米面发糕 1 份	燕麦馒头 2 个	米饭 1 碗
	+ 牛奶鸡丁 1 份	+ 乌鱼炒竹笋 1 份	+ 三杯圆白菜 1 份
	+ 苦瓜炒蛋 1 份	+ 菜心豆浆 1 份	+ 开心水莲 1 份
	大约 550 千卡	+ 蒜香芸豆 1 份	+ 莴笋苹果汁 1 份
	上午加餐 150 克水果	大约 700 千卡	大约 550 千卡
周日	红薯南瓜饭 1 份	蘑菇西蓝花饭 1 份	燕麦馒头 2 个
	+ 酸奶豆浆 1 份	+ 柚汁炖鱼 1 份	+ 山药蔬菜汁 1 份
	+ 番茄海带芽 1 份	+ 素斋汤 1 份	+ 醋熘带鱼 1 份
	大约 550 千卡	+ 姜丝四季豆 1 份	+ 草莓 5 颗
	上午加餐 150 克水果	大约 700 千卡	大约 550 千卡
			晚饭后加餐 100 克水果

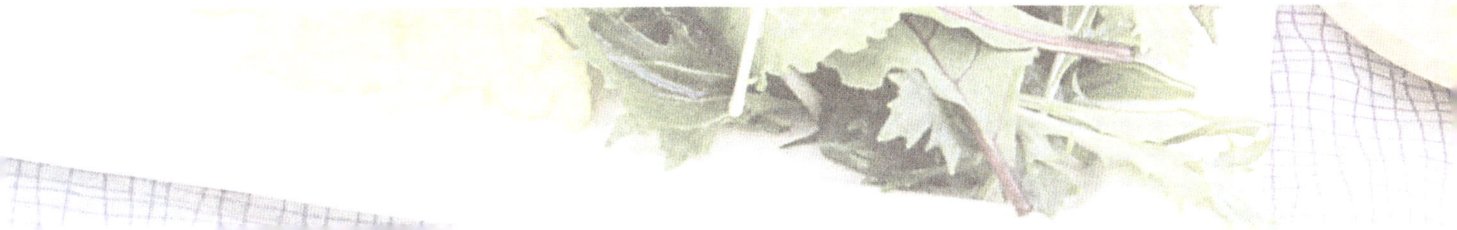

第四周：高血压合并并发症的饮食

高血压合并有并发症的患者，在药物治疗的同时，必须配合饮食辅助治疗。这样才能真正控制好血压，防止其他不良症状（如血糖升高、血脂异常等）。

食材选择

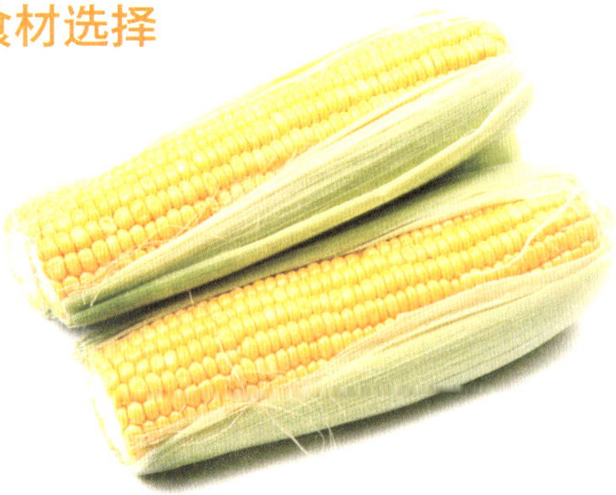

控制热量的摄入，提倡吃复合糖类，如淀粉，少吃葡萄糖、蔗糖，这类糖属于简单糖，易引起血糖升高。

限制脂肪的摄入，多吃含钾、钙丰富而含钠低的食物，如土豆、洋葱、茄子、海带、莴笋等，少吃肥肉、动物内脏类。

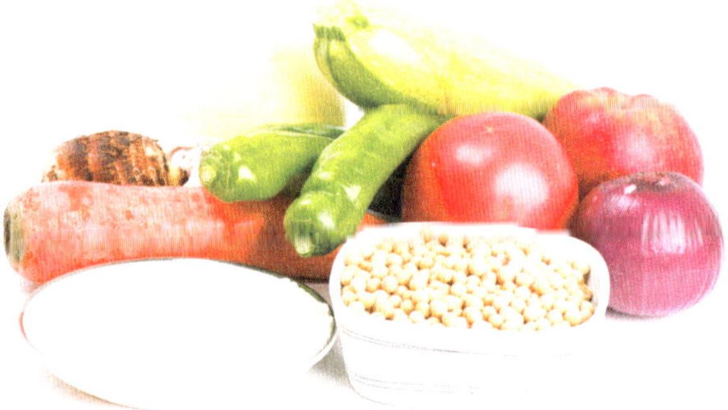

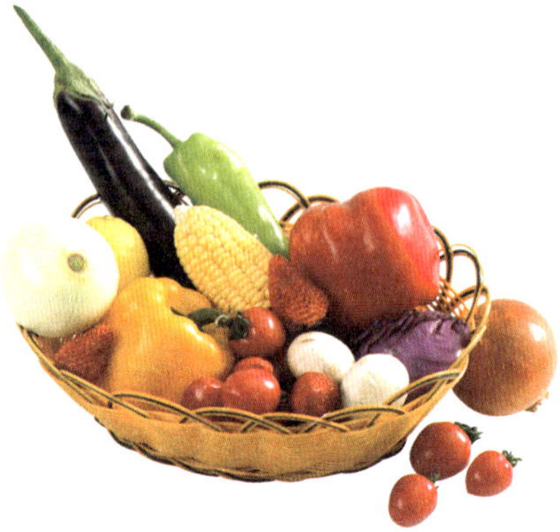

适当减少钠盐的摄入有助于降低血压，多吃新鲜蔬菜、水果，每天新鲜蔬菜摄入不少于400克，水果200～400克。

适当增加海产品摄入，如海带、海鱼等。

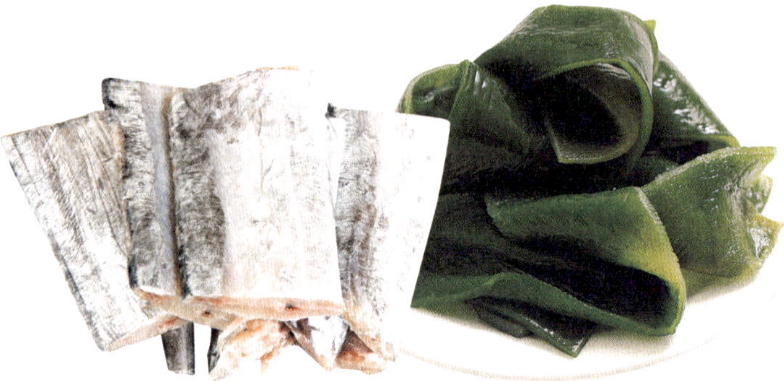

注意事项

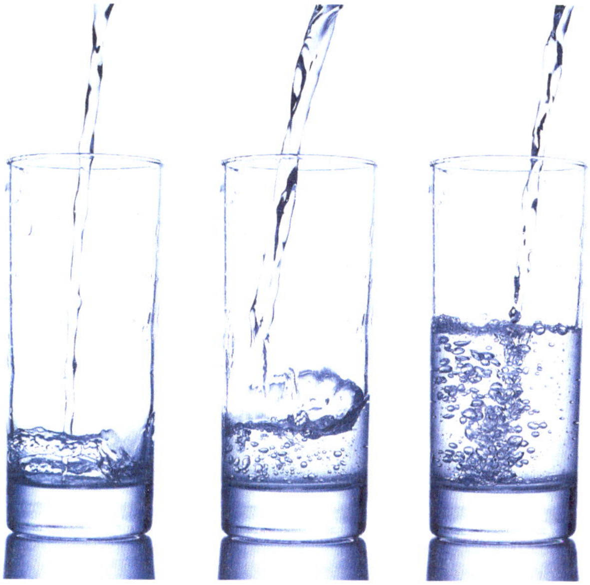

高血压及并发症患者喝水宜少量多次。一次摄入大量水分，会快速进入血液，导致血压升高。所以，高血压患者要培养少量多次喝水的习惯，例如在起床后、午间、傍晚和入睡前各喝一杯水等。

高血压及并发症患者不宜过多摄入味精。这是因为，味精的主要成分是谷氨酸钠，在人体内会分解形成谷氨酸和钠离子，所以味精吃多了同样会加重高血压。因此，为了从根本上使血压得到控制，应从忌口做起，少吃盐和味精。

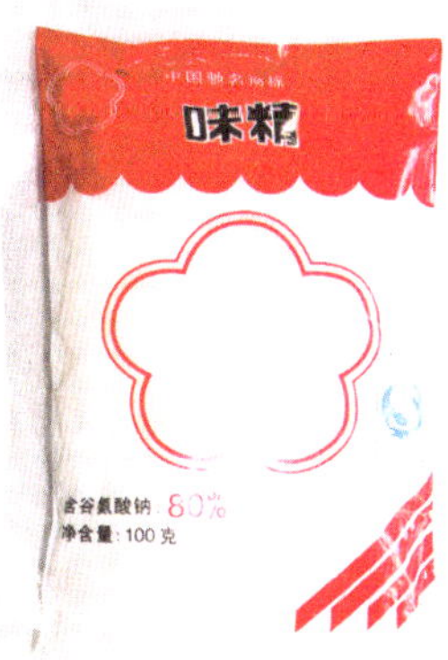

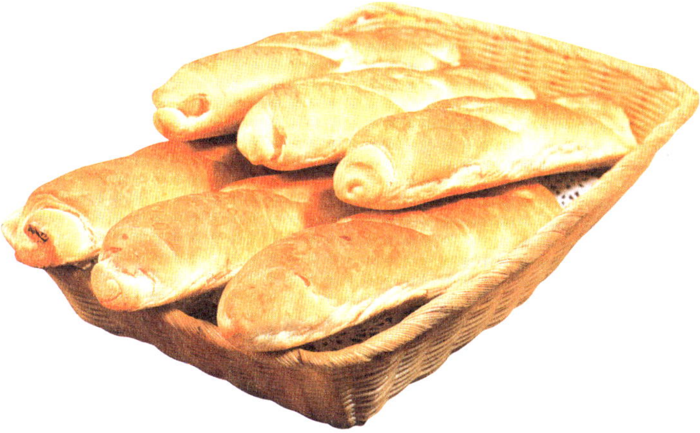

高血压及并发症患者要少吃放碱的发酵面食。因为一些发酵面食里放碱，食用碱的主要成分是碳酸钠。如果高血压患者以发面食品作主食，仍然不能避免或减少机体对钠的摄入。

1600 千卡左右热量食品推荐

贴心提醒 高血压跟很多心血管疾病是好朋友，如糖尿病、动脉硬化等，如何预防和辅助改善这些病症，则需要通过饮食调理、加强运动等多方面综合考虑。

早餐

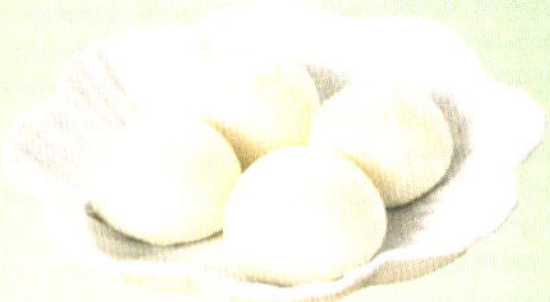

一个 100 克的馒头
约 220 千卡

+

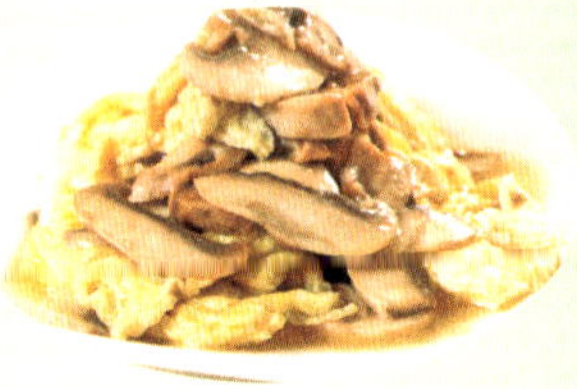

一份口蘑炒蛋
约 150 千卡

+

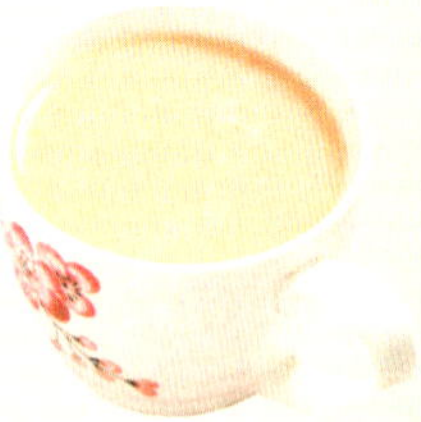

一杯豆浆
约 50 千卡

+

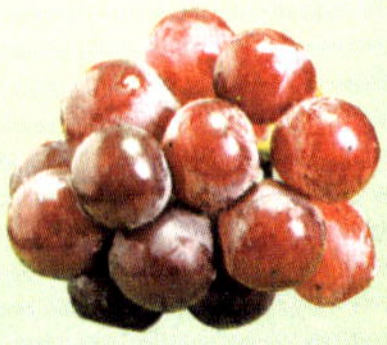

上午加餐 100 克葡萄
约 43 千卡

午餐

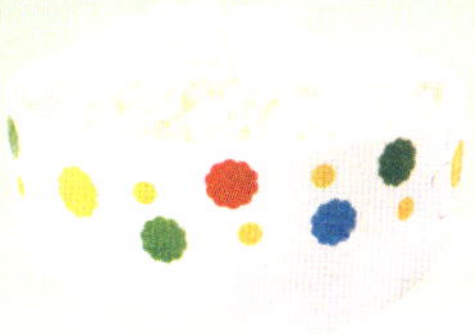

一碗米饭 200 克
约 230 千卡

+

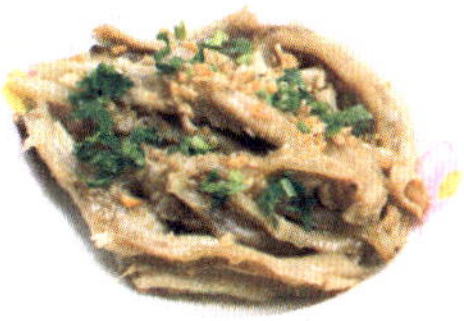

一份老醋拌鸭掌
约 150 千卡

+

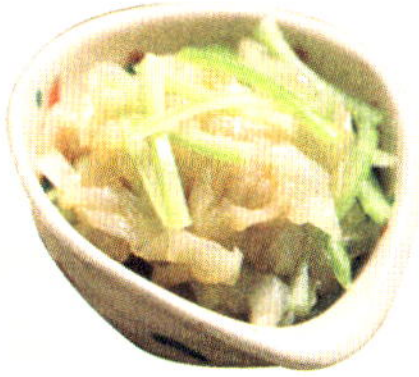

一份海蜇拌香芹
约 100 千卡

+

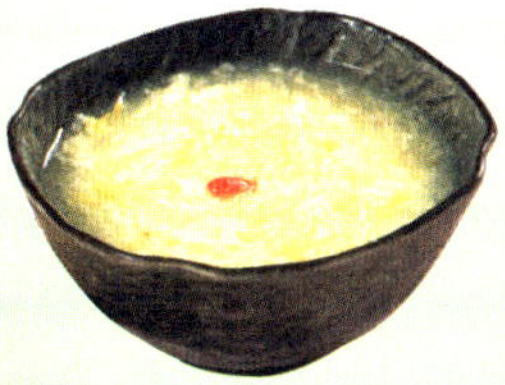

一份玉米羹
约 150 千卡

晚餐

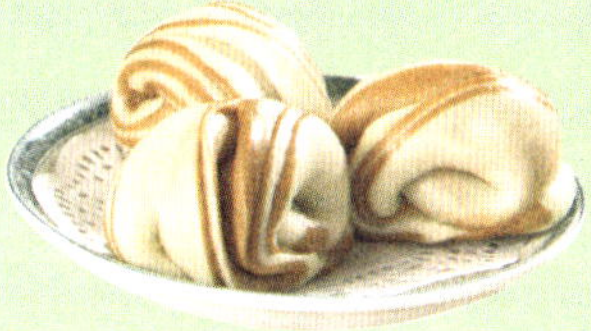

一个 100 克的花卷
约 210 千卡

+

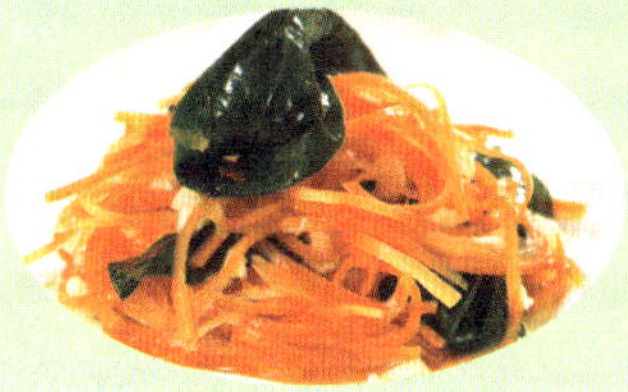

一份菠菜拌胡萝卜
约 65 千卡

+

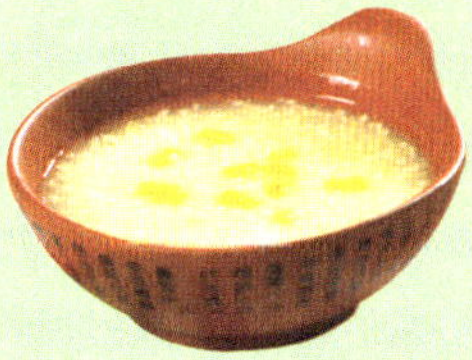

一份南瓜小米粥
约 150 千卡

+

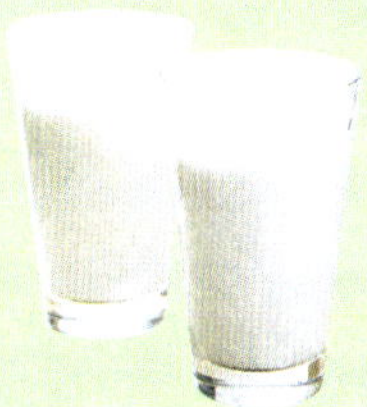

睡前加餐：低脂牛奶一杯
约 100 千卡

1600~1799 千卡热量食品推荐

	早餐	午餐	晚餐
周一	豆芽年糕 1 份	米饭 1 碗	红豆饭 1 份
	+ 牛奶莲藕汁 1 份	+ 红椒炒菜花 1 份	+ 苹果醋拌莲藕 1 份
	+ 凉拌双花菜 1 份	+ 菠萝蒸鱼片 1 份	+ 凉拌茼蒿 1 份
	大约 500 千卡	+ 水果沙拉 1 份	+ 海鲜汤 1 份
	上午加餐 150 克水果	大约 600 千卡	大约 500 千卡
周二	玉米鲔鱼三明治 1 份	鱼香拌饭 1 份	腰果饭 1 份
	+ 洋葱炒蛋 1 份	+ 凉拌养生牛肉 1 份	+ 黄金莲藕粥 1 份
	+ 苦瓜粥 1 份	+ 蒜苗绿豆芽 1 份	+ 三色炒山药 1 份
	大约 500 千卡	+ 番茄金针汤 1 份	+ 草莓 5 颗
	上午加餐 150 克水果	大约 600 千卡	大约 500 千卡
周三	花卷 2 个	红薯饭 1 碗	番茄金针粥 1 份
	+ 红椒炒菜花 1 份	+ 西芹炒洋葱 1 份	+ 芝麻莲藕片 1 份
	+ 猕猴桃橘子汁 1 份	+ 凉拌龙须菜 1 份	+ 凉拌双花菜 1 份
	+ 鸡蛋 1 个	+ 土豆牛肉汤 1 份	+ 圣女果 6 颗
	大约 550 千卡	大约 600 千卡	大约 500 千卡
周四	红薯小米饭 1 份	米饭 1 碗	花卷 2 个
	+ 水果酸奶 1 份	+ 三宝红薯泥 1 份	+ 芥末茄子 1 份
	+ 清蒸冬瓜 1 份	+ 紫菜玉米汤 1 份	+ 菠萝蒸鱼片 1 份
	大约 500 千卡	+ 杏仁圆白菜 1 份	+ 圣女果 6 颗
	上午加餐 150 克水果	大约 600 千卡	大约 500 千卡

	早餐	午餐	晚餐
周五	煎饼1个	米饭1碗	燕麦馒头1个
	+南瓜粥1份	+清蒸虾圆1份	+牛奶鸡丁1份
	+苦瓜炒蛋1份	+西芹炒洋葱1份	+清炒莲子芦笋1份
	大约500千卡	+番茄蛋花汤1份	大约500千卡
	上午加餐水果150克	大约600千卡	晚饭后加餐100克水果
周六	燕麦馒头2个	荞麦饭1碗	发面饼1个
	+开心果豆浆1份	+香菇炒冬笋1份	+核桃白菜卷1份
	+炒双椒1份	+番茄鸡汤1份	+苦瓜粥1份
	+鸡蛋1个	+凉拌龙须菜1份	+三色炒山药1份
	大约500千卡	大约600千卡	大约500千卡
		午饭2小时后加餐200克水果	
周日	豌豆面1份	南瓜饭1份	燕麦馒头2个
	+番茄金针粥1份	+香菇烧冬瓜1份	+芹菜炒肉丝1份
	+肉丝炒菠菜1份	+秋葵炒双白1份	+桃子乌鸡汤1份
	大约500千卡	大约600千卡	+葡萄10颗
	上午加餐水果150克		大约500千卡

1800~1900 千卡热量食品推荐

	早餐	中餐	晚餐
周一	丝瓜饭 1 份	米饭 1 碗	大麦桂圆馒头 2 个
	+ 香蕉芝麻豆浆 1 杯	+ 红甜菜烧笋 1 份	+ 水果酸奶 1 份
	+ 白菜炒鸡蛋 1 份	+ 油菜炒乌鱼 1 份	+ 紫菜冬瓜 1 份
	大约 550 千卡	+ 番茄金针汤 1 份	+ 圣女果 6 颗
	上午加餐 150 克水果	大约 700 千卡	大约 550 千卡
周二	燕麦馒头 2 个	橙子炒饭 1 碗	豆腐煎饼 1 份
	+ 双椒牛肉粥 1 份	+ 豆泡番茄 1 份	+ 番茄鲈鱼 1 份
	+ 洋葱炒蛋 1 份	+ 黑胡椒豌豆 1 份	+ 红葱山苏 1 份
	大约 550 千卡	+ 玉米鸡块汤 1 份	+ 山楂枸杞汤 1 份
	上午加餐 150 克水果	大约 700 千卡	大约 550 千卡
周三	全麦酸奶馒头 2 个	燕麦饭 1 份	木耳馒头 2 个
	+ 番茄沙拉 1 份	+ 清蒸冬瓜 1 份	+ 苹果醋拌莲藕 1 份
	+ 茭白鱿鱼粥 1 份	+ 海鲜杏鲍菇 1 份	+ 山药炒肉片 1 份
	+ 鸡蛋 1 个	+ 苹果柠檬汁 1 杯	+ 蜂蜜白萝卜汁 1 份
	大约 550 千卡	大约 700 千卡	大约 550 千卡
周四	鸡蛋饼 1 份	荞麦饭 1 份	燕麦馒头 2 个
	+ 核桃白菜卷 1 份	+ 蒜香芸豆 1 份	+ 凉拌莲藕 1 份
	+ 开心果豆浆 1 份	+ 香菇炒冬笋 1 份	+ 山药茅根汤 1 份
	大约 550 千卡	+ 菜花墨鱼汤 1 份	+ 草莓 5 颗
	上午加餐水果 100 克	大约 700 千卡	大约 550 千卡

	早餐	中餐	晚餐
周五	海鲜寿司卷 1 份	米饭 1 碗	馒头 2 个
	+ 香蕉芝麻豆浆 1 份	+ 胡萝卜炒洋葱 1 份	+ 意式香草沙拉 1 份
	+ 炝白菜 1 份	+ 油菜炒乌鱼 1 份	+ 姜丝四季豆 1 份
	+ 鸡蛋 1 个	+ 海带南瓜汤 1 份	+ 山药蔬菜汁 1 份
	大约 550 千卡	大约 700 千卡	大约 550 千卡
	上午加餐 150 克水果		
周六	竹笋绿豆饭 1 份	燕麦馒头 2 个	米饭 1 碗
	+ 紫菜冬瓜 1 份	+ 红曲炒菜 1 份	+ 鸡丝拌豆芽 1 份
	+ 蔬果汁 1 份	+ 胡萝卜炒洋葱 1 份	+ 水果薏米浆 1 份
	大约 500 千卡	+ 土豆牛肉汤 1 份	+ 番茄蛋花汤 1 份
	上午加餐水果 100 克	大约 700 千卡	大约 550 千卡
周日	果醋饭卷 1 份	花卷 2 个	养生高纤饭 1 份
	+ 凉拌粉丝 1 份	+ 腐竹黄瓜汤 1 份	+ 秋葵炒双白 1 份
	+ 牛奶莲藕汁 1 份	+ 红豆炒生菜 1 份	+ 山药茅根汤 1 份
	+ 鸡蛋 1 个	+ 肉丝炒菠菜 1 份	大约 500 千卡
	大约 550 千卡	大约 700 千卡	
	上午加餐 150 克水果		

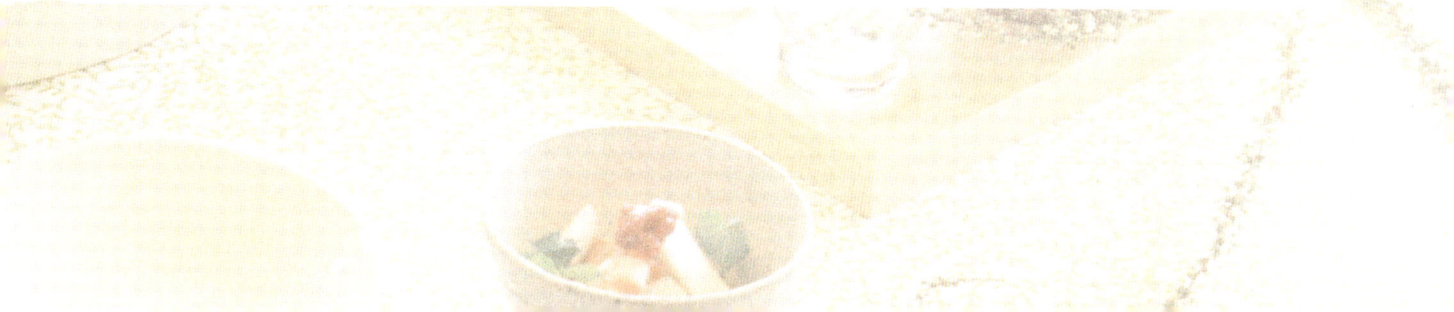

专题：药食两用辅助降压方

玉米须排骨汤

促进机体排钠

材料

玉米须 30 克
+
猪排骨 150 克

调料

姜片 5 克
+
盐 2 克

做法

1 玉米须去杂质，洗净；排骨清洗干净，在水中浸 10 分钟左右，去血水，剁成小块备用。

2 排骨放入砂锅内，倒入适量清水，放入姜片，大火烧沸，撇去血沫，放入玉米须，转小火煲 1.5 小时左右，煲熟后去掉姜片，加入盐调味即可。

贴心提醒 玉米须虽然性平和，一般无明显的禁忌，但最好不要经常服用，避免出现不良反应。玉米须煎汤内服的用量为 15~30 克，最高不能超过 90 克。

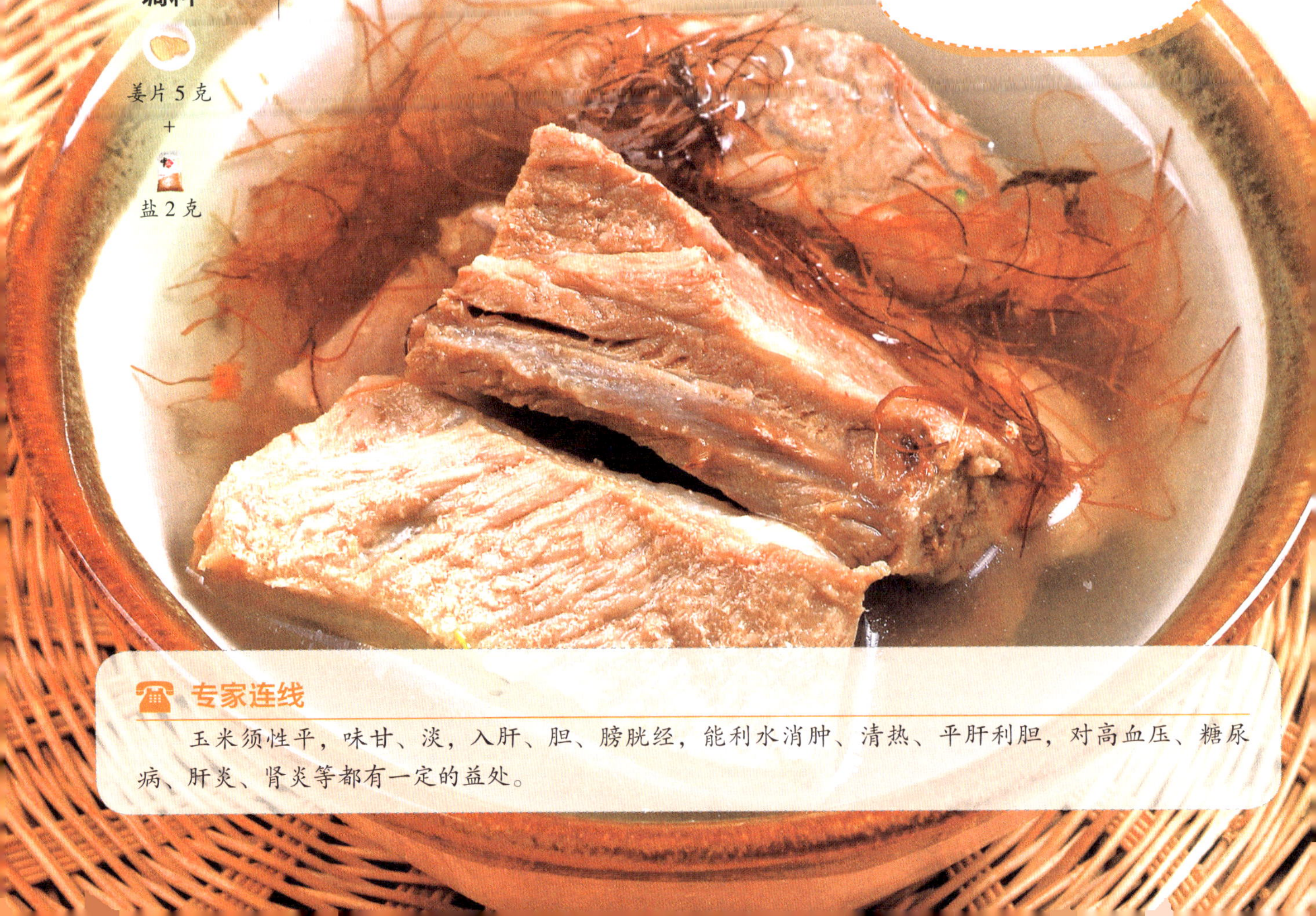

专家连线

玉米须性平，味甘、淡，入肝、胆、膀胱经，能利水消肿、清热、平肝利胆，对高血压、糖尿病、肝炎、肾炎等都有一定的益处。

香蕉绞股饮

改善高血压患者疲劳症状

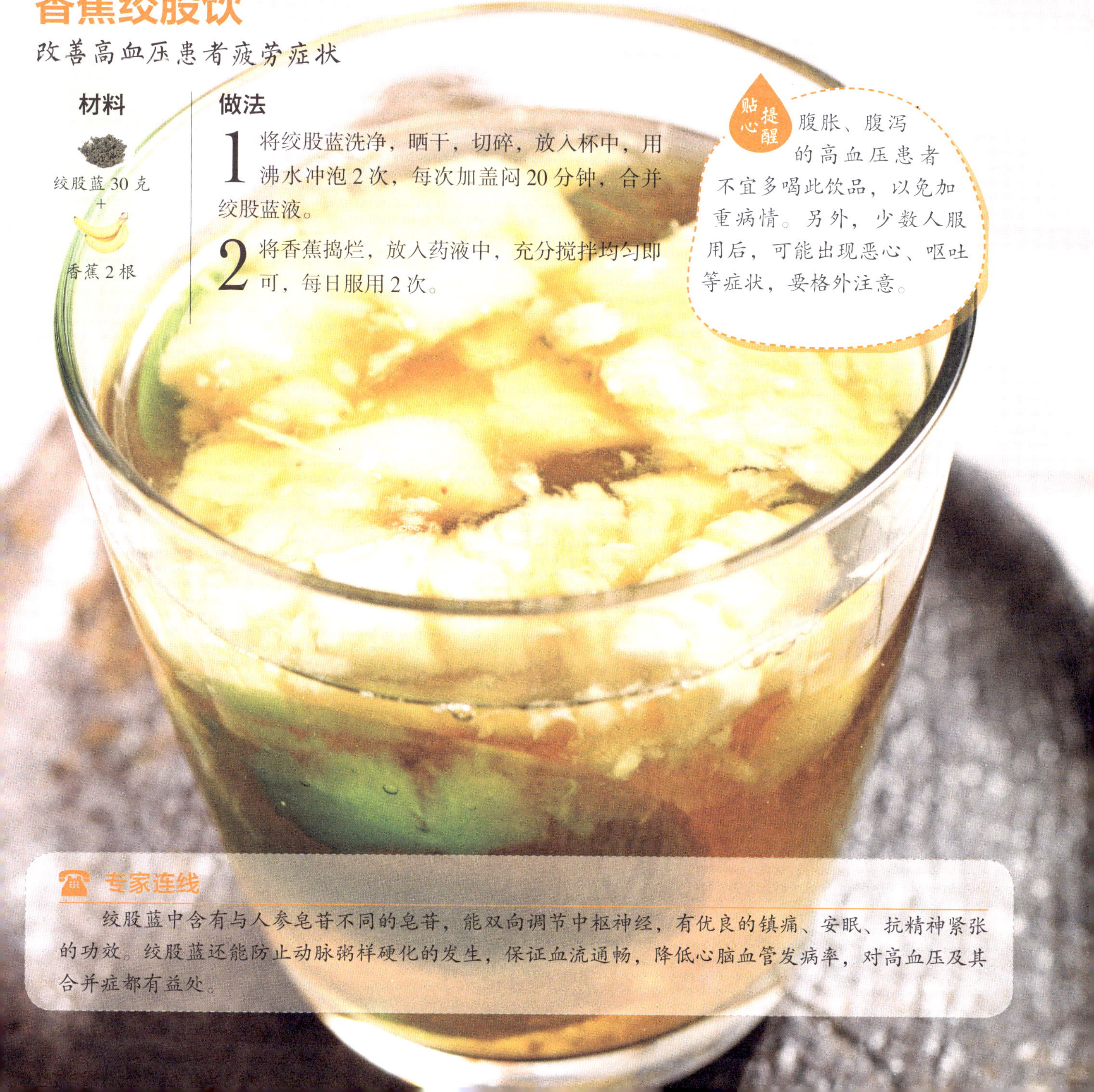

材料

绞股蓝 30 克
+
香蕉 2 根

做法

1 将绞股蓝洗净，晒干，切碎，放入杯中，用沸水冲泡 2 次，每次加盖闷 20 分钟，合并绞股蓝液。

2 将香蕉捣烂，放入药液中，充分搅拌均匀即可，每日服用 2 次。

贴心提醒 腹胀、腹泻的高血压患者不宜多喝此饮品，以免加重病情。另外，少数人服用后，可能出现恶心、呕吐等症状，要格外注意。

专家连线

绞股蓝中含有与人参皂苷不同的皂苷，能双向调节中枢神经，有优良的镇痛、安眠、抗精神紧张的功效。绞股蓝还能防止动脉粥样硬化的发生，保证血流通畅，降低心脑血管发病率，对高血压及其合并症都有益处。

夏枯草煲肉

降压、清热

材料

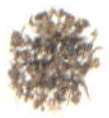

夏枯草

\+

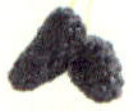

桑葚 20 克

\+

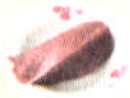

猪瘦肉 250 克

调料

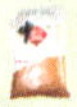

盐 2 克

\+

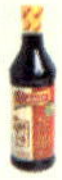

酱油适量

\+

白糖适量

做法

1 夏枯草、桑葚分别洗净；猪瘦肉洗净，切块。

2 将夏枯草煎汁。

3 药汁与猪瘦肉同放入锅中，用小火煲汤至七成熟，加入桑葚、酱油、盐、白糖，煮至肉熟烂、汁液收浓即可。

贴心提醒 夏枯草味辛、苦，性寒，脾胃虚弱的高血压患者慎服，以免导致腹泻或者病情加重。

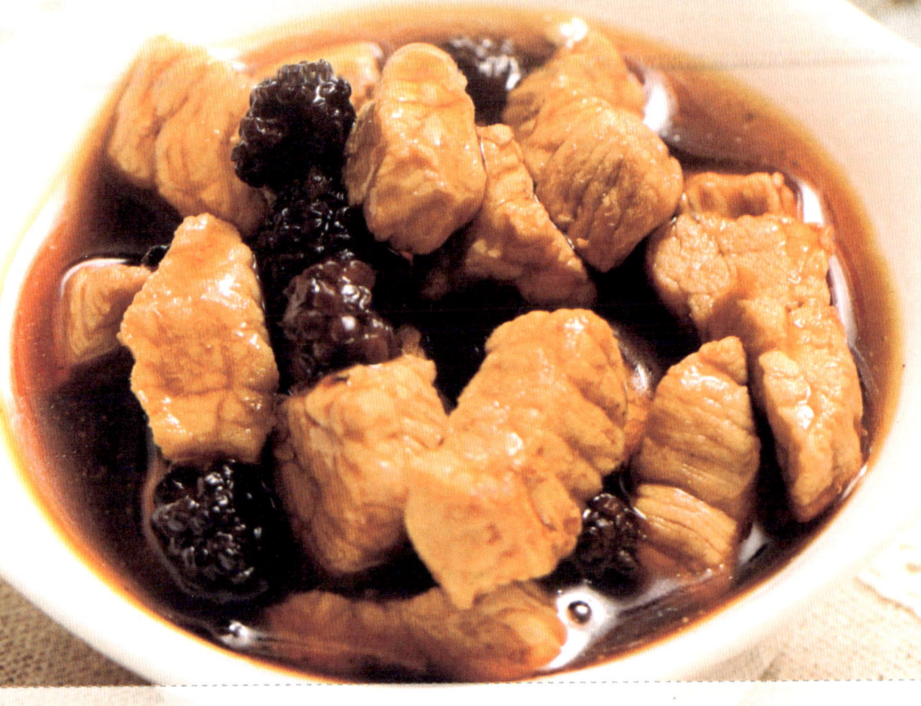

专家连线

药理研究表明，夏枯草有降血压的作用，现代临床也用于治疗高血压病。另外，夏枯草含有多种营养成分，有助于提高机体免疫力。

乌梅红枣银耳汤

降压，安神

材料

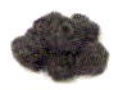

乌梅 20 克

+

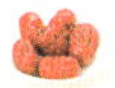

红枣 80 克

+

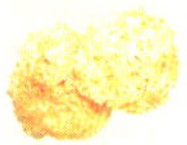

水发银耳 40 克

调料

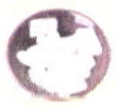

冰糖适量

做法

1 将乌梅、红枣浸泡 20 分钟，洗去浮尘；水发银耳择洗干净，待用。

2 取净锅置火上，放入清水、红枣、乌梅、银耳、冰糖，用小火炖 40 分钟即可。

贴心提醒 此汤老少皆宜，有安神养心、降压的功效，对咳喘、虚热口渴、便秘等症有较好的食疗功效，还能帮助抑制肿瘤细胞的形成。

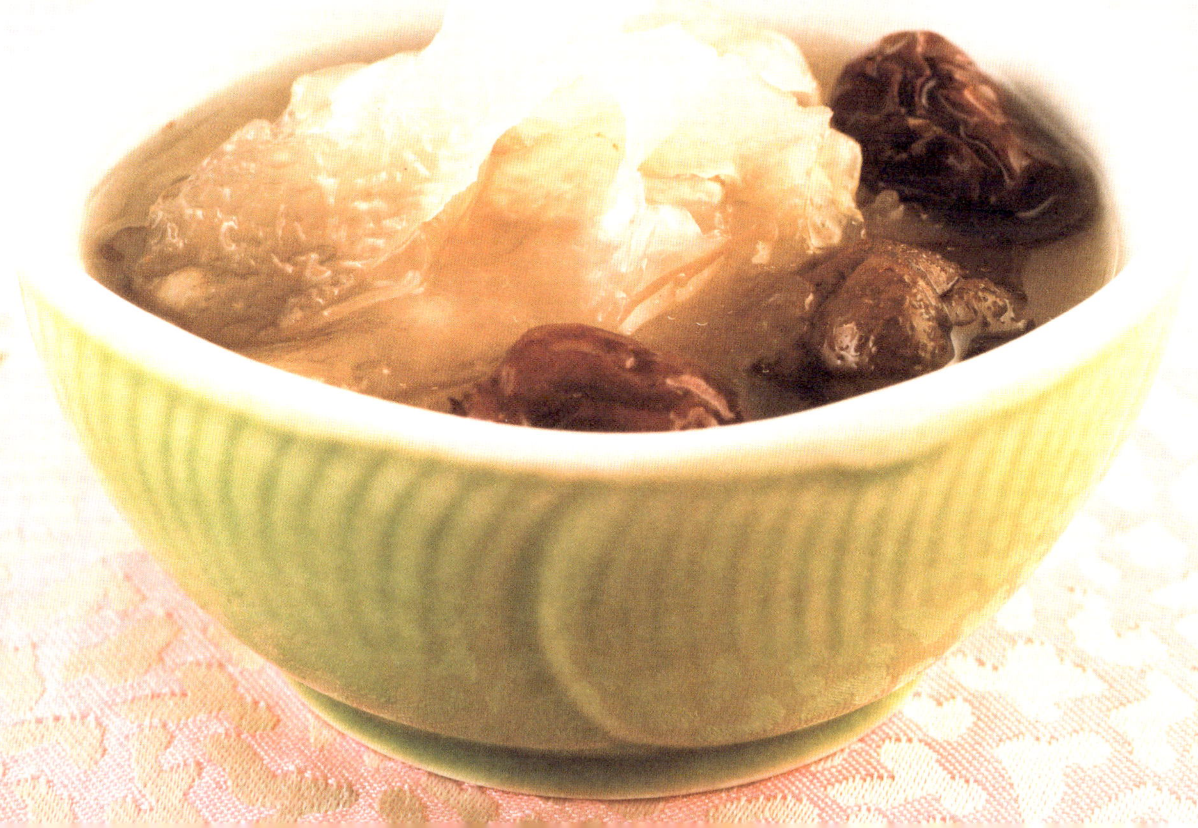

莲子荷叶粥

调节血压和血脂

材料

大米 50 克

\+

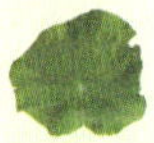

鲜荷叶 1 张

\+

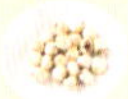

鲜莲子 20 克

调料

白糖适量

做法

1 大米淘洗干净，浸泡 30 分钟；荷叶洗净，撕碎，放入锅中，加入适量清水，熬煮成荷叶汤，留汤备用；莲子洗净，去心。

2 大米放入锅中，倒入荷叶汤，大火煮沸，放入莲子，改小火同煮至粥稠，加白糖调味即可。

贴心提醒 此粥能够辅助扩张血管、平肝清热、调节血脂和血压，对高血压患者出现头痛、头晕有很好的调节功效。

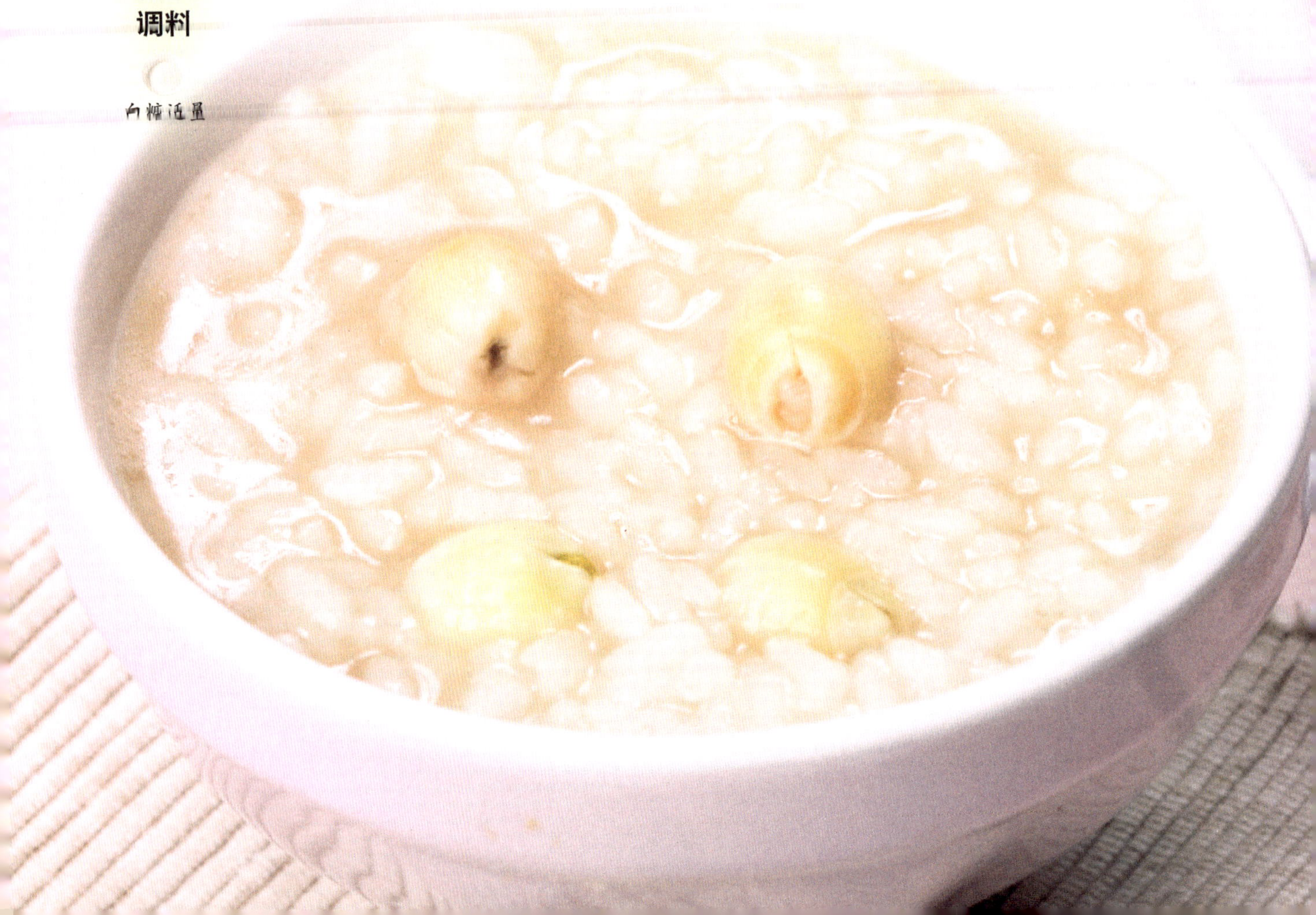

马齿苋槐花粥

降压、利水

材料

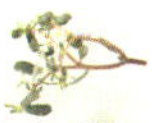

鲜马齿苋 50 克

+

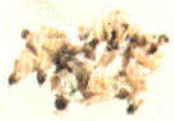

槐花 20 克

+

大米 50 克

调料

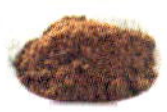

红糖适量

做法

1 鲜马齿苋洗净，焯软，捞出沥干，切碎；槐花洗净，晾干，研成末；大米淘洗干净。

2 大米常法煮成粥，待粥将熟时，加入槐花末，加入马齿苋碎及红糖，小火煮沸即可。

贴心提醒 妊娠高血压患者应禁食马齿苋。脾胃虚弱、大便泄泻者忌用马齿苋。新鲜马齿苋需烫过后食用，否则易引起过敏。

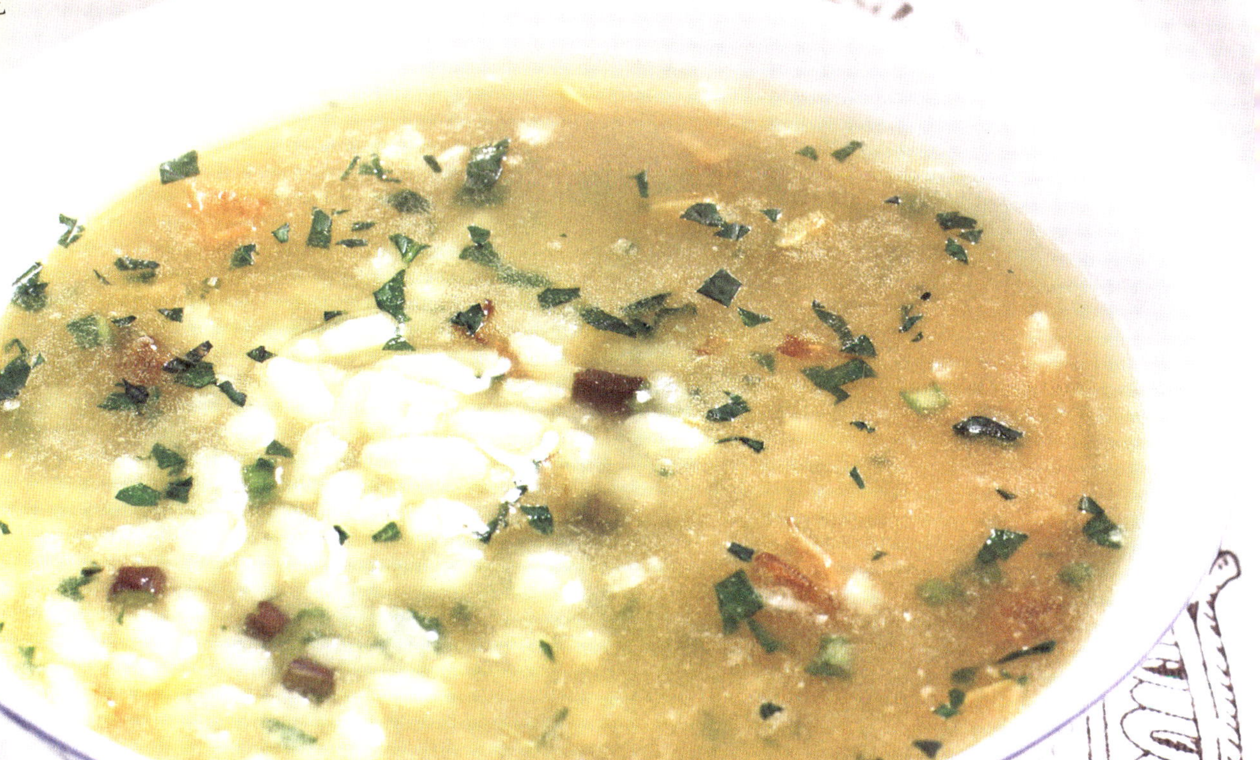

专家连线

马齿苋含有大量的钾盐，有利水消肿的作用；钾离子还可使血管壁扩张，阻止动脉管壁增厚，起到降血压的作用；所含的维生素 A 类物质能增强视网膜感光性能，有明目的功效。

决明子荷叶茶

降压、明目

材料

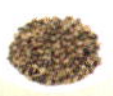

决明子 10 克

\+

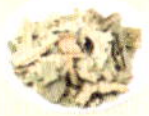

干荷叶 3 克

\+

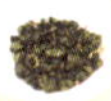

乌龙茶 3 克

做法

1 将决明子放入锅中，上火炒干；荷叶切成丝。

2 将决明子、荷叶丝、乌龙茶一起放入杯中，冲入沸水，盖盖子闷约 10 分钟后即可饮用。

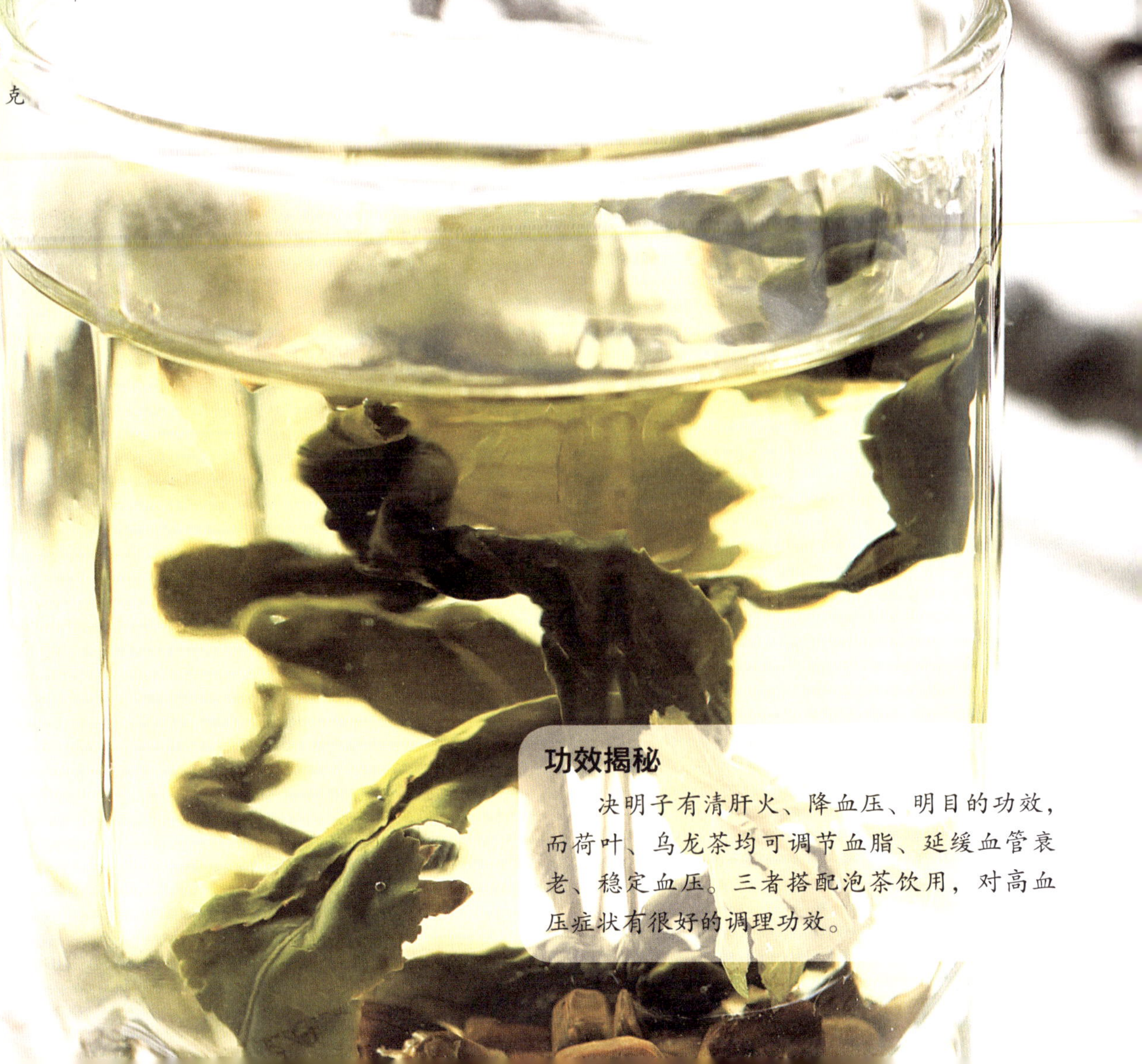

功效揭秘

决明子有清肝火、降血压、明目的功效，而荷叶、乌龙茶均可调节血脂、延缓血管衰老、稳定血压。三者搭配泡茶饮用，对高血压症状有很好的调理功效。

PART 4

用食物对抗合并症

合并糖尿病

高血压、糖尿病经常如影随形，不但使心脑血管的损害雪上加霜，而且特别容易伤害肾、眼等器官。高血压合并糖尿病的患者除了坚持合理的药物治疗外，注意合理、科学的饮食同样非常重要。

要遵守的饮食原则

控制总热量的摄入

使摄入和消耗的热量达到平衡，以维持标准体重。每天热量摄入控制在 20 ~ 25 千卡 / 千克标准体重。

严格限盐

每天钠盐的摄入量不应超过 3 克。

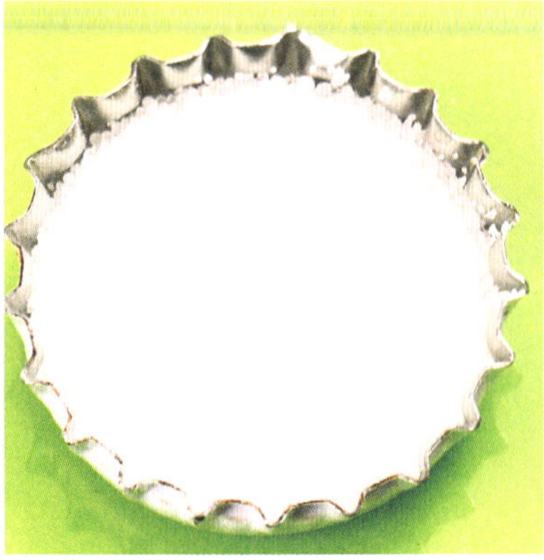

抹平的一啤酒瓶盖（不含皮垫），刚好盛盐 6 克，所以高血压同时伴有糖尿病的患者，一天食盐的用量不能超过半啤酒瓶盖的量。

主食的选择要注意

主食要选不易升高血糖的全谷类和粗粮等食物，如全麦粉、荞麦、燕麦、玉米等。少吃土豆、红薯、山药等淀粉含量较高的薯类。

蛋白质的摄入要充足

每天要摄入足够的蛋白质。优质蛋白质的来源包括牛奶、瘦肉、鸡蛋等，优质蛋白质应占全天蛋白质摄入总量的 50% 左右。

多摄入膳食纤维

每天膳食纤维的量不少于 25 克。膳食纤维对血压和血糖都有很好的控制效果，此类食物包括海带、木耳、芹菜、粗粮等。每天蔬菜的摄入量应不少于 400 克。

膳食纤维不易被小肠消化吸收，且能带来饱腹感，这对减少食量、延缓碳水化合物和脂肪的吸收、控制热量摄入都有很好的作用。

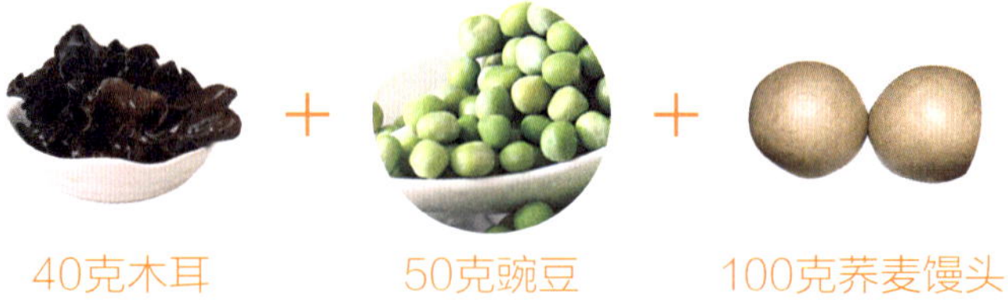

25~35克膳食纤维相当于吃40克木耳、50克豌豆和100克荞麦馒头。

合理安排一日三餐

每天至少安排三餐，饮食要定时定量，不能按自己的意愿随意增减。对于餐后血糖较高的高血压患者，可在总热量不变的前提下安排4～5餐，这样可保证餐后血糖不会升得太高。

贴心提醒　如果尿糖不超过3个加号（+++），空腹血糖不超过11毫摩尔/升，没有酮症酸中毒的情况，可以少量吃些低糖水果，如苹果、梨、柚子等。

饮食细节提醒

晚饭不要吃得太晚

如果晚饭吃得太晚，饭后不久就要上床睡觉，缺乏适量的活动，食物中的热量来不及消耗就会转化成脂肪在体内堆积，身体容易发胖，对高血压、糖尿病患者都无益。晚饭时间最好安排在晚上5:00～7:00。

选择科学的烹调方法

少用油炸、油煎的烹调方法，宜采用蒸、煮、炖、熬、氽、凉拌等少油的烹调方法。

食物的选择有要求

宜选用的食物

全麦、燕麦、荞麦、玉米等谷类；

芹菜、菠菜、大白菜等绿叶蔬菜；

苦瓜、冬瓜、黄瓜、番茄等瓜茄类蔬菜。

可适量吃的食物

粮谷类及其制品：如大米、面粉、燕麦、玉米等。

芋薯类及其制品：如芋头、山药、土豆、红薯等。

豆类及其制品：如绿豆、红豆、黄豆、豆芽、豆腐、黑豆等。

坚果类：如核桃、花生、瓜子等。

肉蛋奶类：各种烹调油及畜肉（猪肉、牛肉、羊肉）、禽肉（鸡肉、鸭肉）、水产品（鱼、虾）、奶和奶制品。

少吃或不吃的食物

糖类：如红糖、冰糖等食糖，以及软糖、巧克力等糖果，蜜饯类（如果脯、蜜枣等），含糖饮料（可乐、雪碧等），糖水罐头。油炸食品，肥肉、盐腌食品等。

贴心提醒　为了避免餐后血糖升高，水果最好在两餐之间或睡前1小时食用，或者在饥饿时或体力活动后食用。

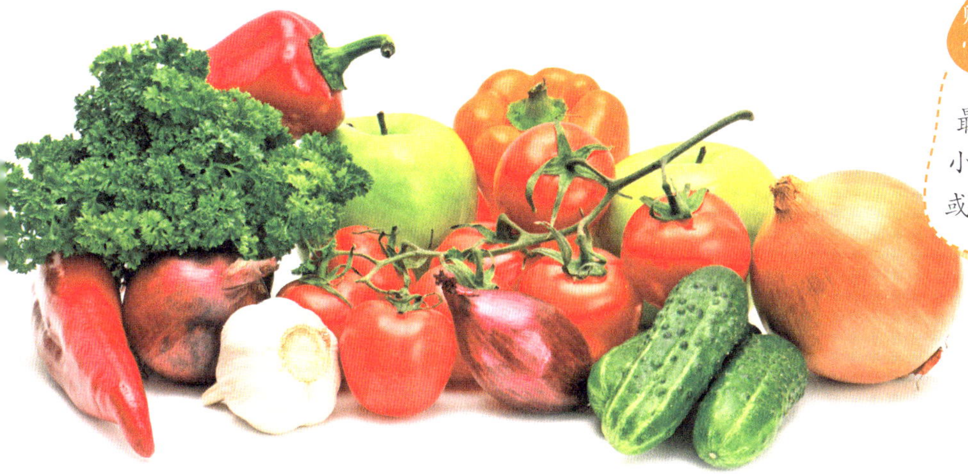

芹菜拌腐竹

控制血压、血糖

材料

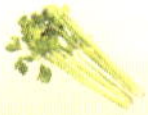

芹菜 100 克

+

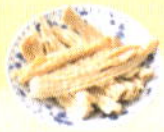

水发腐竹 50 克

调料

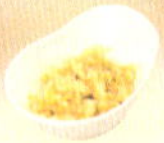

蒜末适量

+

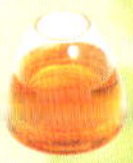

香油适量

+

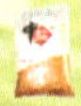

盐 1 克

做法

1 芹菜择洗干净，放入沸水中焯烫，捞出，沥干水分，切段；腐竹洗净，切段，用沸水快速焯烫，捞出，沥干水分。

2 取小碗，加盐、蒜末、香油搅拌均匀，调成调味汁。

3 取盘，放入芹菜段、腐竹，淋上调味汁拌匀即可。

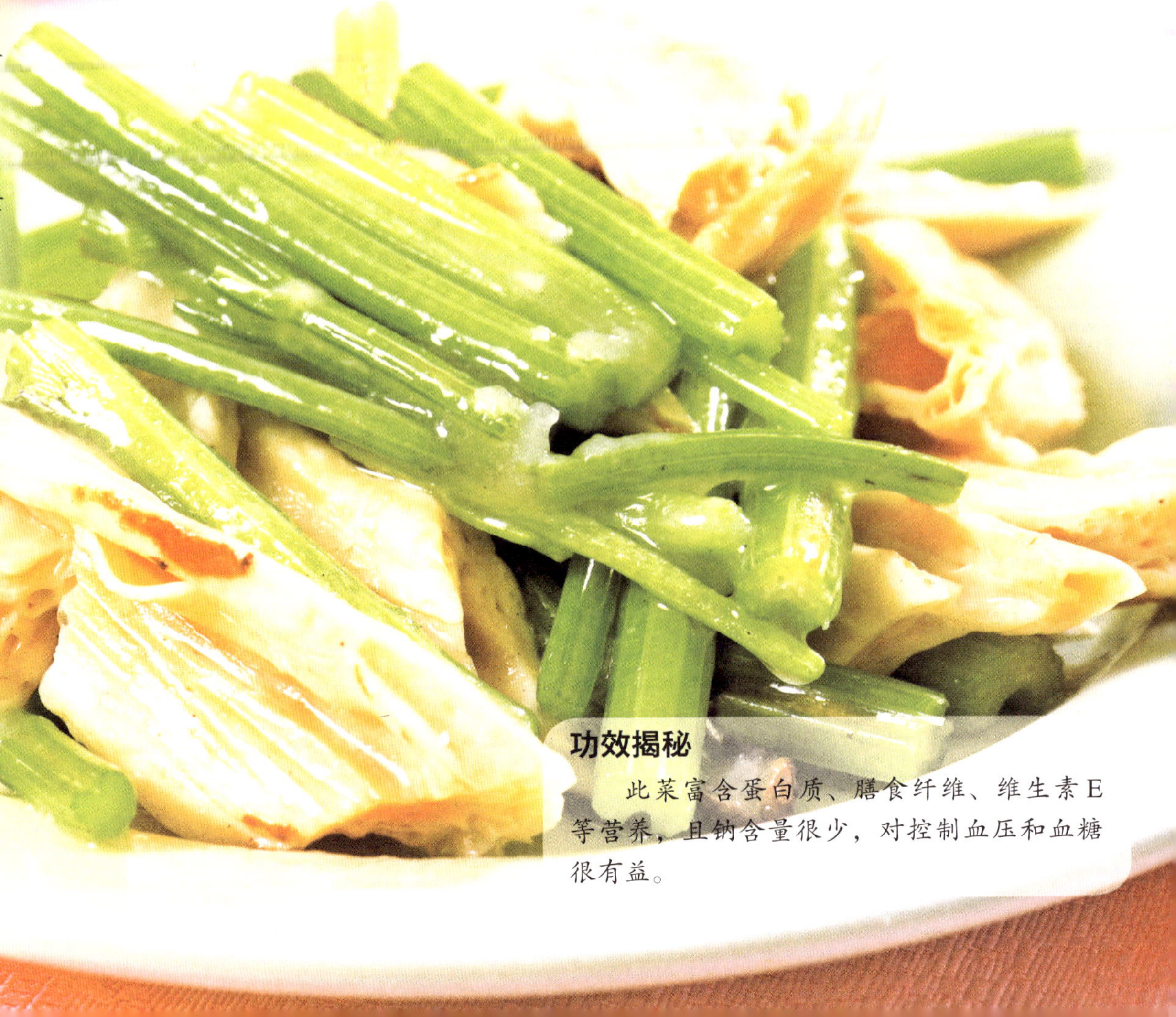

功效揭秘

此菜富含蛋白质、膳食纤维、维生素 E 等营养，且钠含量很少，对控制血压和血糖很有益。

洋葱炒鸡蛋

防癌，降压

材料

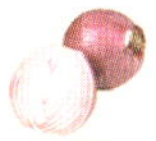

洋葱 1 个

\+

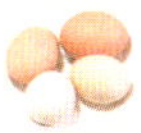

鸡蛋 2 个

调料

盐 1 克

\+

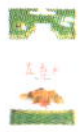

五香粉少许

做法

1 洋葱去老皮，洗净，切丝；鸡蛋磕开，打散，搅匀。

2 炒锅置火上，倒油烧热，倒入鸡蛋液炒成块，盛出。

3 锅底留油，烧热，放入洋葱丝炒熟，倒入鸡蛋翻匀，调入盐、五香粉即可。

功效揭秘

鸡蛋富含蛋白质、脂肪、卵磷脂等营养物质，搭配洋葱可以扩张血管、降血压，增加冠状动脉的血流量，预防血栓形成。

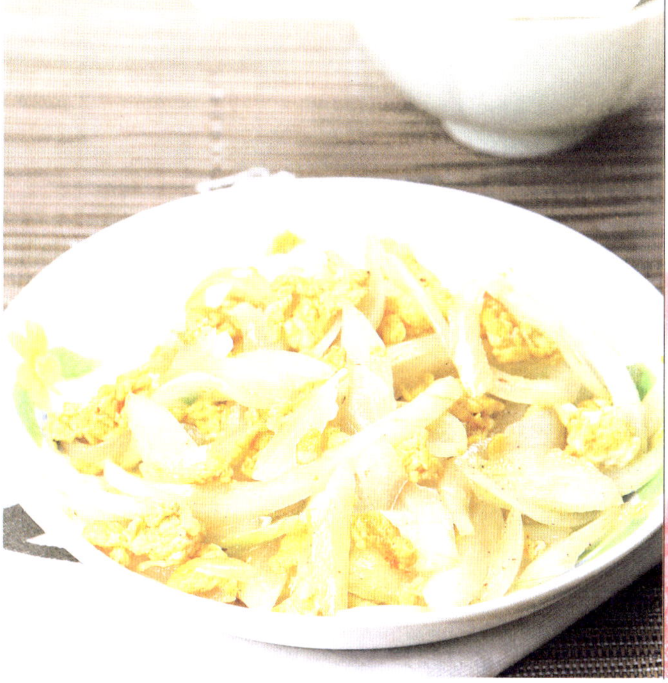

西芹百合

降压，美容

材料

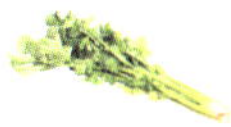

西芹 250 克

\+

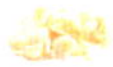

鲜百合 50 克

调料

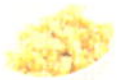

蒜末 2 克

\+

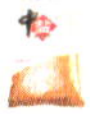

盐 1 克

\+

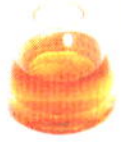

香油少许

做法

1 西芹择洗干净，切片；鲜百合洗净，掰瓣；将西芹和百合分别焯烫一下，捞出。

2 油锅烧热，下蒜末爆香，倒入西芹和百合炒熟，加盐、香油即可。

功效揭秘

西芹是很好的降压食材，百合能起到美容养颜的作用，二者搭配，对降压、调节血糖有益。

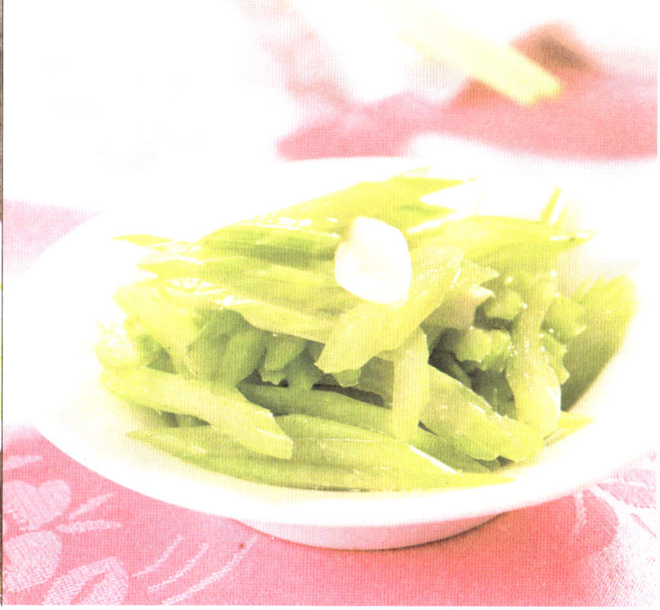

合并高脂血症

血脂就是血液中所有脂类物质的总称，包括胆固醇、胆固醇酯、甘油三酯、磷脂及游离脂肪酸等。高脂血症对身体的损害是隐匿的、渐进的和全身性的。高血压合并高脂血症患者除经常参加体育锻炼、保持良好心态外，养成良好的饮食习惯也很重要。

要遵守的饮食原则

控制脂肪的摄入量

减少动物性脂肪，如猪油、肥羊、肥牛、肥鸭等的摄入。高脂血症患者将脂肪摄入量减至每天热量来源的30%以下，将饱和脂肪摄入量保持在每天热量的10%以下较为合理。

限制胆固醇的摄入量

高脂血症患者要忌食含胆固醇高的食物，如动物内脏、蛋黄、鱼子、鱿鱼、蟹黄等食物。膳食中的胆固醇每天不超过300毫克，严重的高脂血症患者应不超过200毫克。

均衡摄入六大类食物

无论是高脂血症患者还是正常人，只要保证谷类、奶类、蛋鱼肉类、蔬菜类、水果类、油脂类的摄取量均衡，就能有效预防高脂血症并保持营养均衡。

降脂食物的选择至关重要

营养素名称	推荐摄入量	食物来源	降脂原理
膳食纤维	25克	裙带菜、小麦皮、魔芋、黄豆、豌豆、芹菜	清洁肠道，降低胆固醇浓度
维生素C	100毫克	酸枣、红椒、芥蓝、青椒、猕猴桃、菜花	加速血清中甘油三酯的降解，降低血脂
维生素E	14毫克	豆油、葵花子、香油、玉米油、核桃	减少低密度脂蛋白的产生
钙	800毫克	海带、黄豆、牛奶、黑芝麻	与胆固醇结合形成化合物沉积在骨中，降低胆固醇总量

饮食细节提醒

细嚼慢咽

吃饭的时候狼吞虎咽，胃还来不及把吃饱了的感觉传递给大脑，当感觉饱的时候实际已过量进食。过量的食物根本无法吸收，造成身体内的脂肪堆积，进而引发高脂血症。正确的方式是用牙撕、舌搅、唾化，直到食物变细、变碎、变软，使食物充分吸收消化。

选择适宜的烹饪方法

选用蒸、煮、拌、炖、氽、涮、熬等烹调方法，可防止营养流失，减少烹调用油。

将肉切成细丝、丁状或片状，再和蔬菜或豆类一起煮成半荤半素的菜，可减少肉的摄入量。

油温不宜过高，油温过高不但会导致油质变差，也会损失菜肴原料中维生素等营养物质。正确的做法是在油刚刚有一点冒烟的时候放入食材。

食用油的选择

大部分动物油（鱼油除外）中饱和脂肪酸的含量较高，会加剧动脉粥样硬化。植物油中则是不饱和脂肪酸含量居多，可预防心脑血管疾病的发生，故高脂血症和冠心病患者宜食用植物油。

贴心提醒

很多人认为高脂血症是胖人的一种病，其实不然。脂代谢异常并不单纯是因为摄入脂肪过多造成的，大量吃糖也可能造成脂代谢异常。另外，甲状腺功能低下、肾病综合征等疾病患者，即使瘦骨嶙峋，脂代谢也相当紊乱。因此，体态苗条的人也不可对高脂血症掉以轻心。

食物的选择有要求

玉米中亚油酸的含量高达60%以上，它和玉米胚芽中的维生素E共同作用，可降低血液胆固醇浓度，防止其沉积于血管壁。

黄豆富含植物固醇，可降低人体对胆固醇的吸收。其中的磷脂可使胆固醇软化，从而起到降血脂的作用。

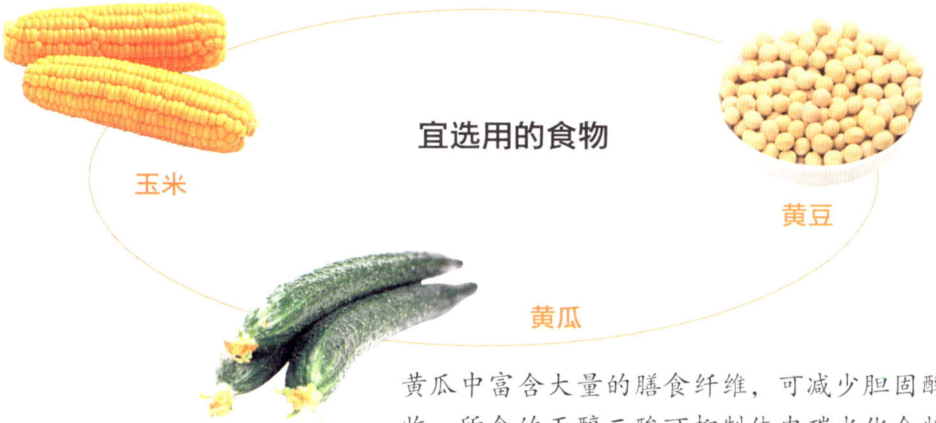

黄瓜中富含大量的膳食纤维，可减少胆固醇的吸收。所含的丙醇二酸可抑制体内碳水化合物转化为脂肪。常吃黄瓜对防治高脂血症很有好处。

少吃或不吃的食物

海鲜类的食物如鲍鱼、螃蟹要少吃或不吃。鲍鱼胆固醇含量较高，食用过多易导致血栓的形成，还可引发高脂血症并发心脑血管疾病。每100克蟹肉含胆固醇267毫克，吃一只中等大小的大闸蟹，一天的胆固醇摄入量已经超标，会加重高脂血症患者的病情。

拍黄瓜

减少胆固醇的吸收

材料

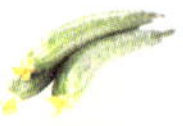

黄瓜 300 克

调料

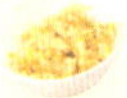

蒜末适量

+

醋适量

+

香油 3 克

+

盐 2 克

做法

1 黄瓜洗净，用刀拍至微碎，切成块状。

2 黄瓜块置于盘中，加盐、蒜末、醋和香油拌匀即可。

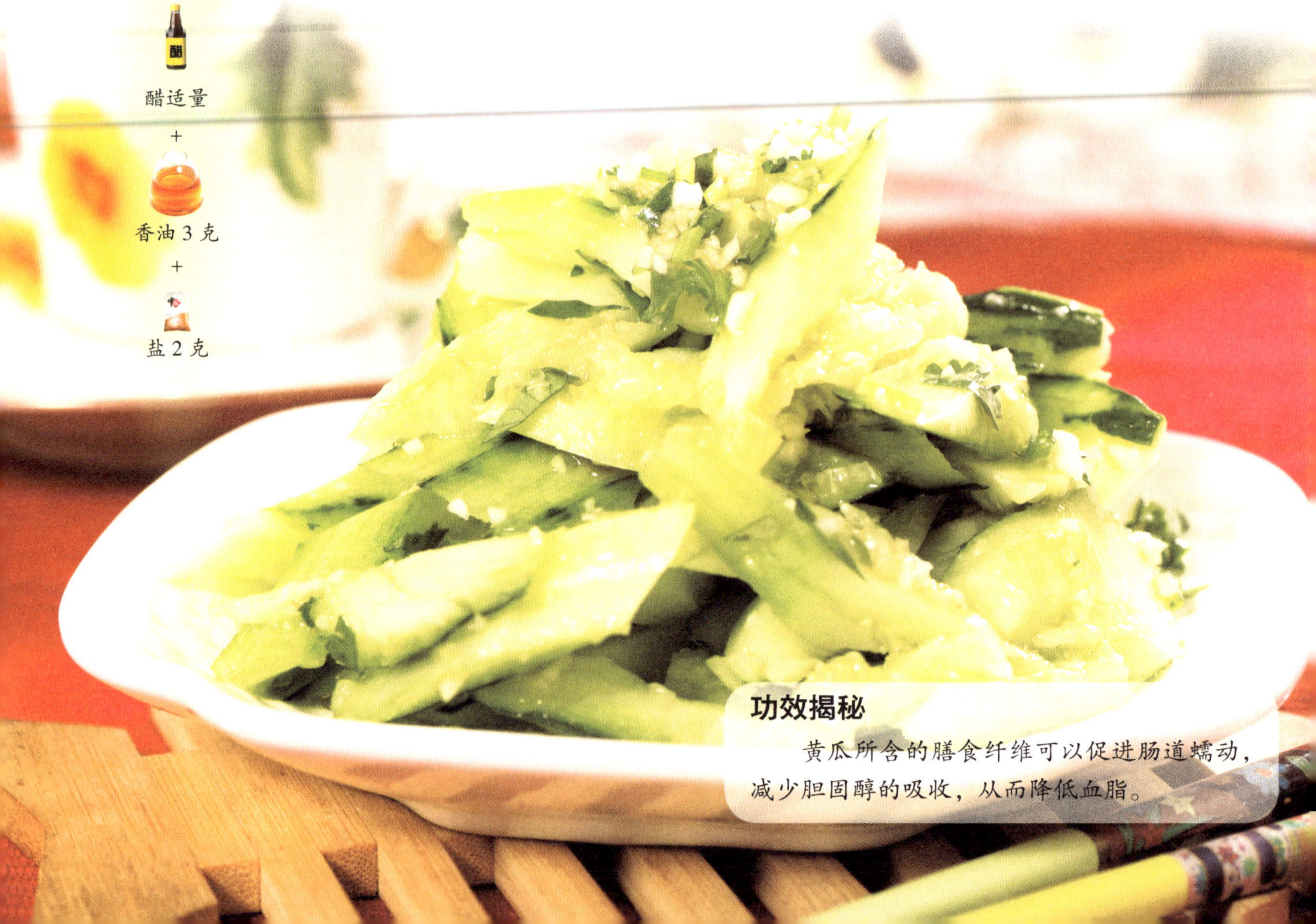

功效揭秘

黄瓜所含的膳食纤维可以促进肠道蠕动，减少胆固醇的吸收，从而降低血脂。

清炒苦瓜

有效降低血脂

材料

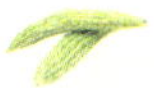

苦瓜 300 克

调料

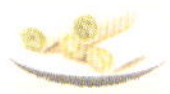

葱段 5 克
+

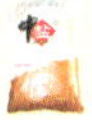

盐 2 克
+

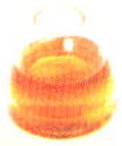

香油 3 克

做法

1 苦瓜洗净，纵向剖开，除子，切片备用。

2 炒锅中倒油烧热，放入葱段爆香，再倒入苦瓜，迅速翻炒。

3 将熟时，加入盐调味，翻炒拌匀后淋少量香油，即可装盘食用。

功效揭秘

苦瓜中的苦瓜素可有效降低血脂含量，辅治动脉粥样硬化、糖尿病等疾病。

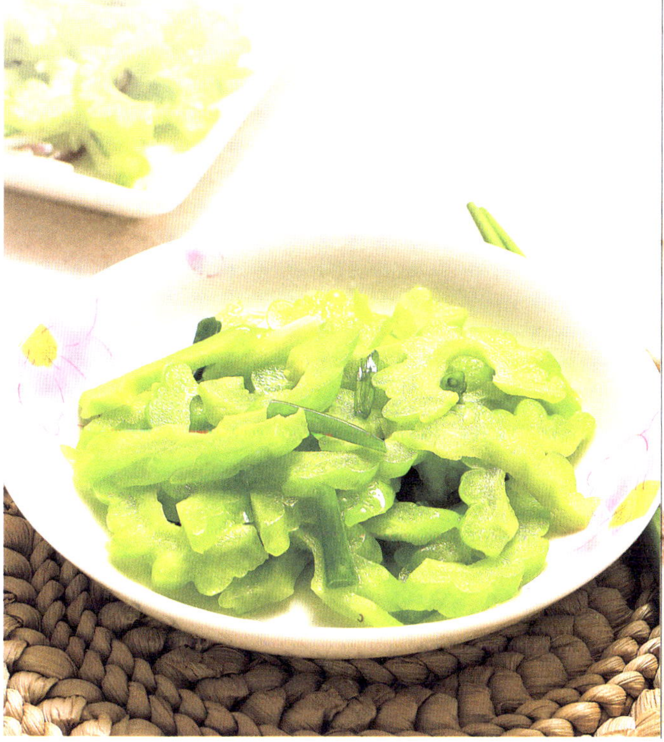

番茄炒西蓝花

降压，美容

材料

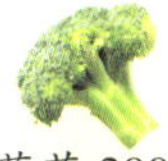

西蓝花 200 克
+

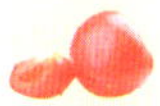

番茄 100 克

调料

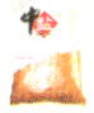

盐 2 克

做法

1 西蓝花去柄，掰小朵，洗净，放入沸水中烫一下，立即捞出，过凉，捞出沥干；番茄洗净，去皮，切块。

2 炒锅置火上，倒油烧热，放入西蓝花快速翻炒，再放入番茄块，放盐稍炒即可。

功效揭秘

此菜富含维生素 C、β - 胡萝卜素，可有效降低胆固醇。

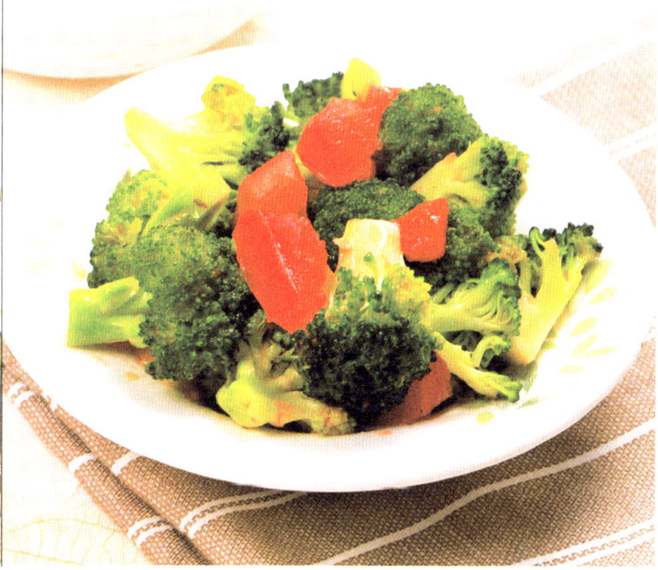

合并痛风

痛风是高尿酸血症持续存在的结果。高尿酸血症是人体内嘌呤物质的新陈代谢发生紊乱，尿酸的合成增加或排出减少而造成的。痛风“重男轻女”，年龄大的人比年轻人患痛风的概率更高。而养成良好的饮食习惯，对高血压合并痛风患者很重要。

要遵守的饮食原则

维生素的摄入要适量

维生素与痛风有着密切的关系，例如当人体中的B族维生素、维生素C和维生素E缺乏时，容易导致尿酸排泄的减少，诱发痛风发作。

摄取大剂量维生素B_1和维生素B_{12}可以干扰人体尿酸的正常排泄，使尿酸排泄量减少。人体维生素C的日需求量约100毫克。有关资料显示，人体每天摄入维生素C2000毫克对健康无害，但如果摄入量超过8000毫克，就可能对身体产生危害。另外，由于大剂量维生素C会降低秋水仙碱的镇痛效果，建议痛风急性发作时应避免大量摄入。维生素D也要慎用，因过量维生素D可促进泌尿系统结石的形成，造成痛风患者肾脏的损伤。

科学对待高嘌呤食物

嘌呤代谢紊乱是痛风发生的根源。因此高血压合并痛风患者要避免高嘌呤食物，科学对待高嘌呤食物。通常把每100克食物中嘌呤含量小于25毫克的食物称为低嘌呤食物，25~150毫克的称为中嘌呤食物，大于150毫克称为高嘌呤食物。痛风患者可以吃的食物，其嘌呤含量至少应在75毫克以下，而对于低于25毫克的食物，通常没有限制。

高嘌呤类食物

每100克食物中嘌呤含量为150~1000毫克

食物类别	食物名称
禽肉	鹅肉等
畜肉	动物的脑、心、肾、肝等内脏，肉末、浓肉汁等
水产类	青鱼、鲅鱼、带鱼、鱼子、干贝、贻贝等

中嘌呤类食物

每100克食物中嘌呤含量在25~150毫克

食物类别	食物名称
禽肉	鸡肉、鸭肉、鹌鹑、鸽子等
畜肉	猪瘦肉、牛肉、羊肉等
水产类	草鱼、鲤鱼、鳝鱼、虾、螃蟹、鱼丸等
蔬菜	油菜、菜花、韭菜等
豆类及其制品	豆腐、豆浆、扁豆、黑豆、绿豆、豌豆等
菌藻类	金针菇、海带等

低嘌呤类食物

每 100 克食物中嘌呤含量小于 25 毫克

食物类别	食物名称
谷类及其制品	大麦、小麦、小米、大米、玉米面、淀粉、面包、面条、蛋糕、饼干
干果	核桃、杏仁、榛子等
蛋类	鸡蛋等
水果	哈密瓜、柠檬、橙子、橘子、桃、西瓜、鸭梨、葡萄、菠萝、石榴等
其他	植物油、海蜇等

饮食细节提醒

痛风患者最好戒酒

酒精能够刺激乳酸分解，形成大量的尿酸；酒精会刺激人的神经系统；喝酒时常会吃大量的高嘌呤食物，会导致痛风加重。

嘌呤含量高的食物要选对烹饪方法

嘌呤是水溶性物质，很容易溶于水，高温更会加速其溶解。在吃鱼或肉时，只选择肉而不喝汤，也能够很好地减少嘌呤的摄入，同时痛风患者也能很好地吸收其含有的营养成分。豆类食物做成豆制品，可降低嘌呤的含量，更适合痛风患者食用。

点菜的学问

闲暇之余或节假日，很多人都喜欢在外面吃，不过，对于痛风患者来说，在外吃饭可不能马虎。要注意以下几点：

尽量选口味清淡的菜肴。

少选或不选高嘌呤食物，多选低嘌呤食物。

适量进食，不要暴饮暴食。

碱性素食为主

多摄入代谢产物呈碱性的食物，如新鲜蔬菜、水果、海藻等，可以增加尿酸在尿液的溶解量，帮助患者体内的尿酸外排，同时还可以供给机体丰富的维生素及矿物质，帮助碱化尿液，减轻患者的痛苦。

食物的选择有要求

宜选用低嘌呤食物

谷类及其制品：大麦、小麦、小米、大米、玉米面等。

水果类：哈密瓜、柠檬、橙子、橘子、西瓜、葡萄、菠萝等。

蛋类：鸡蛋。

干果类：核桃、杏仁、榛子等。

可适量吃中嘌呤食物

禽肉：鸡肉、鸭肉、鸽肉等。

畜肉：猪瘦肉、牛肉、羊肉等。

水产类：草鱼、鲤鱼、鳝鱼、虾、螃蟹等。

蔬菜：油菜、菜花、韭菜等

豆类及其制品：干豆、豆腐、豆浆、扁豆、黑豆、绿豆等。

菌藻类：金针菇、海带等。

高嘌呤食物要慎吃、少吃

禽肉：鹅肉。

畜肉：动物脑、心、肾、肝等内脏，肉末、浓肉汁等。

水产类：鲅鱼、带鱼、鱼子、干贝等。

其他：黄豆、扁豆、香菇、紫菜、酵母、啤酒等。

醋熘白菜

防止尿酸性结石的形成

材料

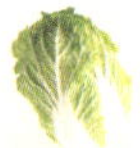

白菜帮 200 克

调料

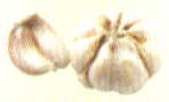

蒜瓣适量

+

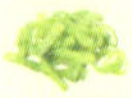

葱花适量

+

白醋适量

+

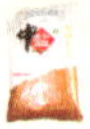

盐 2 克

做法

1 白菜帮洗净，切片，放在清水中浸泡 5 分钟；蒜瓣去皮，切片。

2 锅里放油烧热，放入葱花、蒜片炒出香味。

3 放入白醋、盐调味，最后放入切片的白菜帮，翻炒数下出锅即可。

功效揭秘

白菜能促进沉积于组织内的尿酸盐溶解，防止形成尿酸性结石。另外，白菜中还含有多种维生素和矿物质，可辅助治疗痛风，适合痛风患者经常食用。

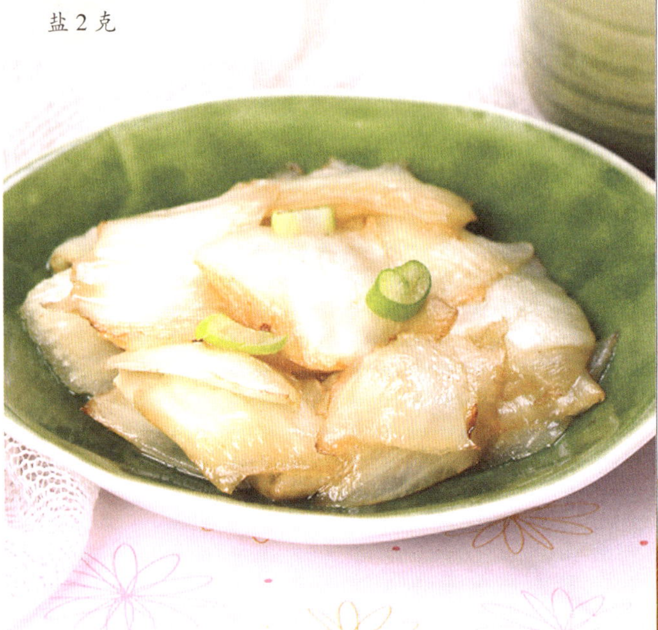

番茄丝瓜

健胃，降压

材料

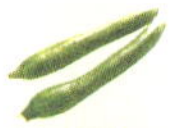

丝瓜 250 克

+

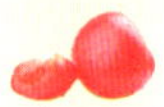

番茄 100 克

调料

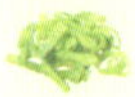

葱花适量

+

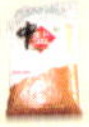

盐 2 克

做法

1 丝瓜洗净，去蒂，切成滚刀块；番茄洗净，去皮，切块。

2 炒锅置火上，倒入适量植物油，待油温烧至七成热，加葱花炒出香味，放入丝瓜块和番茄块炒熟，用盐调味即可。

功效揭秘

番茄和丝瓜都是低嘌呤的蔬菜，富含维生素和膳食纤维。另外，番茄有生津止渴、健胃消食、清热解毒、降血压之功效，可辅助治疗痛风。

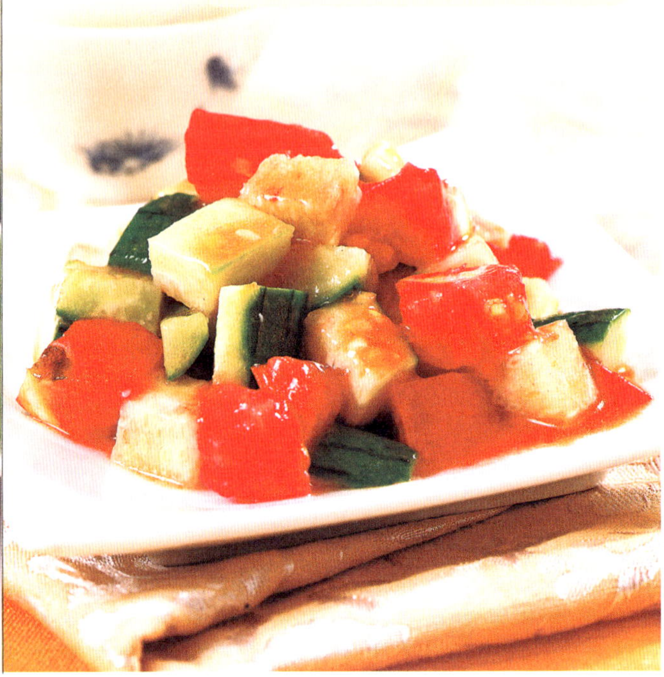

苹果麦片粥

促进尿酸的溶出

材料

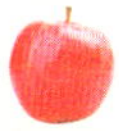
苹果 200 克
\+
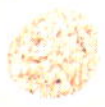
燕麦片 50 克

调料

蜂蜜适量

做法

1 苹果去皮、核，洗净，切成小丁。

2 锅置火上，加水适量，加入燕麦片，用大火煮沸，放入苹果丁，用小火熬煮至黏稠，加蜂蜜调味即可。

功效揭秘

苹果含有多种维生素和矿物质元素，可以帮助高血压合并痛风患者快速中和体内过多的酸，碱化尿液，还能促进尿酸的溶解、排出。

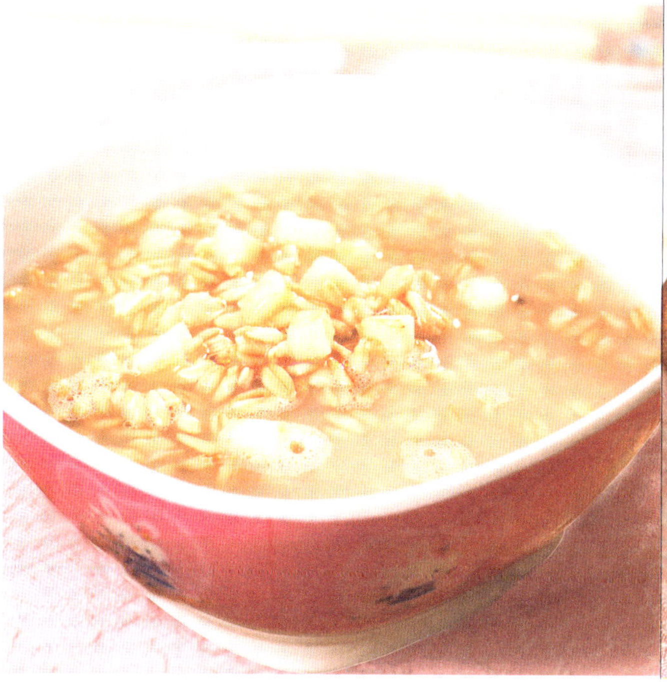

白菜豆腐汤

清热，补虚

材料

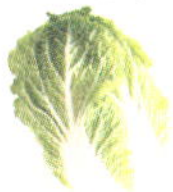
白菜 100 克
\+

北豆腐 50 克

调料

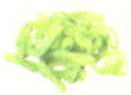
葱花适量
\+
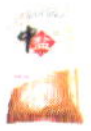
盐 2 克

做法

1 白菜择洗干净，切片；北豆腐用水冲一下，切块。

2 锅里倒油，爆香葱花，加入适量水煮开。

3 放入白菜片，盖盖，煮 3 分钟，开盖加入豆腐块，煮开后继续焖 5 分钟，加适量盐调味即可。

功效揭秘

由黄豆制成豆腐的过程中，大部分嘌呤已经流失，白菜可辅助治疗痛风，因此二者搭配对痛风患者很有益。

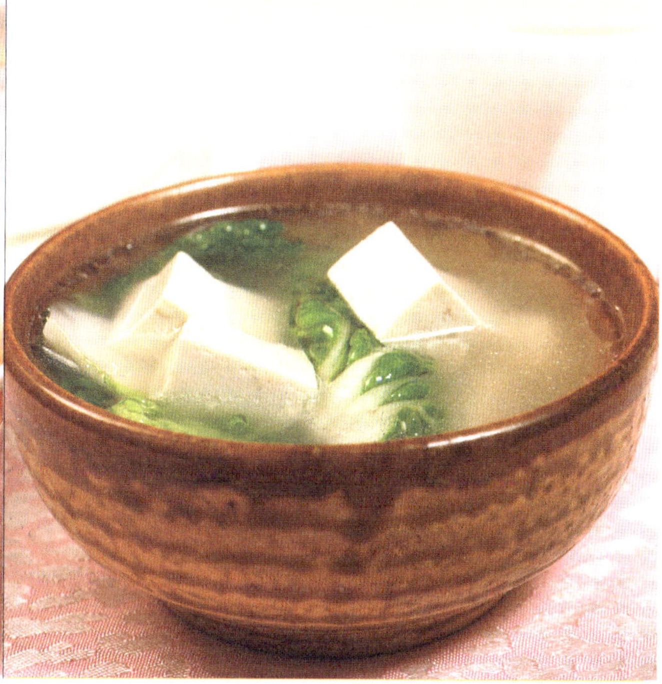

合并肥胖

高血压和肥胖可以说是形影不离。高血压患者中有大约50%的人是胖子。肥胖的高血压患者同时还容易并发高脂血症、糖尿病、动脉硬化等，所以要引起重视，及时减肥。良好的进餐习惯是取得并保持理想减肥效果的必要保证。

要遵守的饮食原则

控制饮食总热量，膳食营养均衡

应以低热量、高蛋白、低碳水化合物的食物为宜，减少含脂肪多的食物的摄入（如肥肉、油炸食品、奶油），保证优质蛋白质的充分摄入。根据我国居民的膳食习惯，中国营养学会推荐一般人每日膳食脂肪摄入量应占总热量的20%~30%，蛋白质每日摄入量应占总热量的10%~12%（特殊情况除外）。

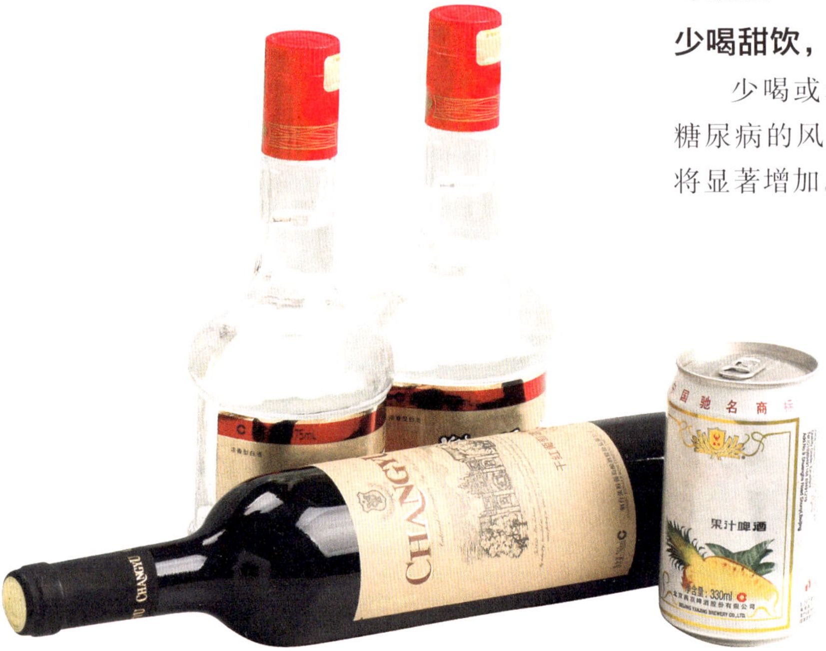

定时定量进餐，三餐热量分配得当

每日固定早、中、晚三餐的进餐时间。早餐吃饱，午餐吃好，晚餐吃少。晚餐后不要再吃其他零食，尤其是甜食。

细嚼慢咽，半饱为宜

每餐时间不少于20分钟，要细嚼慢咽。每顿饭以吃半饱为宜。可在主食中加入一些能增加饱腹感的粗粮（如小米、紫米、燕麦等），对高血压和肥胖均有益。

少喝甜饮，少吃零食

少喝或者不饮甜饮料。每天2罐甜饮料，患糖尿病的风险将增加50%，而患肾结石的概率也将显著增加。少吃零食，改变爱吃零食的习惯。

经常饮酒会增加血压升高的危险性，如果伴随肥胖，更容易导致血压控制不佳，还容易导致血液黏稠。

饮食细节提醒

宜采用蒸、煮、汆、拌等方法烹调食物，禁用煎炸、腌熏等烹调方法。最好每次只烹调少量食物，碗中盛放少量食物或用小碗盛装食物，吃完即可。

吃饭时候要专一

不要一边做其他的事一边吃饭，比如看电视、听广播或看书，这样精神不集中，容易在不知不觉中超量进食。

不在身旁放置食物

身旁不要放置容易拿取到的食物，尤其是零食。

不与饭量大或吃饭快者同食

尽量不要与饭量较大或吃饭速度较快的人一起吃，否则容易跟着吃下超量的食物。在想吃第二碗饭前喝杯水，这样易于使饱感中枢产生饱感而控制食欲。

食物的选择有要求

宜选用的食物

五谷类：绿豆、红豆、燕麦片、高粱等。

蔬菜类：荷兰豆、四季豆、魔芋、黄豆芽、绿豆芽、芹菜、生菜、竹笋、洋葱、蒜薹、萝卜、茭白、冬瓜、黄瓜、丝瓜、西葫芦、大白菜、番茄、茄子、蘑菇、木耳、香菇等。

海产品和肉类：瘦肉、去皮禽肉、鱼、虾、蟹、海带、海蜇等。

水果类：山楂、苹果、梨、猕猴桃等。

少吃或不吃的食物

油饼、油条、甜点、糖果、蜜饯、肥肉、肥禽、动物油、腌制品、冰激凌、巧克力、黄油、奶油、罐头食品等。

小知识

为什么肥胖者在情绪焦虑时会食欲大增呢？心理学家认为主要与他们在婴幼儿时期的经验有关。他们的父母由于缺乏育婴经验，只要他们啼哭就认为是饥饿，于是就给东西吃，结果使婴儿无法知道饥饿与难过的区别。也有些心理学家指出，肥胖者在焦虑时爱吃东西，是因为可间接缓解紧张情绪。还有是受外部诱因影响，在食物的诱惑面前，肥胖者是经不起考验的。

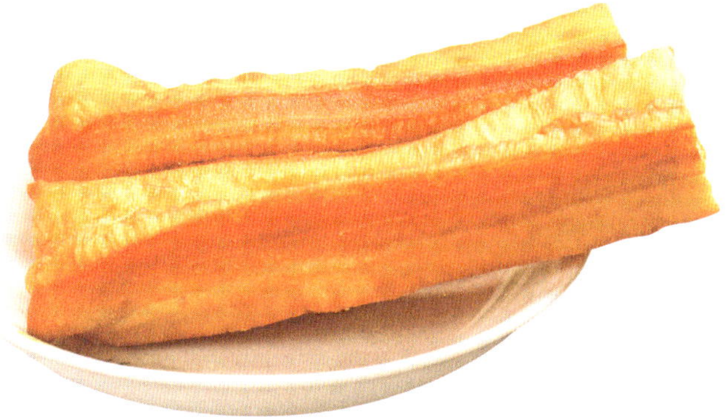

制作油条用的是老油，含有致癌物质，对高血压合并肥胖者不利。故高血压合并肥胖者要少吃或不吃油条。

海带萝卜汤

排酸降脂

材料

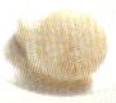

白萝卜250克

+

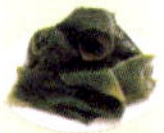

水发海带100克

调料

清汤适量

+

酱油适量

+

盐适量

做法

1 将白萝卜洗净，去皮，切片；水发海带洗净，切细丝备用。

2 锅里倒入适量清汤，放入萝卜片、海带丝，烧至萝卜、海带入味，出锅前加酱油、盐调味即可。

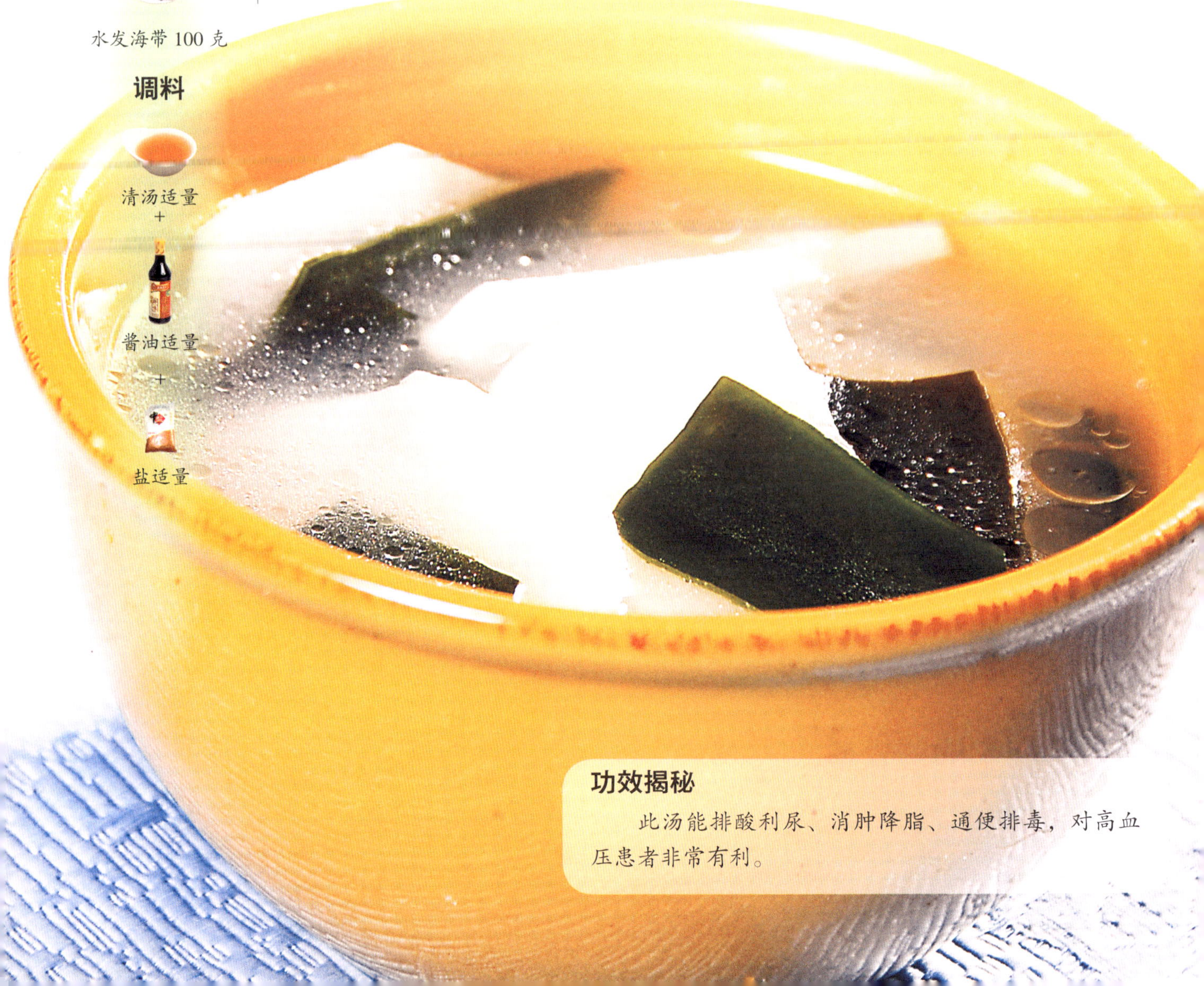

功效揭秘

此汤能排酸利尿、消肿降脂、通便排毒，对高血压患者非常有利。

豆浆麦片粥

美容，减肥

材料

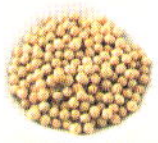

黄豆 50 克

\+

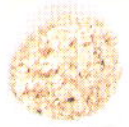

燕麦片 100 克

做法

1 黄豆用清水浸泡10～12小时，洗净；燕麦片倒入大碗中。

2 把浸泡好的黄豆倒入全自动豆浆机中，加水至上下水位线之间，煮至豆浆机提示豆浆做好，将其冲入装有燕麦片的大碗中，盖上碗盖闷10分钟即可。

功效揭秘

燕麦中含有大量的膳食纤维，有助于排毒；豆浆的热量极低，且可以抑制脂肪生成。这款营养粥对高血压合并肥胖者十分有益。

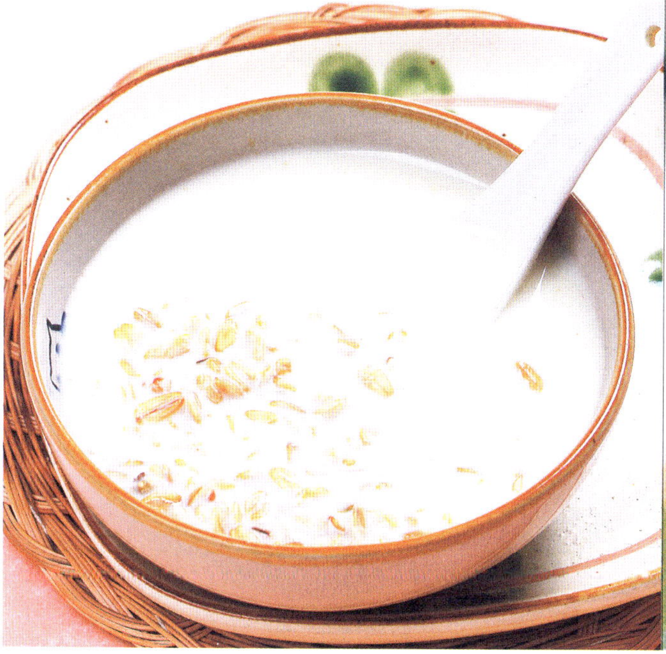

冬瓜萝卜豆浆

利尿，减肥

材料

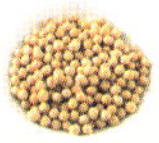

黄豆 40 克

\+

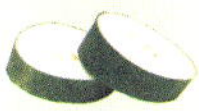

冬瓜 50 克

\+

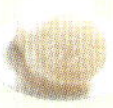

白萝卜 50 克

调料

冰糖 10 克

做法

1 黄豆用清水浸泡8～12小时，洗净；冬瓜去皮除子，洗净，切小块；白萝卜洗净，去皮，切丁。

2 将黄豆、白萝卜丁和冬瓜块倒入全自动豆浆机中，加水至上下水位线之间，按下“豆浆”键，煮至豆浆机提示豆浆做好，过滤后加冰糖搅拌至化开即可。

功效揭秘

冬瓜有很好的清热利湿效果，还有助于减肥瘦身；白萝卜可健脾，有利于湿气运化。搭配黄豆一起食用，适合肥胖的人饮用。

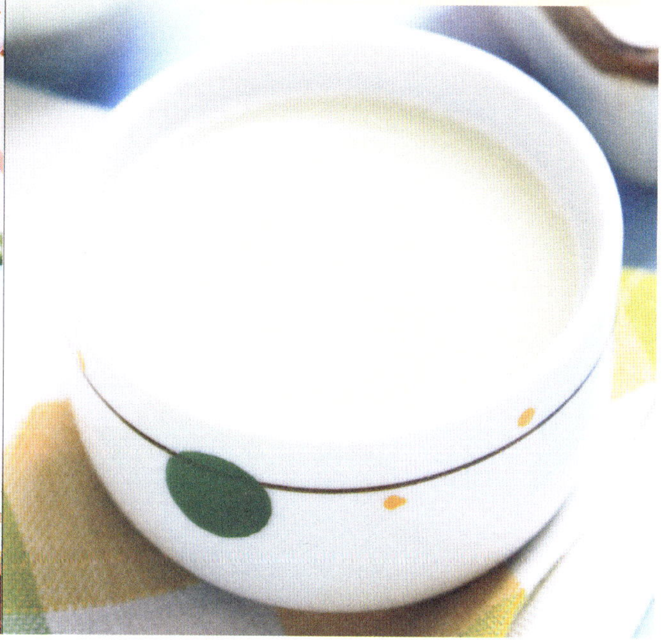

合并冠心病

高血压是冠心病的危险因素，高血压患者中有相当一部分人同时患有冠心病。高血压和冠心病的发生、发展都与饮食密切相关，合理饮食在高血压合并冠心病的防治中有重要意义，可避免心脑血管疾病的发生。

要遵守的饮食原则

吃饭宜吃七八成饱

冠心病患者如吃得过饱可诱发和加重心绞痛，甚至导致心肌梗死及猝死。特别是晚餐，因夜间更易发生心绞痛和心肌梗死。建议高血压合并冠心病患者宜少食多餐，每顿饭只吃七八成饱。

少喝啤酒

临床研究证实，患有冠心病的人长期大量饮用啤酒，会导致心肌组织中出现脂肪沉积，导致心肌肥大、心脏扩大，医学专业人士称之为“啤酒心”，会加重冠心病。所以，冠心病患者啤酒要少喝，心绞痛或心肌梗死经常发作的患者要禁止饮啤酒。

饮食细节提醒

选择含油酸高的油脂

如果经济条件允许，烹调用油可以选择橄榄油、茶油等含油酸高的油脂，有利于调节血脂。

每周吃一两次海鱼

每周吃一两次海鱼，海鱼富含的多不饱和脂肪酸能够促进脂质代谢，降低血清胆固醇、血清甘油三酯以及低密度脂蛋白和极低密度脂蛋白，从而保护心血管，对心脏有益。

多吃蔬菜

多吃些新鲜的红、黄、绿色蔬菜，如芹菜、胡萝卜、番茄、菠菜等，每天不少于400克。

贴心提醒

冠心病患者怎样做到少吃盐?

烹调菜肴时以酸味为主；尽量改变青菜的烹调方法，能生吃的尽量生吃，不能生吃的就凉拌；可利用菜品本身的强烈气味来摆脱对咸味的依赖；菜准备出锅时再放盐；鲜鱼类可采用清蒸等少盐、少油的方法烹调；海产品在吃前最好用水冲洗。

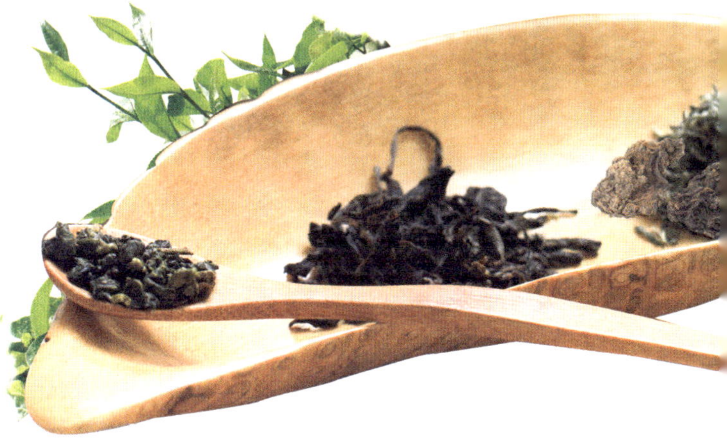

适量饮茶

茶叶中的茶碱可直接兴奋心脏，扩张冠状动脉，增强心肌功能；茶叶中的茶多酚可改善微血管壁的渗透性，能有效增强心肌和血管壁的弹性和抵抗力，减轻动脉粥样硬化的程度。

控制鸡蛋的摄入

1 个鸡蛋中的胆固醇含量大约为 300 毫克，高血压合并冠心病者应控制鸡蛋的摄入，每天可吃半个鸡蛋或每两天吃 1 个鸡蛋，不能一天吃数个鸡蛋。

食物的选择有要求

适宜吃的食物

五谷类及其制品：大米、面粉、燕麦、玉米等。

蔬菜类：大白菜、菠菜、油菜、番茄等。

菌藻类：香菇、海带、紫菜等。

豆类及其制品：绿豆、红豆、黄豆、豆腐、豆芽等。

肉类：瘦肉、鱼、兔肉等。

宜选用的食物

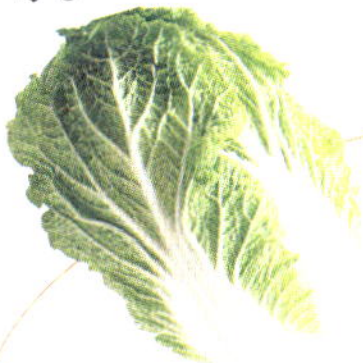

白菜

白菜中的膳食纤维能润肠排毒，促进人体对动物蛋白质的吸收，将肠内的有害物质迅速排出体外，从而降低血脂、稳定血压。

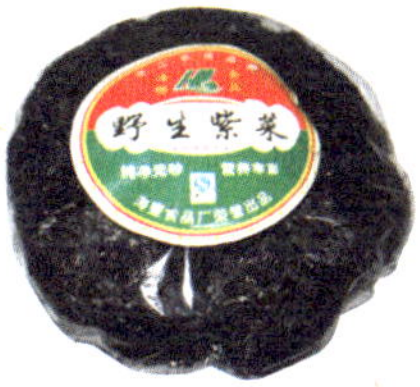

紫菜

紫菜中含有的多糖，有增强细胞免疫和体液免疫功能的作用，可促进淋巴细胞转化，提高机体免疫力，降低血清总胆固醇的含量。常吃紫菜对便秘、肠癌等症均有较好的预防和辅治作用。

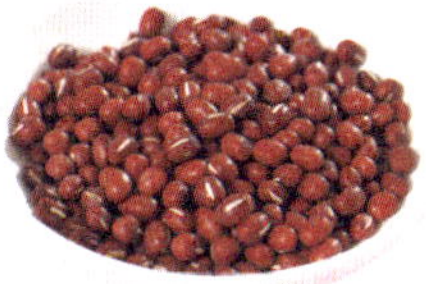

红豆

红豆被称为“心之谷”，能利尿、消肿、解毒，对冠心病有不错的食疗效果。

少吃或不吃的食物

咸菜、咸鸭蛋、咸鱼等腌制食品；香肠、火腿等加工食品；肥肉、肥禽、动物内脏、蟹黄、奶油等含脂肪及胆固醇高的食品；含油脂及糖分多的糕点、饮料、糖果等。

芦笋鸡片

强健血管

材料

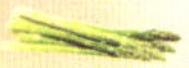

芦笋 250 克
+

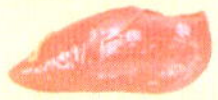

鸡胸肉 50 克

调料

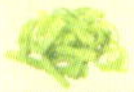

葱花适量
+

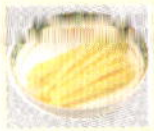

姜丝适量
+

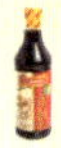

酱油适量
+

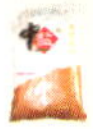

盐 2 克

做法

1 芦笋去根，洗净，切斜段；鸡胸肉洗净，切片。

2 油烧至七成热，加葱花、姜丝炒香，放入鸡片炒匀。

3 加酱油和适量清水，倒入芦笋段炒熟，用盐调味即可。

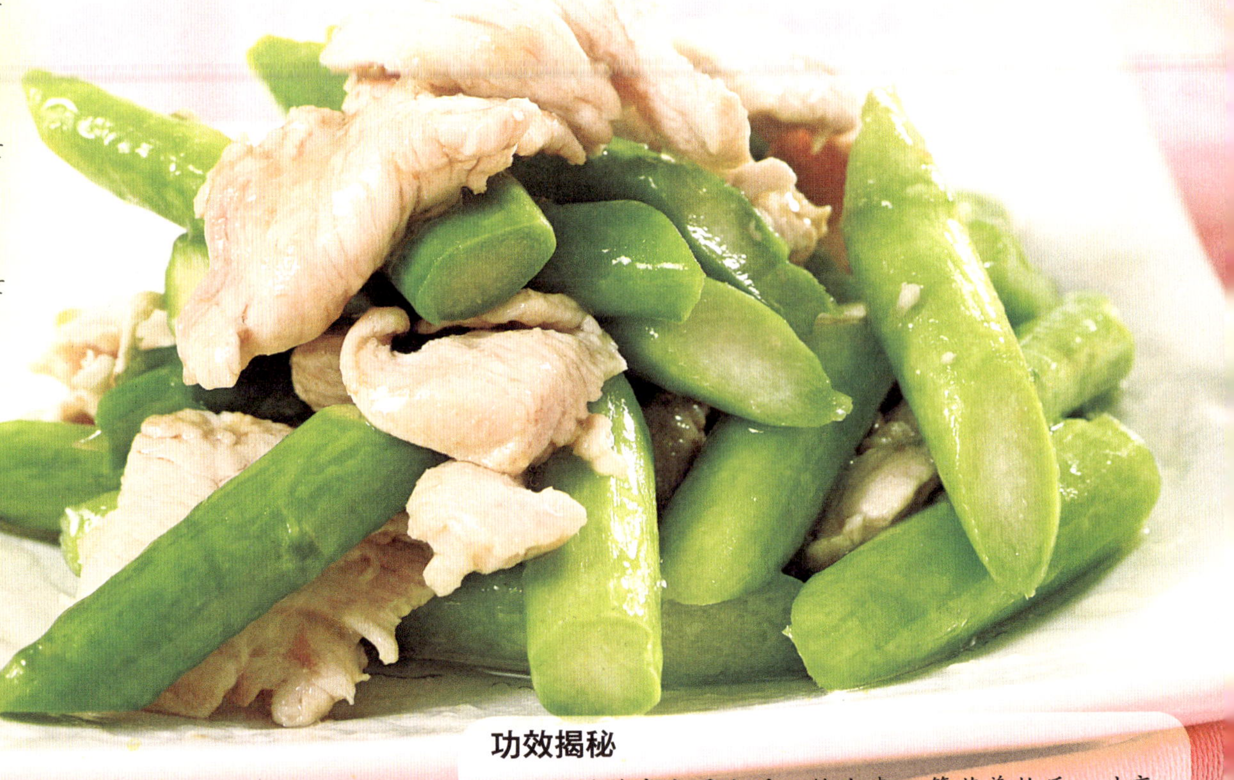

功效揭秘

此道菜富含蛋白质、维生素 C 等营养物质，对高血压合并冠心病患者有强健血管的作用。

玉米豆浆

保护血管弹性

材料

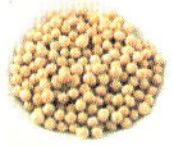
黄豆 50 克
+
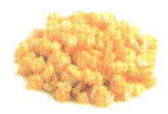
鲜玉米粒 30 克

做法

1 黄豆用清水浸泡 10~12 小时，洗净；玉米粒淘洗干净。

2 将上述材料倒入全自动豆浆机中，加水至上下水位线之间，按“豆浆”键，煮至豆浆机提示豆浆做好即可。

功效揭秘

玉米可降低胆固醇浓度并防止其沉积于血管壁，保持血管弹性，此豆浆对高血压合并冠心病患者非常有益。

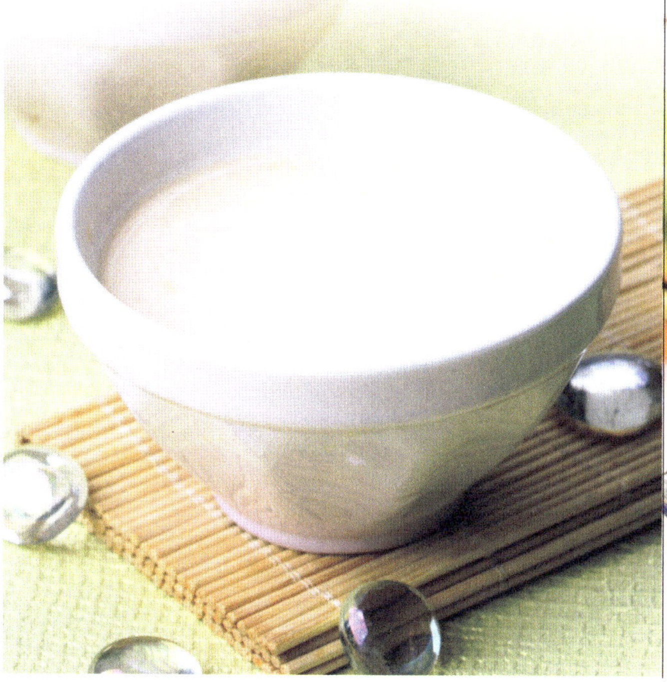

柿子椒拌木耳

降低胆固醇

材料

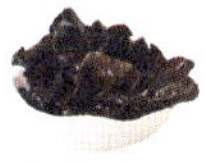
水发木耳 200 克
+
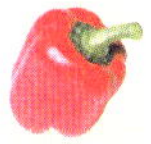
柿子椒 100 克
+
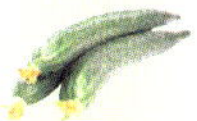
黄瓜 50 克

调料

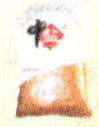
盐 2 克
+
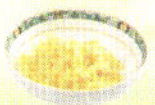
姜末适量
+
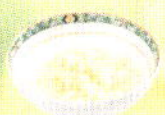
蒜泥适量
+
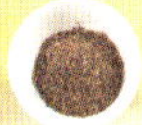
花椒粉适量
+
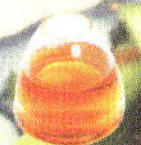
香油 3 克

做法

1 木耳洗净，放入沸水中焯一下，捞出，撕成小片；柿子椒洗净，去蒂及子，切成丝状；黄瓜洗净，切片。

2 将柿子椒丝、黄瓜片放入木耳中，加入盐、姜末、蒜泥、花椒粉，淋入香油调匀即可。

功效揭秘

木耳中的类核酸物质可以降低血中的胆固醇和甘油三酯水平，柿子椒含有芬芳辛辣的辣椒素，能增进食欲、帮助消化，二者搭配，对高血压合并冠心病患者颇有益处。

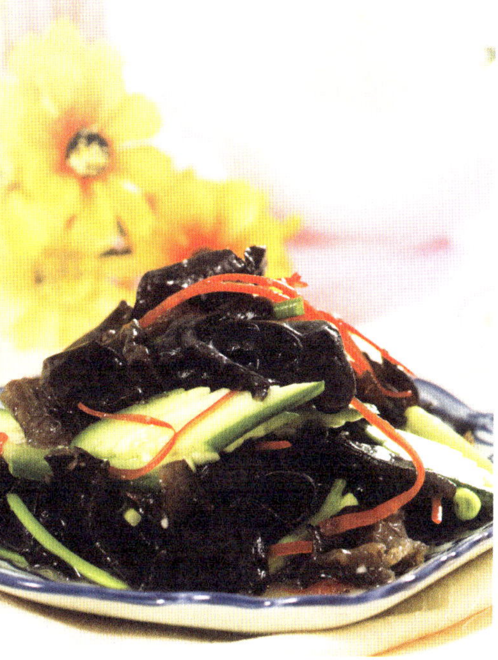

合并肾功能衰竭

肾与我们人体健康有着密切的关系，被称为先天之本、生命之源，人的健康离不开肾。肾病如果得不到有效控制，会引起高血压，反过来，如果血压控制不好，又可以引起肾脏损害。高血压合并肾功能减退的饮食应以保护肾功能、预防肾功能减退为主。通过用合理的饮食可减轻肾脏的负担，提高患者的生活质量。

要遵守的饮食原则

控制蛋白质的摄入量

为了减轻残存健康肾单位的工作负担，患者的蛋白质摄入量必须和肾脏的排泄能力相适应。

当血肌酐为 170～440 微摩尔 / 升时，蛋白质的进食量以每日每千克体重 0.6 克为宜，有大量蛋白尿者，每丢失 1 克尿蛋白，可额外补充 1.5 克蛋白质。当血肌酐超过 440 微摩尔 / 升时，蛋白质的摄入量应进一步减少，以不超过 30 克 (0.4 克 / 千克) 为好。

控制热量的摄入

欲使摄入的蛋白质获得最大利用，不让其转化为能量消耗掉，在采取低蛋白质饮食的同时，还必须补充能量。每日每千克体重至少 35 千卡的热量。

钾磷钠的摄入要适量

控制钾、磷、钠的摄入量。因为磷的贮留可促使肾脏的功能进一步恶化。为减少食物中的含磷量，食用鱼、肉、土豆等，都应先水煮弃汤后再进一步烹调。避免高钠食物，如低钠盐、无盐酱油、酱菜、加工罐头、鸡精、浓茶等。要控制盐的摄入量，每餐要少于 2 克。

钙铁的摄入要充足

肾功能不全者由于肾小球基膜通透性增加，除丢失白蛋白以外，还丢失与蛋白结合的某些元素及激素。钙流失会导致骨质疏松，发生低钙血症，因此应进食奶类及奶制品。

水的摄入要控制

在肾功能不全时，尿中所含代谢废物明显减少，只有通过增加尿量 (至少 2000 毫升 / 天以上)，才能把当日的代谢产物排泄掉，如果没有明显的水肿，应该多饮水。一旦有水肿，应限制液体的摄入。

肾衰患者蛋白质的摄入量应根据肾功能减退的程度做相应的减少，控制豆类的摄入量。

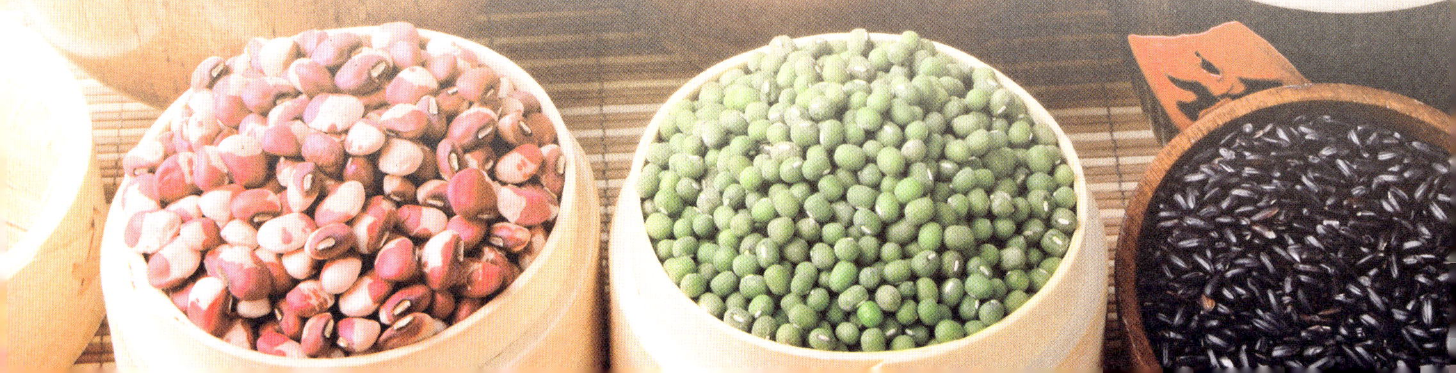

饮食细节提醒

少盐饮食

盐，就是让肾负担加重的重要元凶。我们饮食中的盐分95%是由肾脏代谢掉的，摄入太多，肾脏的负担就被迫加重了，再加上盐中的钠会导致人体水钠潴溜，又进一步加重肾脏的负担，从而导致了肾脏功能的减退。因此，每天的摄盐量要严格控制，一般要在3克以内，严重的情况下要无盐饮食。

避免喝咖啡

咖啡是采用经过烘焙的咖啡豆制作的饮料。咖啡豆含有大量的咖啡因，适量饮用有助于肠胃消化，但经常过量饮用会消耗肾脏的能量，影响肾功能。

食物的选择有要求

适宜吃的食物

薯类及淀粉类：山药、芋头、莲藕、藕粉、粉丝等。

蔬菜类：大白菜、圆白菜、苦瓜、丝瓜、番茄等。

水果类：苹果、梨、橘子、草莓、桃子、西瓜、猕猴桃等。

中医认为，小米有滋养肾气、清虚热、利小便、治烦渴等功效。《滇南本草》中记载："主滋阴，养肾气，健脾胃，暖中。"

中医认为，山药有补脾养胃、补肾涩精的功效，经常食用可以增强肾脏的排毒功能。李时珍曾指出山药"益肾气，健脾胃"。需要注意的是，血钾高时应少吃山药。

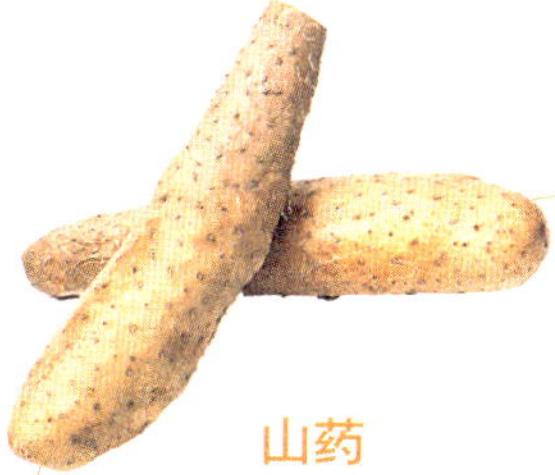

山药

宜选用的食物

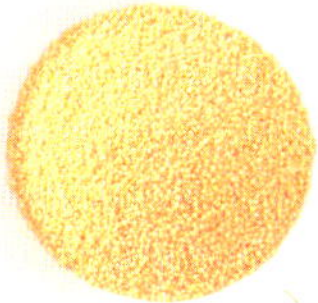

小米

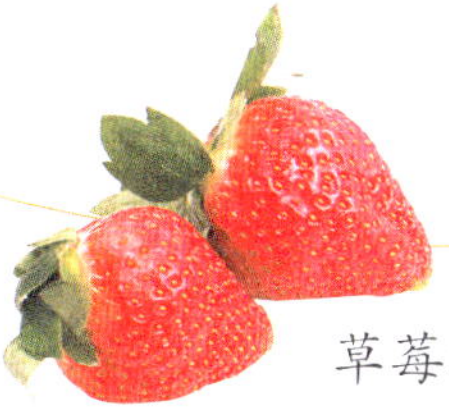

草莓

草莓对肾脏排毒能起到积极的促进作用，适合高血压合并肾衰的患者适量食用。

少吃或不吃的食物

动物内脏（心、肝、肾、肠等）、动物脑、肥肉、肉皮、动物油、蛋黄、咸肉、咸蛋、咸鱼、咸菜、腐乳、香肠、火腿、午餐肉、腊肉等。

莲子粥

养心益肾

材料

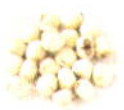

莲子 25 克
+

大米 100 克

调料

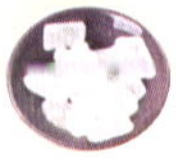

冰糖适量

做法

1 将莲子和大米分别洗净，浸泡 1 小时。

2 锅置火上，加适量清水煮沸，放入莲子和大米用大火煮沸，转小火继续熬煮，加入冰糖熬煮至粥黏稠即可。

功效揭秘

莲子富含蛋白质、淀粉，具有养心、益肾、补脾等作用。

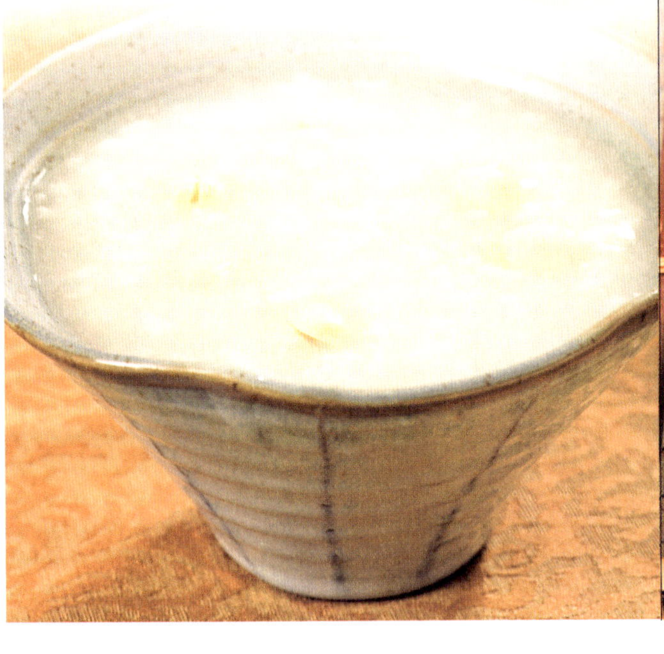

葡萄汁浸山药

补气血

材料

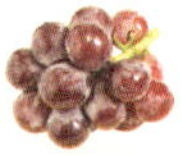

葡萄 100 克
+

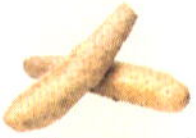

山药 100 克

调料

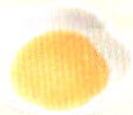

蜂蜜适量
+

白糖适量
+

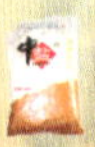

盐少许

做法

1 葡萄洗净，控水；山药去皮，洗净，切块。

2 取葡萄放入料理机打成汁；蒸锅加水烧开，放入山药（最好用锡纸盖好），中火蒸 10 分钟后凉凉。

3 将凉凉的山药倒入装有葡萄汁的碗里，加白糖、蜂蜜、盐调匀，放入冰箱保鲜室里冷藏 1 小时即可。

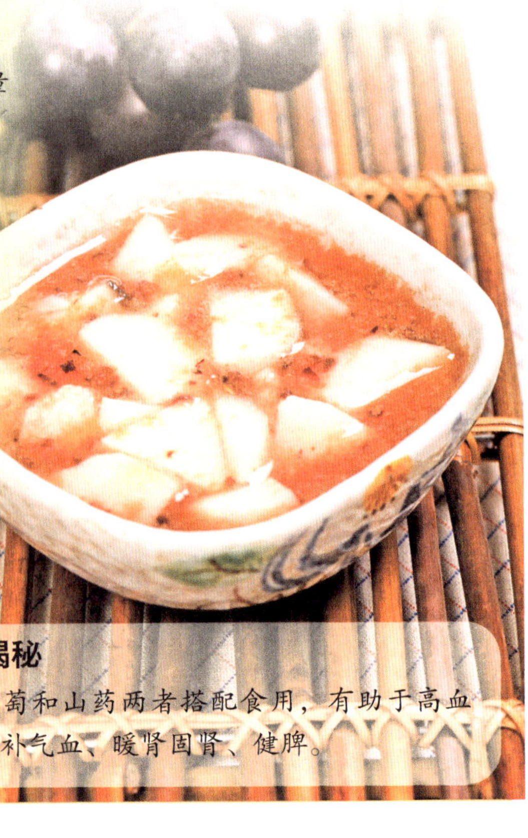

功效揭秘

葡萄和山药两者搭配食用，有助于高血压患者补气血、暖肾固肾、健脾。

姜汁海带

滋补肝肾

材料

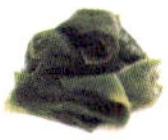

泡发海带 200 克

调料

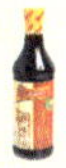

酱油 5 克

+

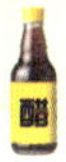

醋适量

+

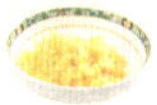

姜末适量

+

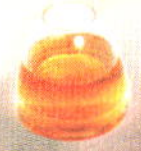

香油适量

做法

1 泡发海带用温水洗净，切成细丝；将姜末、酱油、醋、香油制成调味汁。

2 海带放入沸水中焯透，捞出沥干水分，浇上调味汁拌匀即可。

功效揭秘

海带滋补肝肾，清火熄风。适量食用对高血压合并肾功能减退者十分有益。

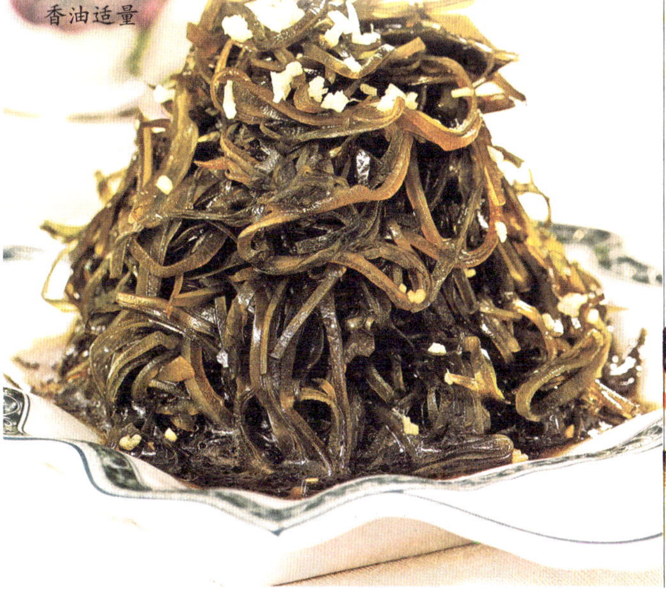

木耳炒胡萝卜

清胃涤肠，降压强心

材料

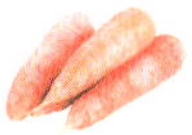

胡萝卜 300 克

+

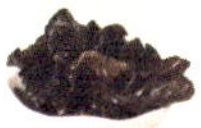

水发木耳 100 克

调料

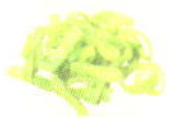

葱花适量

+

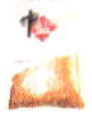

盐 2 克

做法

1 胡萝卜洗净，去皮，切丝；水发木耳择洗干净，撕成小朵。

2 炒锅置火上，倒入适量植物油，待油烧至七成热，加葱花炒出香味，放入胡萝卜丝翻炒均匀。

3 加木耳和适量清水烧至胡萝卜丝熟透，用盐调味即可。

功效揭秘

木耳中的胶质可起到清胃涤肠的作用，胡萝卜含槲皮素、胡萝卜素，能增加冠状动脉血流量，降低血脂，还有降压、强心作用。

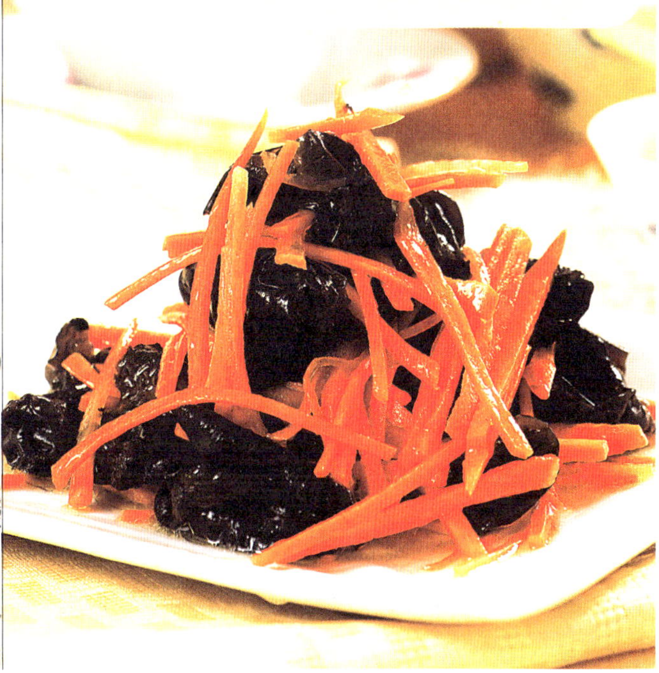

合并脑卒中

脑卒中是由高血压和动脉硬化所引起脑血管损害的一种疾病，又叫中风、脑血管意外，分为出血性脑卒中和缺血性脑卒中，但不管是哪一种脑卒中，都会有不同程度、不同部位的脑损伤，而后产生多种精神症状，表现为身体某一部位或多个部位发生功能障碍。可以说脑卒中是高血压患者致死、致残的主要原因，严重威胁着患者的生命安全。

要遵守的饮食原则

限制动物脂肪和含胆固醇较高的食物

猪油、牛油、奶油等动物脂肪和蛋黄、鱼子、动物内脏、肥肉等含胆固醇较高的食物，高血压患者要限量摄入，因为这些食物中所含饱和脂肪酸可使血中胆固醇浓度明显升高，促进动脉硬化，进而导致脑卒中。

饮食不宜过甜

甜食含糖量高，可在体内转化成脂肪，容易发生动脉硬化，进而导致脑卒中。

常吃新鲜蔬菜和水果

蔬菜和水果中富含钾，能降低发生脑卒中的危险性，预防脑卒中的再次发生。尤其要常吃些番茄、洋葱等富含类黄酮与番茄红素的食物，对防止血管狭窄和栓塞有积极的作用。

饮食细节提醒

给高血压合并脑卒中患者喂食的全流质鼻饲食物要适量

给高血压合并脑卒中患者喂食的全流质鼻饲食物，要接近患者平时摄入量或稍低于平时的饮食量，每天5~6餐，进食数量应先从少量开始，然后根据患者的消化功能，调整合适的用量。

避免坚硬等不易吞咽的食物

高血压合并脑卒中患者宜吃细软、含丰富膳食纤维的食物。丧失吞咽功能的患者应给予全流质鼻饲饮食，可选用高血压患者专用肠内营养制剂，也可自己制作，然后经鼻胃管喂给患者。一般应避免坚硬、大块、多渣及有骨、有刺的食物。

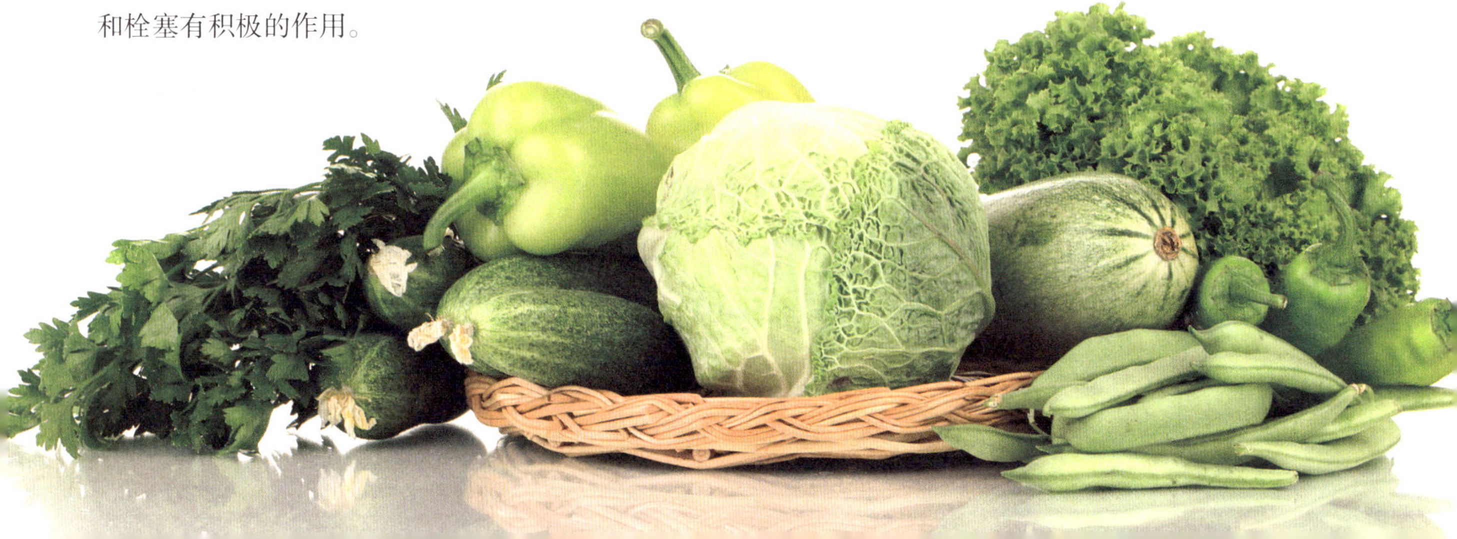

进食困难的高血压合并脑卒中患者要在指导下进食

进食有困难的高血压合并脑卒中患者，家属最好能在营养师的指导下制作饮食配方，否则患者非常容易发生营养不良。

贴心提醒 脑卒中患者度过危险期后，就进入了康复锻炼阶段。患者需要通过一定的锻炼，促进瘫痪肢体的功能恢复，防止瘫痪肢体的挛缩，预防并发症的发生，改善精神状态。主要采用的方式有按摩、由别人帮助的被动运动和患者自己参与的主动运动。

食物的选择有要求

适宜吃的食物

五谷类：大米、面粉、燕麦、玉米等。

蔬菜、菌藻类：大白菜、菠菜、土豆、番茄、茄子、冬瓜、黄瓜、苦瓜、木耳、银耳、香菇、海带、紫菜等。

奶及奶制品类：低脂奶、脱脂奶及低脂奶酪等。

肉类和海鲜类：瘦肉、去掉肉皮和肥肉的禽肉、鱼、虾等。

土豆具有和中养胃、降压降脂的作用。每天吃约50克上豆，可使脑卒中机会下降32%。

牛奶含有对脑神经起保护作用的营养物质。因此，每天喝牛奶对防治脑卒中大有益处。

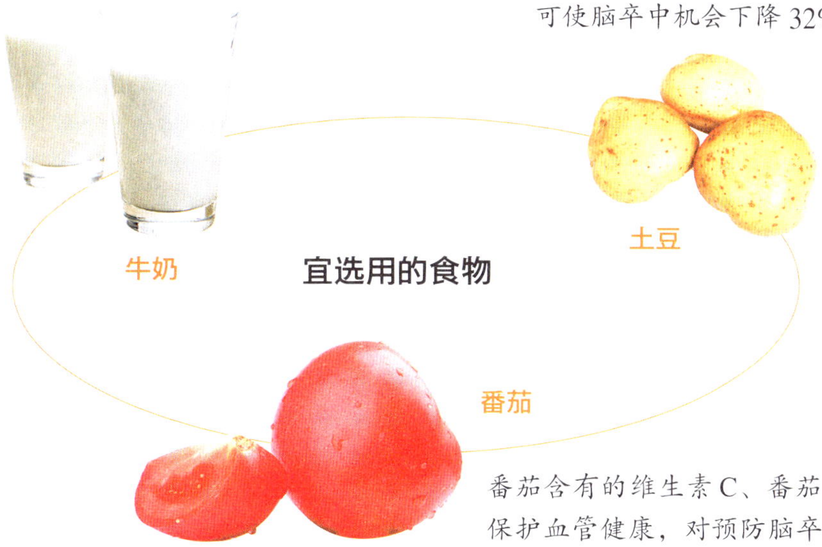

番茄含有的维生素C、番茄红素等能够保护血管健康，对预防脑卒中发作有不错的功效。

少吃或不吃的食物

肥肉、炸鸡腿等油脂含量较高的食物；动物内脏、蛋黄、鱿鱼、蟹黄等富含胆固醇的食物；香肠、火腿、午餐肉等加工肉食；咸菜、咸鱼、咸蛋、腊肉、腊鱼等盐腌食品；蛋糕、蜜饯、冰激凌、甜饮料等甜食。

苦瓜煎蛋

清热去火

材料

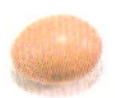
鸡蛋 2 个
+
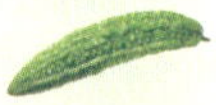
苦瓜 100 克

调料

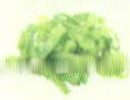
葱末 5 克
+
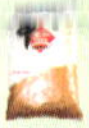
盐 2 克
+
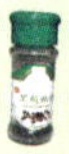
胡椒粉少许
+
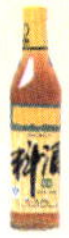
料酒少许

做法

1 苦瓜洗净，去子，切丁；鸡蛋打散；将二者混匀，加葱末、盐、胡椒粉和料酒调匀。

2 锅置火上，倒入油烧至六成热，倒入蛋液，煎至两面金黄即可。

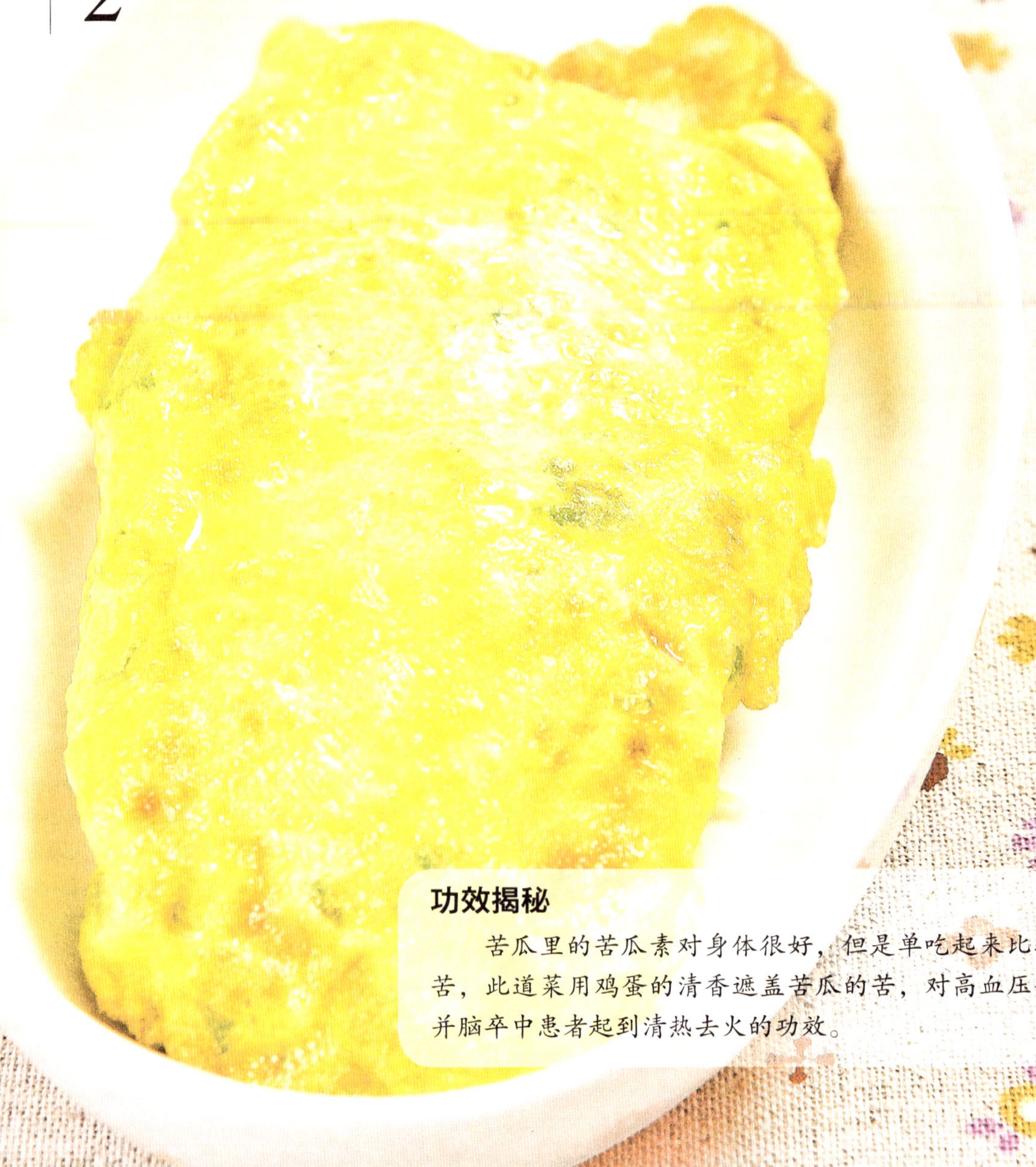

功效揭秘

苦瓜里的苦瓜素对身体很好，但是单吃起来比较苦，此道菜用鸡蛋的清香遮盖苦瓜的苦，对高血压合并脑卒中患者起到清热去火的功效。

油菜大米粥

活血化瘀

材料

大米 100 克

\+

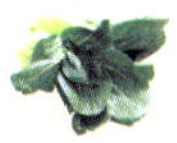

小油菜 100 克

调料

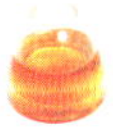

香油适量

\+

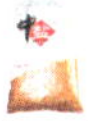

盐 1 克

做法

1 小油菜洗净，入沸水锅中焯透，切碎；大米淘洗干净，用水浸泡 30 分钟。

2 锅置火上，加适量清水烧沸，放入大米，大火煮沸后转小火熬煮成粥，加入小油菜碎并拌匀，用香油、盐调味即可。

功效揭秘

油菜为低脂肪蔬菜，且含有膳食纤维，能与胆酸盐和食物中的胆固醇及甘油三酯结合，大米具有补脾和胃的作用，二者搭配可对高血压合并脑卒中患者起到活血化瘀的作用。

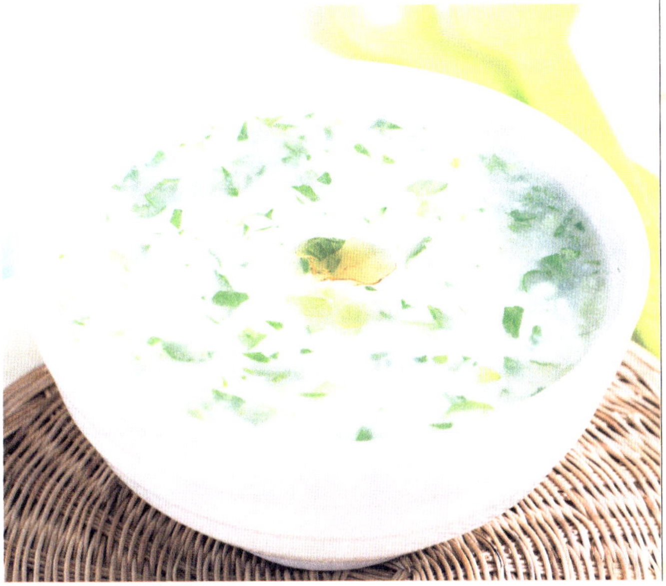

黑米红枣粥

滋阴补血，暖胃

材料

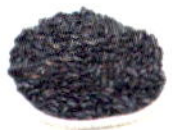

黑米 100 克

\+

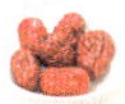

红枣 6 枚

\+

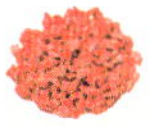

枸杞子 20 克

调料

白糖适量

做法

1 先将黑米洗净，提前一晚浸泡；红枣、枸杞子洗净备用。

2 锅置火上，倒入适量清水大火煮沸，放入黑米，继续煮沸后加入红枣，改用小火煮 30 分钟至黏稠时，再加入枸杞子继续煮 5 分钟，用白糖调味即可。

功效揭秘

此粥可对高血压合并脑卒中患者起到滋阴补血、暖胃的功效。

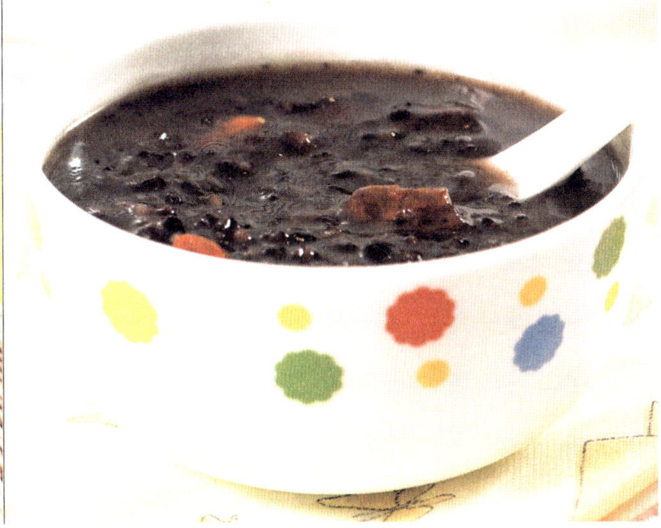

附录 运动辅助调节血压

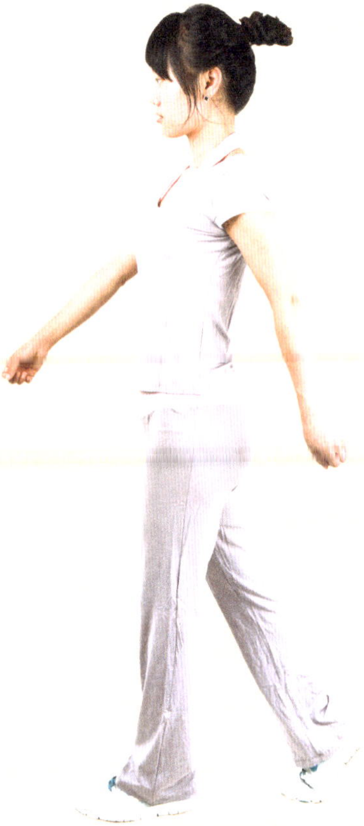

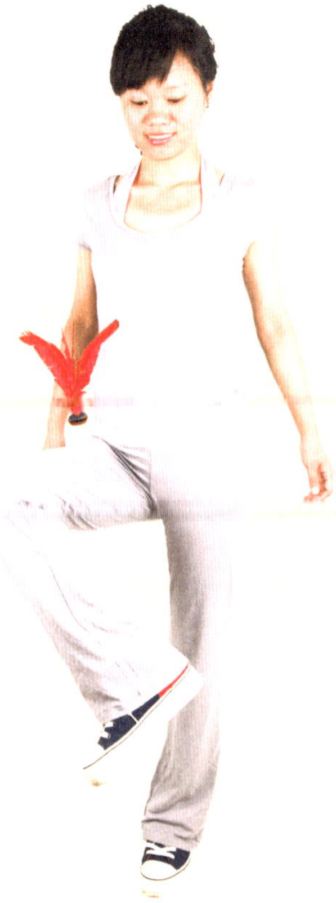

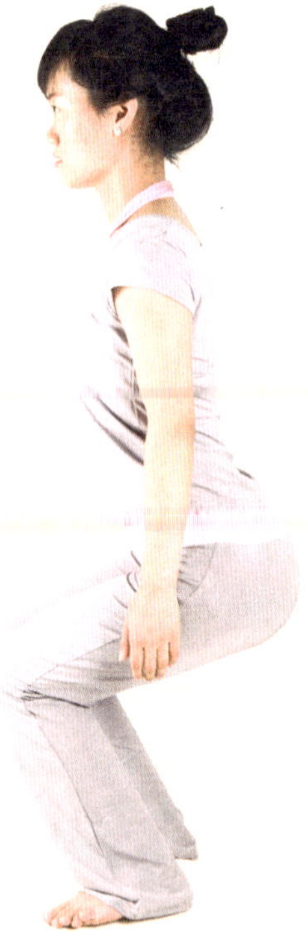

散步

散步15分钟（60米/分钟），可消耗40千卡能量。

踢毽子

踢毽子30分钟，可以消耗150千卡能量。

下蹲

下蹲能够帮助高血压患者防止下肢静脉曲张，还有助于锻炼腰部、关节等。

运动分为有氧运动和无氧运动，其中有氧运动是控制血压升高的首选运动，它持续时间长、能增加耐力、脂肪消耗多、不积累疲劳等。常见的有氧运动有快走、慢跑、骑自行车、跳舞、打太极拳等，适宜长期坚持。

踏车运动

1 平躺在床上，将双腿抬起，屈膝让大腿和小腿之间呈 90 度角，双手抱头。

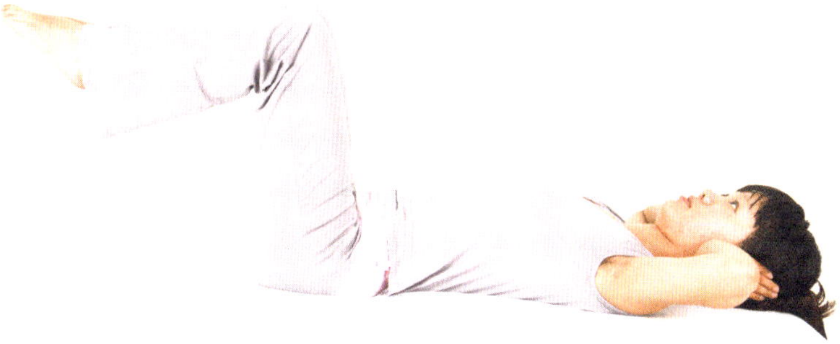

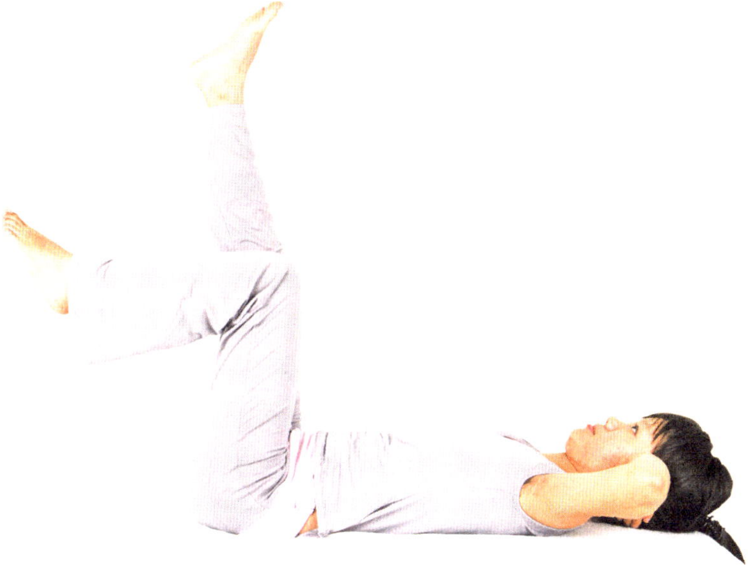

2 将其中一只脚踢出，踢出的脚脚面要绷直，这样才能拉伸小腿的肌肉。

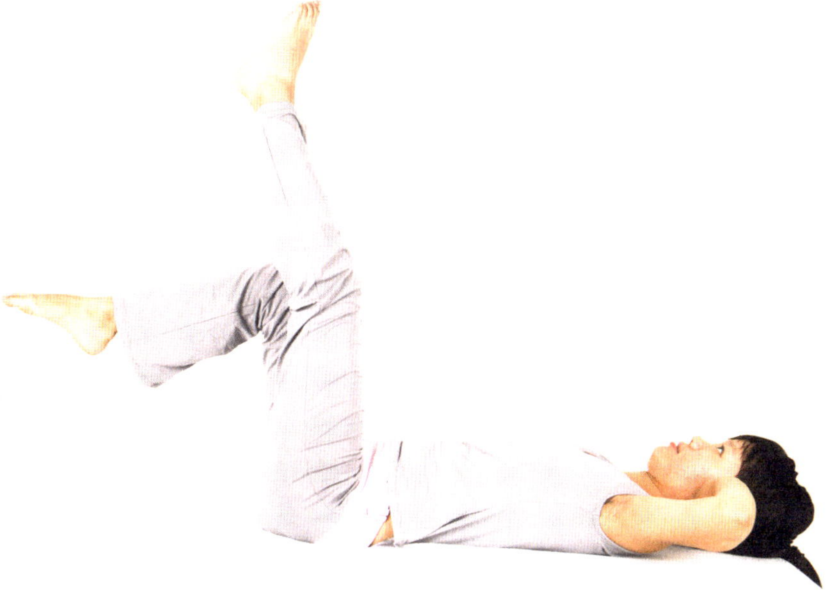

3 双脚轮流重复刚才的动作，要用大腿带动小腿的活动，这样效果才会更好。

中医辅助调节血压

1. 揉血压区

位置：位于双手手背食指下方到腕部，呈一狭长带状。

动作：揉捏手背的血压区 3~5 分钟。

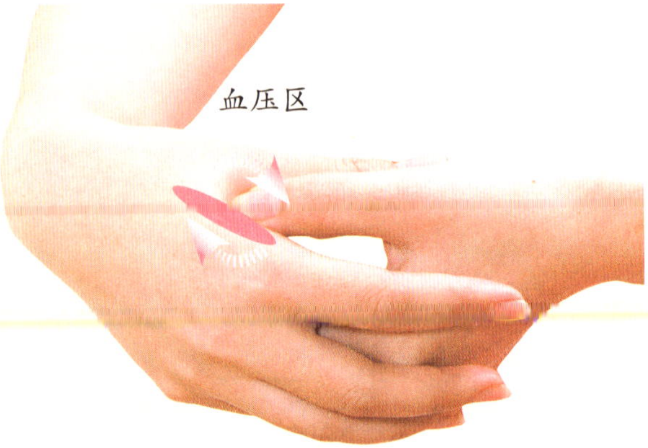

2. 揉合谷穴

位置：位于手背第一、二掌骨之间，约平第二掌骨中点处。

动作：揉捏手背的合谷穴 3~5 分钟。

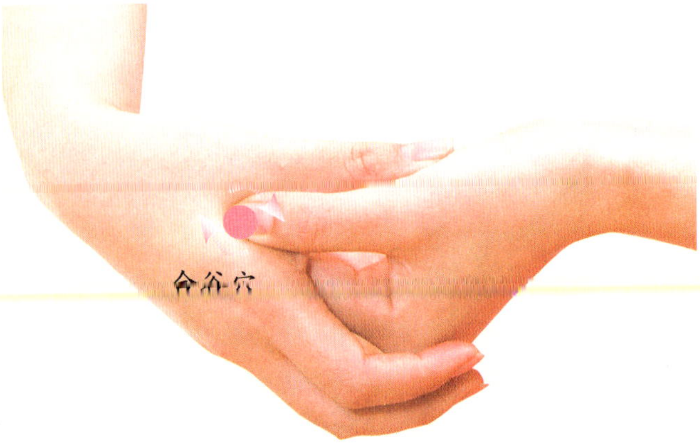

3. 推肝反射区

位置：位于双手手掌无名指、小指中缝向下延伸至感情线交叉点下方。

动作：推手心的肝反射区 3~5 分钟。

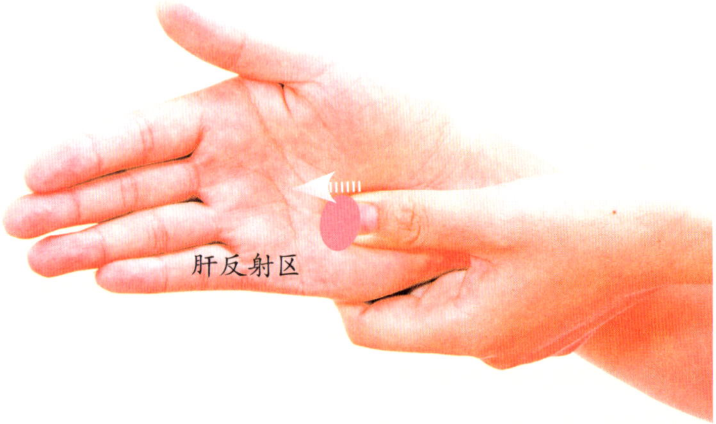

4. 揉足底头部反射区

位置：位于双脚大脚趾末节掌面的全部。大脑右半球的反射区在左脚上，左半球的反射区在右脚上。

动作： 揉足底的头部反射区 2~3 分钟。

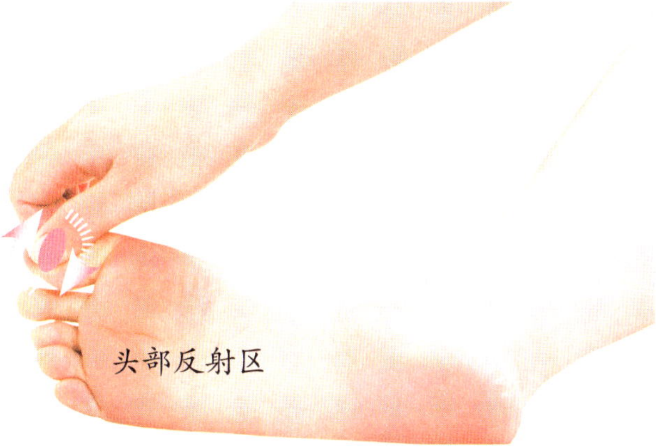

5. 按足底耳部反射区

位置：位于双脚第四趾与第五趾根部中间（包括脚底和脚背两个位置）。右耳反射区在左脚，左耳反射区在右脚。

动作：按压足底的耳部反射区 2~3 分钟。

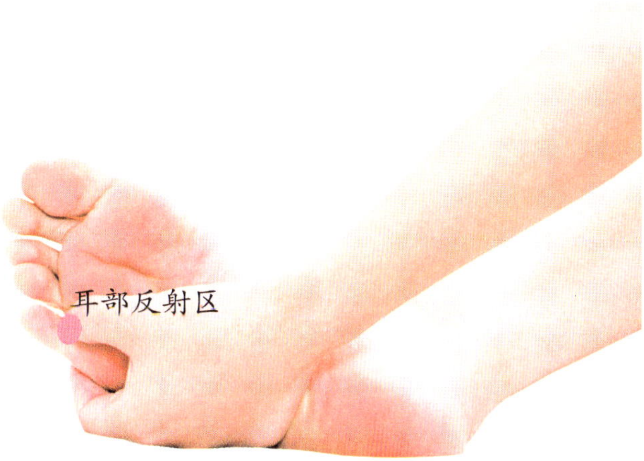

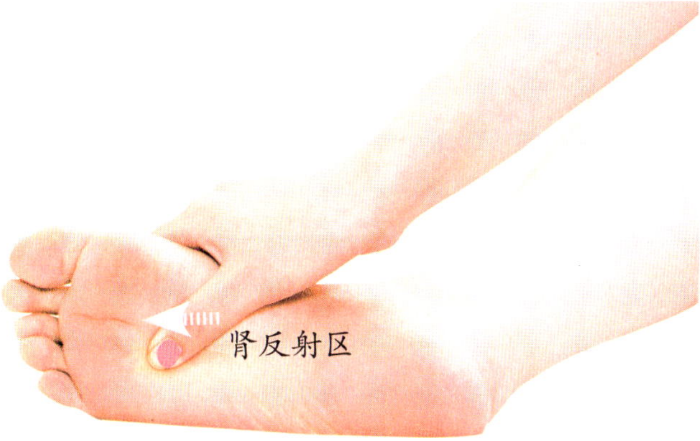

6. 推足底肾反射区

位置：位于双足足底第二、三跖骨近端的 1/2，即足底的前中央凹陷处。

动作： 推足底的肾反射区 2~3 分钟。

常见食物热量表

谷类及制品

食材	热量（千卡/100克）
小米	361 千卡
薏米	361 千卡
高粱	360 千卡
小米面	357 千卡
挂面	348 千卡
大米	345 千卡
糯米	345 千卡
黑米	341 千卡
小麦	339 千卡
花卷	214 千卡
玉米	112 千卡

豆类及豆制品

食材	热量（千卡/100克）
黑豆	401 千卡
黄豆	390 千卡
扁豆	339 千卡
豇豆	336 千卡
红豆	324 千卡
豆腐干	142 千卡
豆腐	82 千卡
豆浆	16 千卡

蔬菜类

食材	热量（千卡/100克）
莲藕	73 千卡
胡萝卜	46 千卡
香菜	33 千卡
四季豆	31 千卡
油菜	25 千卡
白萝卜	23 千卡
茄子	23 千卡
南瓜	23 千卡
韭菜	20 千卡
白菜	18 千卡
芹菜	17 千卡
黄瓜	16 千卡
冬瓜	12 千卡

菌藻类

食材	热量（千卡/100克）
口蘑	277 千卡
紫菜	250 千卡
草菇	27 千卡
水发木耳	27 千卡
香菇	26 千卡
泡发海带	16 千卡

水果类

食材	热量（千卡/100克）
苹果	54 千卡
桃	51 千卡
梨	50 千卡
橙子	48 千卡
菠萝	44 千卡
葡萄	44 千卡
李子	38 千卡
哈密瓜	34 千卡
西瓜	26 千卡

鱼类

食材	热量（千卡/100克）
草鱼	113 千卡
鲫鱼	108 千卡
鲈鱼	105 千卡
罗非鱼	98 千卡
黄鱼	97 千卡
海蟹	95 千卡
河虾	87 千卡

肉类

食材	热量（千卡/100克）
猪蹄	260 千卡
鹅肉	251 千卡
鸭肉	240 千卡
羊肉	203 千卡
猪耳	176 千卡
鸡肉	167 千卡
猪里脊	155 千卡
猪肝	129 千卡
牛瘦肉	106 千卡
兔肉	102 千卡

坚果类

食材	热量（千卡/100克）
松子	665 千卡
葵花子	609 千卡
白果	355 千卡
核桃	336 千卡
花生	313 千卡
栗子	214 千卡